高式国针灸穴名解

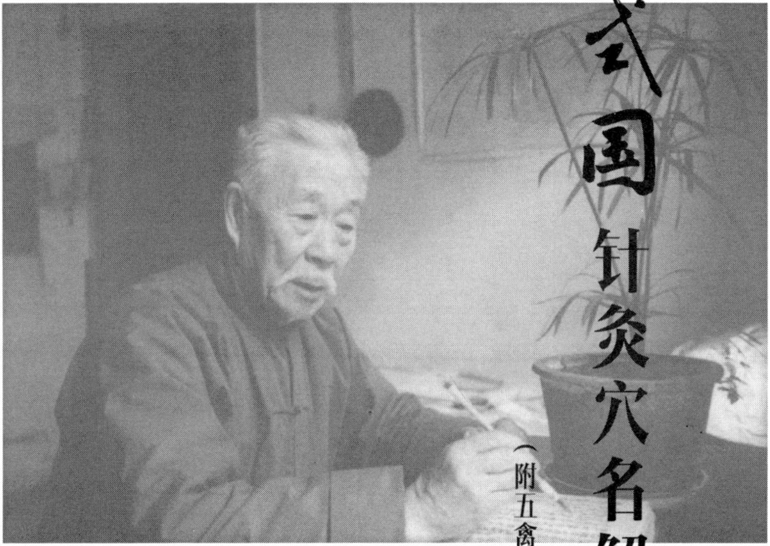

（附五禽戏）第3版

高式国——著
高家艾 宁宽——整理

中国中医药出版社
·北 京·

图书在版编目（CIP）数据

高式国针灸穴名解：附五禽戏 / 高式国著；高家艾，宁宽整理 . -- 3 版 . -- 北京：中国中医药出版社，2025.5

ISBN 978-7-5132-9441-6

Ⅰ .R224.2

中国国家版本馆 CIP 数据核字第 2025WA7326 号

中国中医药出版社出版

北京经济技术开发区科创十三街 31 号院二区 8 号楼

邮政编码　100176

传真　010-64405721

河北品睿印刷有限公司印刷

各地新华书店经销

开本 880 × 1230　1/32　印张 12.5　字数 246 千字

2025 年 5 月第 3 版　2025 年 5 月第 1 次印刷

书号　ISBN 978 – 7 – 5132 – 9441 – 6

定价　78.00 元

网址　www.cptcm.com

服务热线　010-64405510

购书热线　010-89535836

维权打假　010-64405753

微信服务号　zgzyycbs

微商城网址　https://kdt.im/LIdUGr

官方微博　http://e.weibo.com/cptcm

天猫旗舰店网址　https://zgzyycbs.tmall.com

如有印装质量问题请与本社出版部联系（010-64405510）

作者简介

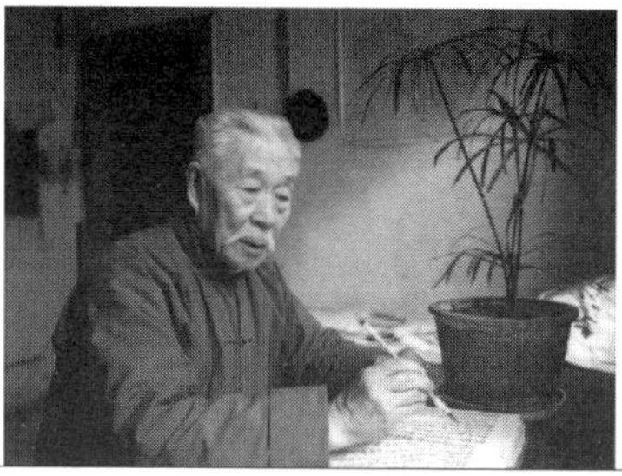

高式国，字石果，河北省宁河县人，生于1896年，1998年1月，无疾而终，享年102岁。

他1920年毕业于依兰道立中学（旧制），后任私塾教师，同时自学中医，研医之外，并温医典经史，对《黄帝内经》《难经》《伤寒论》《金匮要略》《瘟疫明辨》《寿世保元》等书无不通晓，且颇有见地。后他又得老中医吴道善、蒋鹤青先生的赐教，医术水平渐增。

他于1928年正式行医，先后在佳木斯、长春等地行医。1951年进入黑龙江省中医学西医进修班深造，1955年进入哈尔滨市道里区卫生所工作，任中医内科主任。1956年转入黑龙江省中医进修学校，讲授《内经》、针灸学。1958年调入黑龙江省祖国医药研究所（现为黑龙江省中医研究院）。历任中医内科、中医外科、针灸科和经络教研室主任。1981年定为副研究员。1983年离休。

1958年至1983年他一直连任黑龙江省政协委员，1983年离休后被黑龙江省文史馆聘为特约馆员和名誉馆员。从政协退出后，他被聘为政协之友社社员。

高式国除毕生穷研医学、针灸学外，对文学、书法、中医保健等方面的研究也颇有建树。曾整理了“五禽戏”“手杖操”专著，并绘图成册刊行。他的书法作品在北京文史馆及其他各地文史馆都有收藏。主要著作有《内经摘误补正》《针灸穴名解》等。

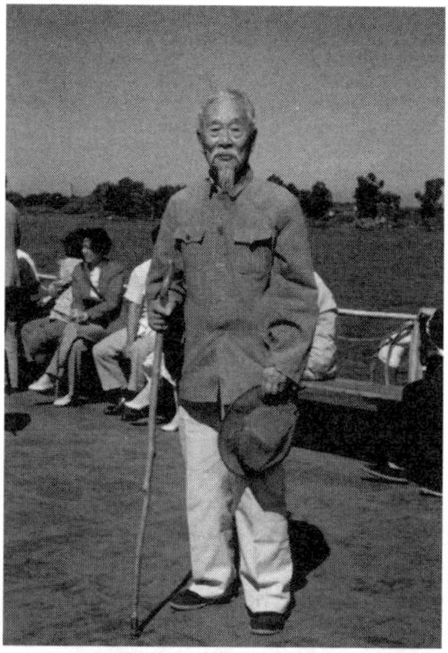
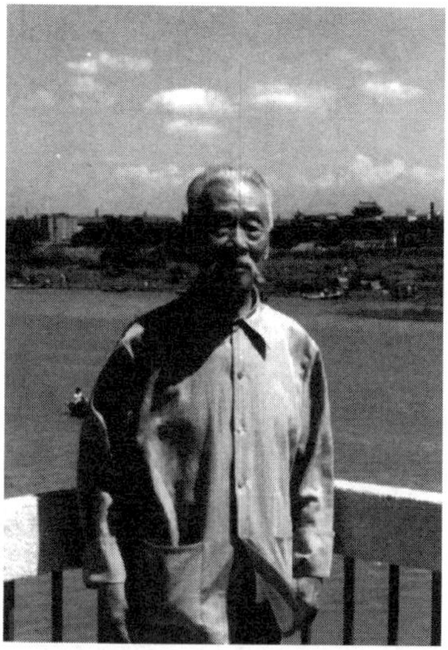
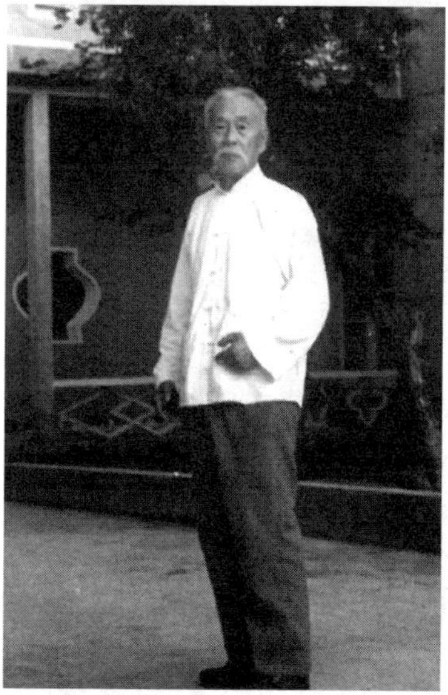
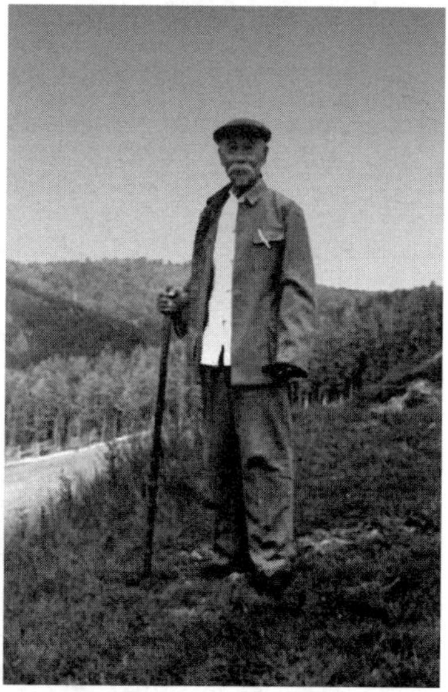

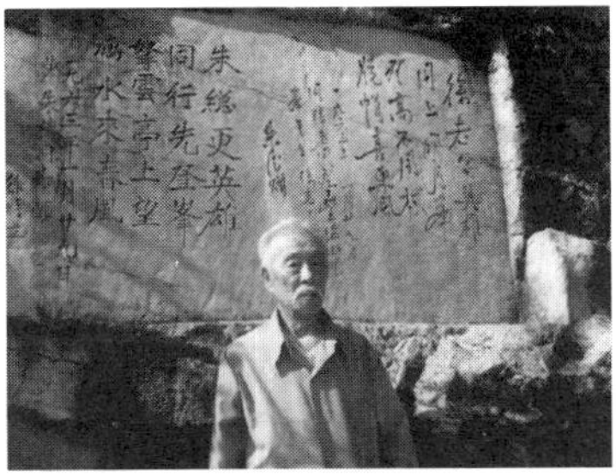

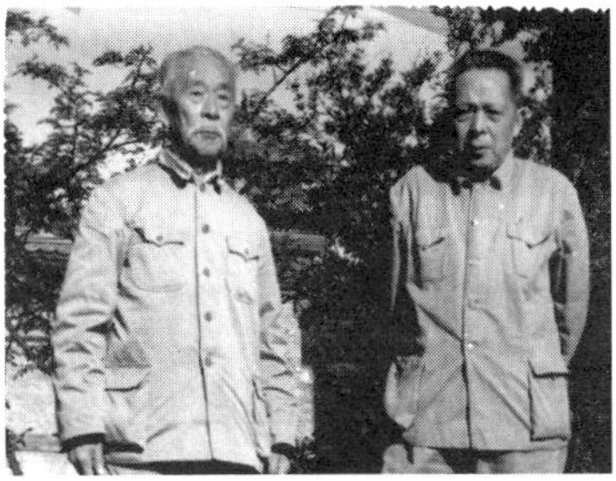

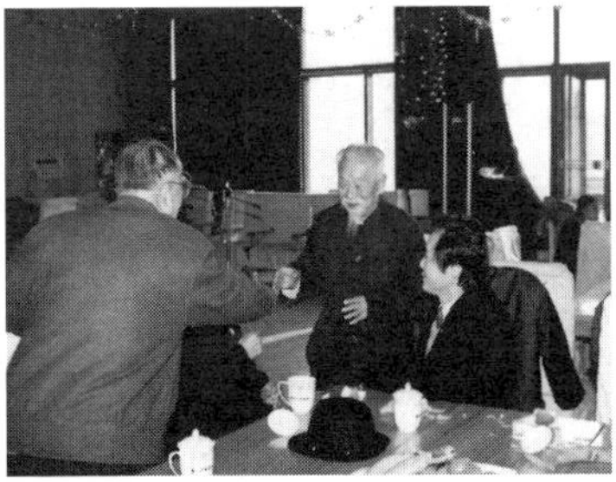

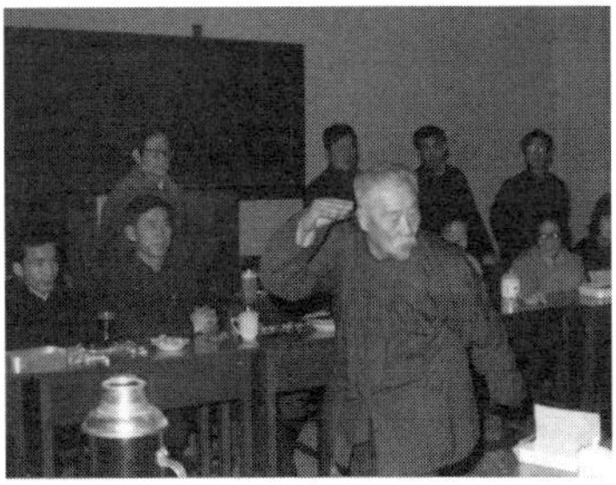

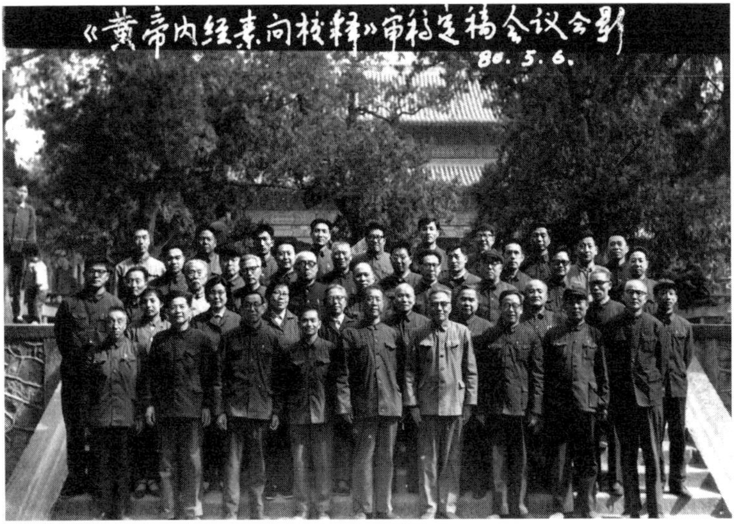
《黄帝内经素问校释》审稿定稿会议合影
80.5.6.

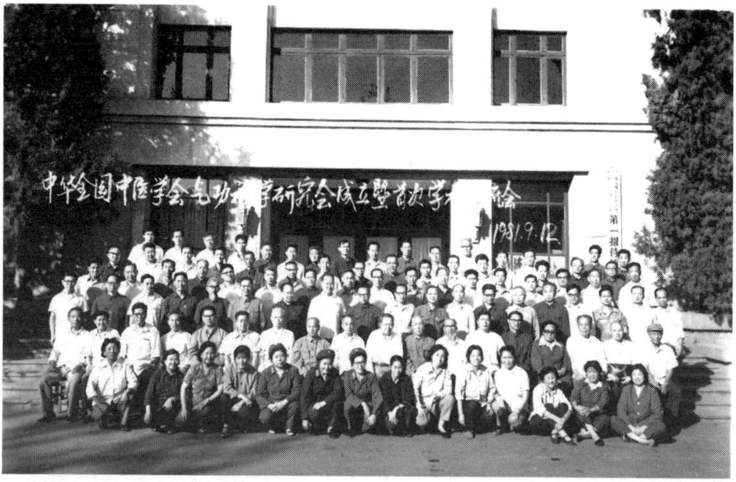
中华全国中医学会气功
学研究会成立暨首次学
会
1981.9.12

全国针灸学会穴位工作会议 一九八三、八、十、于黑龙江镜泊湖

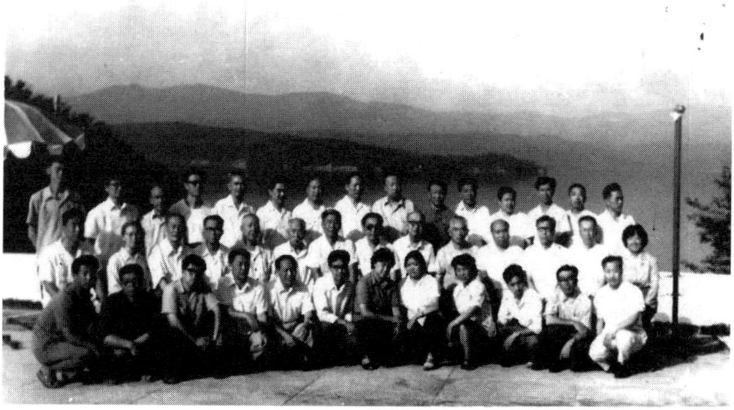

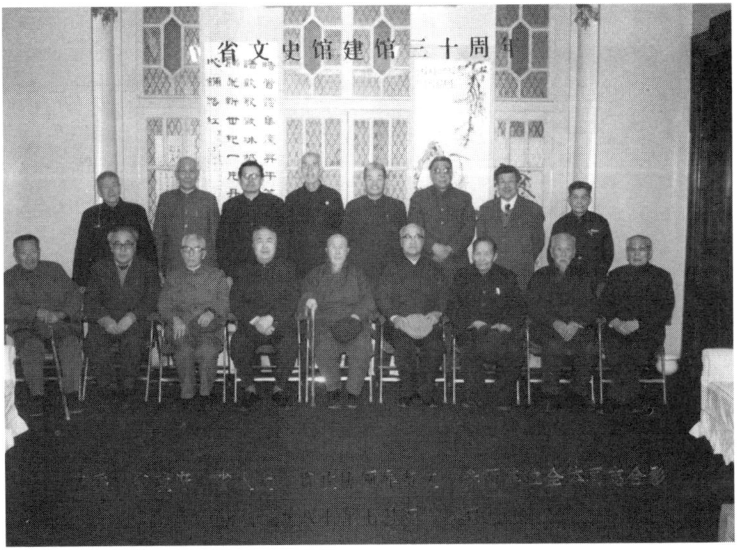
省文史馆建馆三十周年

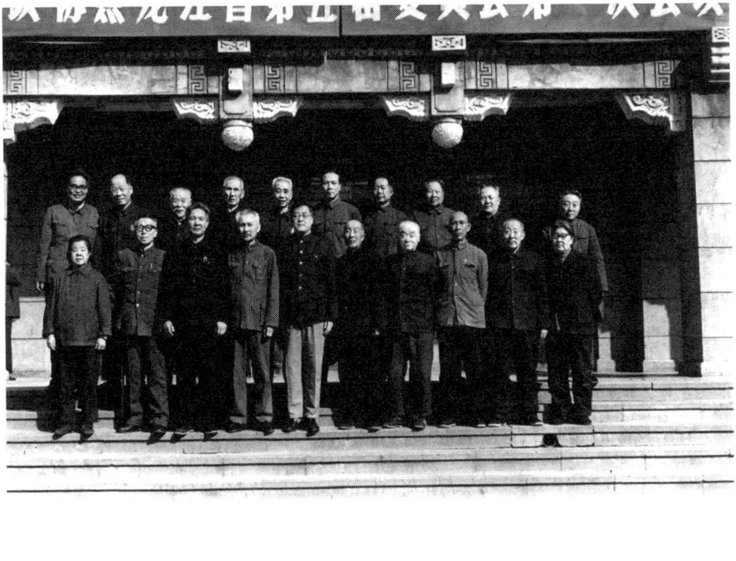

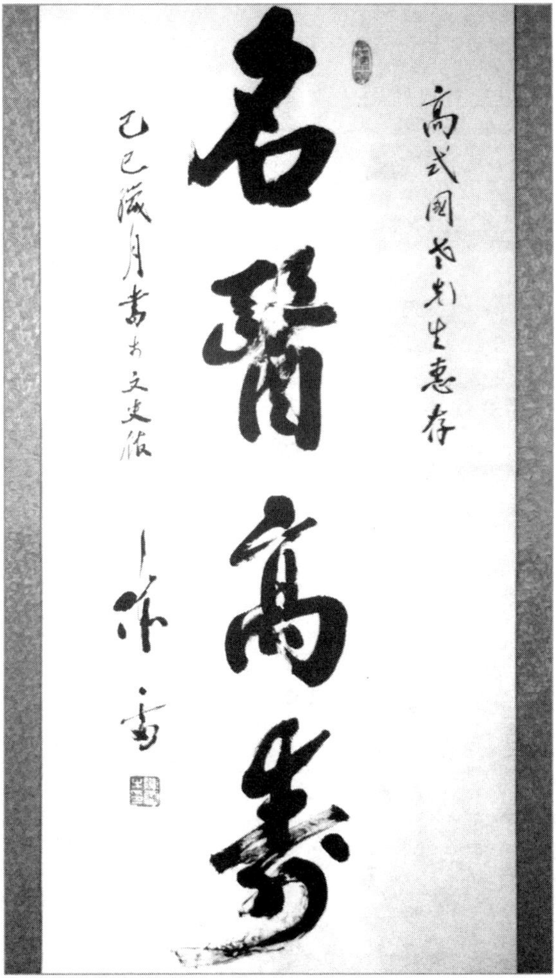

黑龙江省委原书记陈雷为高式国先生题字“名医高寿”

·2· 光明日报 1983，4，10

探求针灸穴名奥秘的老中医

——访《针灸穴名解》作者高式国

李 严

针灸，如今已是一种举世皆知的有效医疗方法。但是，针灸穴位那些古怪的名称，究竟是什么含义呢？又是根据什么命名的呢？长期以来，这成为国内外针灸爱好者学习针灸的一个难点，有关这方面内容的书又极少见。正是在这种情况下，一本系统阐述三百四十一个针穴名称含义的书——《针灸穴名解》，由黑龙江科技出版社出版了。此书的学术价值是不容忽视的。它的作者，就是八十高龄的著名老中医高式国。

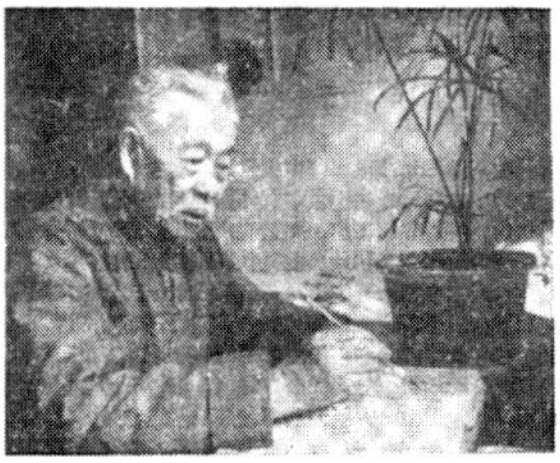

高式国正在埋头工作。 李严摄

高式国是黑龙江省祖国医药研究所针灸经络研究室的负责人。他行医五十多年，医术精湛，学识渊博，是一位深受人们尊崇的老者。现为省政协委员。

我去访问高老时，他正在伏案写作。谈到《针灸穴名解》一书的出版，高老说：

“从我以针灸给人治病的时候起，就总有人问我针穴名称的含义。所以，三十多年前，我就下决心要把它弄明白。”高老是我国少有的《内经》专家之一。《针灸穴名解》一书，正是在钻研《内经》的基础上结合实践经验整理而成。

高老说，一九七九年上海中医院在举办外国医生针灸学习班时，外国医生总是要问针灸穴位名称的含义。近年来国际上对于针穴名称议论纷纷，个别国家的针灸专业人员，由于对针穴名称含义弄不懂，把穴名看成随意安排的，有人提出穴名代号化的主张，要用数字来代替现有的穴名如人中、合谷、足三里等等。高老说：“那样弄，他们距离弄通针灸科学就更远了。”针灸学发源于中国。针灸是祖国医学的一个重要组成部分。经穴部分又是针灸疗法的主要部分。现有三百六十多个经穴绝大部分是晋代以前发现的。我们祖先为经穴命名，绝不是随心所欲，而是具有一定含义的。有的是为人们提示准确的取穴部位，有的则提示该穴位的治疗作用。

针穴名称既然是我国古人所定，若没有通今博古的学问也是理解不了的。只要翻阅高老的穴名解一书，就会发现其所解三百四十一穴，所涉及的知识面很广。不仅要有针灸经络学的知识，而且涉及中国古代哲学史、思想史、文学史知识以及天文、地理、气象、历史知识等等。例如高老在解释任经上的华盖、紫宫、玉堂诸穴名称时指出：这都是道家寓意之言。“考东方哲学始于黄老。中医文献以《内经》为先，其中名词、术语多与道家清混。因当时中医尚未独立学派，只是混于道儒之间耳。”道家的《黄庭经》上说：“华盖之下多清凉……引动肾气上布紫宫”。《内经》说：“肺者，脏之盖也”，肺居胸腔最上，养生家喻之为华盖。人身五脏，肺喜清凉。道家的《道藏》经说：“肺部之宫似华盖，过华盖下且清凉”。按中医的阴阳五行理论，肺喜清凉，故引肾水之气上布胸中，以相调剂。针灸就要根据这些特性来调理阴平阳秘。这是认识这些穴位作用的前提。

再看高老对任经“璇玑”穴的解释，则又离不开古天文学的知识：“北斗第二星为璇，第三星为玑。北斗自转，而璇玑随之。故测天文之仪器，名曰璇玑，又名浑天仪。仪上枢轴，亦名璇玑。其轴总握全仪，旋转动力之源。人之胸腔，犹如浑天仪之轮廓。本穴居胸腔之上部，犹璇玑持衡，因名本穴为‘璇玑’”。“其所治诸症，为喉痹、咽肿、胸满、痛痛等等。是其功能富于滋润滑利，有通滞去壅消肿之能，以治乾涸枯燥之症。操针者应会此理，以为运用本穴之则”。

对穴名含义的解释，是一项学术工作，由于各人理解不同，解释还必然有不同之处。作为一家之言，进行某些争鸣是必要的，将进一步推动人们对这一问题的深入研究。

1983 年《光明日报》对高式国老中医的报道

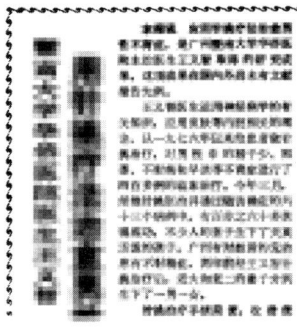

《针灸穴名解》评价（代序）

黑龙江省中医研究院　研究员　裴延辅

《针灸穴名解》1982年出版问世。它是第一本穴名释义专著，甚受广大读者欢迎。

书的作者是黑龙江省祖国医药研究所（现为黑龙江省中医研究院）针灸经络研究室主任高式国。他年逾八旬，行医五十余年，医术精湛，学识渊博，是一位学高望重的著名老中医，是我国当代少有的《内经》专家之一。他撰写过《内经摘误补正》和《五禽之戏》等书。解释穴名，正是他在长期钻研《内经》等古典医籍过程中所逐渐形成并积累下来的三十年宿愿和功夫。

作用于体表的针灸术，一开始就涉及刺激部位问题，这就是后来的腧穴。从部位的不固定到相对固定，从无名称到形成专用名称，从少数积累到多数，经历了漫长的过程，这是一个从低级到高级的必然过程。目前国内外对有些腧穴命名问题呈现分歧状态，正是从不同侧面反映了这个过程；但也构成针灸医学继续向前发展的一个要尽快克服的消极因素。首先急待解决的腧穴名称及其读法的统一问题，这将决定于对名称含义的解释。《千金翼方》说得对："凡诸孔穴，名不徒设，皆有深意。"

如何解释这些表面看来离奇古怪的穴名呢？这确实是一个公认的难点。因为经穴中的绝大部分是晋代以前陆续被发现的，历史上有关资料又很少。现在能够查到的，只有隋代杨上善的《黄帝内经明堂类成》（残本卷一）、《黄帝内经太素》和清代程扶生的《医经理解》（第三卷），而且内容多残缺不全。近代国内外少数学者也试图做过某些解释，甚至是考证，但未能令人满意。就是在这种特定历史条件下，《针灸穴名解》的问世，无疑对针灸学术界来说是一件很有意义的事情。

全书从督脉开始到肝经止，共解释十四经穴名341[①]个。解释的特点是依据各个腧穴的特殊性，凡无须多做解说的，哪怕是三言两语也好，如前谷和肩髎等；凡需详细交代的就不惜笔墨，引经据典，充分阐发己见，有的甚至几种解释并列，手三里和气海等即是。解释中有的根据典籍记载，有的根据局部解剖特征，有的根据深部脏腑，有的根据穴的效用特点，也有的根据经脉所属或与附近经脉的关系，还有的根据养生家的体会，如此等等。总之，该书是综合古代各方面知识，揣度古人对腧穴命名时的构思而撰成的；不仅需要熟悉经典医籍和针灸经络知识，还要涉及古代的哲学、文学、天文学、历史学以及气象学等方面的知识。

为了尽量准确表达古人之意愿，作者在全书的行文中使用了古典词章，文字十分精炼。为了便于今天广大

---

① 整理者按：实为361个穴。

读者的理解，作者又把现代人的认识和自己在临床中的多年体会，巧妙地结合进去。这样就使之读起来并不感到晦涩难懂，反而觉得融会贯通，顺理成章。加上内容丰富，说理性强，读后不仅给人一种见地不凡，堪称佳作的感觉，且仿佛又系统地上了一堂较高深的针灸课，有助于对针灸学术的实质加深理解，使我们确信穴名代号化的做法是无法实现的。

（此文于 1983 年发表于《中国针灸》杂志）

再版说明

针灸作为既古老又现代的医疗技术，在当今的医疗环境下，因它所具有的独特优势，受到空前欢迎。总结起来，有以下几点：

1. 医治病种的广泛性：针灸治疗可以对大多数急、慢性病种具有显著疗效。如中风、偏瘫、骨性关节病、妇科病、急性发热、咽喉肿痛等。

2. 操作的简便性：用一包针，就可以为广大患者进行治疗，解除病痛。

3. 操作的安全性：用针灸进行治疗，无任何毒副作用及后遗症，与其他治疗方法相比，具有明显的优势。

4. 治疗费用相对较低，对于大多数患者的经济负担相对较小。

腧穴为针灸取效的关键所在，腧穴定位现在已经有了国家标准，但对于腧穴名称的内涵，言者较少。《高式国针灸穴名解》自出版以来，受到广大读者的一致好评。此次修订出版，从形式上改为精装，内容上则对引文进行精校。因著者写作年代查阅古籍不便，所引文字难免有误，经核对无误或有错误已按原书改正后，引用文字用引号标注；与原文有差异的则不用引号，不能确定的则出注说明。此次修订，文前增加高式国先生仅存的一些照片，将高式国老先生的另一著作《五禽戏》手稿影印于后，并附有规范简体字，方便读者阅读。

“五禽戏”的首创者，可以追溯到医祖华佗。五禽戏在发展过程中形成了很多流派，各有风格和特点。高式国老先生在编著五禽戏的过程中参考了近代医疗体育，有太极拳、形意拳之式，有《黄帝内经》之意，有“易筋经”之躬式。结合传统中医理论及中医学有关养生锻炼的方法，同时又引入一些道家理论，可以说独树一帜。何谓“五禽”？一曰虎，二曰鹿，三曰熊，四曰猿，五曰鸟。禽为鸟兽之总名。又古书云：禽之制在气。五禽戏练法，虽属形体运动，其于筋力调度，则在于气，气息导引，则由于意。盖气功吐纳之道，寓于其中。经高式国老先生的多年研究、分析、探讨，总结出来，形成文字及简图，最后著书立说，供大家参考。

这套五禽戏内外结合，动静兼练，刚柔并济，神形合一。在内外上，既重视练内功，也重视练外功，讲究内练精气神，外练筋骨皮，可以收到内外兼练的效果。

习练五禽戏是先人用来强身健体的方法，更是适合现代中、老年人保养身体、延缓衰老的好办法，因为中医的治疗与保养身体、强健体魄是一脉相承的。此次将手稿整理出版，希望能将此强身健体的方法介绍给更多人，使更多人能从中获益。

宁宽　高家艾

2025 年 1 月

前　言

《针灸穴名解》，于1982年10月第一次出版；1985年3月第二次印刷。当时的发行量，并没有满足广大针灸爱好者和中医从业人员的需求。日本及韩国均有人前来洽谈在国外翻译、出版事宜。但由于当时的条件所限，再次出版及在国外出版一事被搁置下来。另一原因：著者对于《针灸穴名解》第一稿并不太满意，出版后，一直在对原稿进行修改。除对部分内容进行修改外，并设想加入十四经穴位图和经脉循行示意图，这样能使读者更方便阅读和理解。该书的封面，著者也亲自做画，进行设计。在最终定稿时，他已九十高龄以上，直至去世一直未实现再一次出版的愿望。

著者一生努力勤奋，治学严谨。在临床工作之余，笔耕不辍，甚至最后在病床的几年，直到临终，每日都手不释笔。行医几十年，对于中医及针灸的临床施治和理论研究，在各方面都卓有建树，是国内少有的中医“内经派”传人，《黄帝内经》(简称《内经》)专家。他知识渊博，博览古籍，精研医典。他花费几十年时间写成《黄帝内经补正》。如无高深学术造诣，岂敢为“古医圣典”挑错？他在撰写《黄帝内经补正》之余，撰写了这本《针灸穴名解》。这是他长期研究中医古籍所积累知识的沉淀。透过本书可以看出他对《内经》一书的研究具有相当高的水准。而本书作为研究针灸的专著也具有极高的学术价值。正如他在书中所说："研究针灸，不可脱离《内经》，研究《内经》，务须逐字推敲。"

《针灸穴名解》主要将十四经及所属腧穴的命名进行了解释，并对各腧穴的作用和治症也做了说明。为了使解释合理详尽，本书综合了古代的哲学、文学、天文学、地理学等多方面知识，涉及儒家、道家关于养生方面的思想，历史追溯到中医尚未成为独立学科之前，揣古人之心，度先贤之意。由于经穴的发现和命名多数在晋代以前，古典文献经过了漫长的历史年代，传抄至今，存在着一些由于笔误造成的错误。著者对于这些错误造成的以讹传讹问题，也提出了自己的看法和解释，例如"络却"穴的命名。

针灸学发源于古代中国，并得到了广泛的应用。对于针灸穴位的命名及名字的含义及来历，一直存在着不同的解释和争议。而研究针灸经穴穴名的专著少有问世。《针灸穴名解》的出版，对于促进针灸学的研究和发展具有非常积极的意义。虽然是著者的一家之言，但书中的主要学术思想、观点得到了各方同行的肯定和认可。阅读该书，对于广大针灸从业人员对穴位的认识和使用，能够起到很大的指导和帮助作用，对针灸医术的学术研究工作也能够提供参考。

目前，针灸已走出国门，逐渐被其他国家的人们所认识和利用。"中医针灸"已被列入世界非物质文化遗产。我们今天重新整理出版《高式国针灸穴名解》，对针灸学在中国和世界得到更好的推广和应用具有非常积极的意义，为小小银针能为人们解除更多疾痛而贡献微薄之力。

我们这次在《高式国针灸穴名解》整理过程中，加入了十四经经脉循行图及穴位图。图的绘制主要依据著者的创作思想及原始手稿完成。

在图中著者对传统的经络循行图提出了五点不同的意见：①足少阳胆经穴位图中“辙筋”穴的位置；②足太阳膀胱经脉循行示意图中“附分”穴是由“大杼”穴分布旁支；③足太阳膀胱经经脉循行示意图中“合阳”穴，是足太阳两支线相合之处；④足少阴肾经经脉循行示意图补述“其支者，出膀胱，循腹里，上抵膈”；⑤足少阴肾经经脉循行，其中一段为“由‘阴谷’穴横过足太阳经之下，而入‘委中’穴，由‘委中’穴至‘肾俞’穴一段经线伏行于足太阳经之下层”。著者对《内经》原文经络循行图的个别文字表述也做了修改。这些是著者的独家看法，如有不尽之处及纰漏，请广大读者批评指正。夹白穴国标为“侠白”，著者因其部位定名；瘛脉穴国标为“瘈脉”，因考其主治，著者定名为“瘛脉”。络却为络郄则在正文中有解释。另因印堂穴为后纳入正经，此时著者已逝，故未有名解，特此说明。百家争鸣，推陈出新，这样才能不断地推进我国传统医学健康发展。

宁宽　高家艾

2017 年 3 月

弁 言

余常见针灸图书、出刊问世者，逐渐其多。对于经穴部位，极尽详明，独于穴位命名含义，言者较少，余感有未足。谨具主观狭想，写此一编，提供同道参考。先作小言如下。

穴位系于经络，经络产自经筋。经筋犹山脉，经络犹河川，穴位则沿河两岸之城镇耳。故欲言穴位，先言经络。欲言经络，先言经筋。人体穴位、经络则犹不规律之地球也。

吾人对经穴之认识，当由气功养生静坐省察经络动静之妙，默会有得，而志其位置，又复察其流注敛散，而知其性能。其中妙义，俱由自觉得知。其命名也，或因其在处，或取其事功，或喻之以物象，等等不一。用二三字义，标明其体用性能，而定其名称。非信口偶然者也。若云必表而出之，虽圣人有所不能。

言志诗

万事都从贪里错，一生最好苦当先。

事业要思天下雨，功名只在众人心。

高式国

1983 年

目录

经筋及经络

人体机构，极属唯物。经筋确有形质可据，在《灵枢经》中早有记载，近代医书生理、解剖，言之更详。经络虽无形质可见，而确有实在作用，即《老子》所云“有之以为利，无之以为用”也。

按当时老子其人，以目之所见者为有，其所不见者为无，尚未详大气中更有好多无形物质为我所用。

余则谓经络产自经筋，由两条经筋夹成一条经络，犹两山夹成一谷，两岸夹成一川也。在解剖上只能提出经筋，而两条经筋夹隙间之经络，则提之不出。譬如房屋墙壁有裂缝，外可入风，内可通气，内外交通，作用显然，人尽知之，人尽见之。若将此房拆毁，则砖石若干，土木若干，俱有形质可考；而在未拆房以前，有目共睹之墙缝子，则提之不出。再如地面有裂缝，泼之以水，则水循裂缝顺行、扩展较速，此物性之必然也。经络之于人身，其犹是也。

每见针灸医疗，多循经取穴，均在两筋夹隙之间下针也。

问刺激穴位，有痛有麻，感觉不同者何也？曰此犹建房时先有铁筋木板之结构，刺中铁筋则金声，刺中木板则木声，刺中土坯则无声也。在人身则犹经血肌肉各有膜壁，经筋之外脂膜包绕，其肌之平滑、横纹虽有不同，但其传感则一也。后世针医急务救疗，不暇研及经筋肌肉，甚至放血救急，亦不暇研讨，殊为可惜。

愚又观察生理学胚胎图形，初如圆珠，逐次成长，图如蝌蚪，即头部与脊柱先成形也。因思经络十四，应以头脊为始。又考针灸学术，我国开创最早，相沿多年，均以手太阴肺经为首经。近又有拟以手少阴心经为首经，余以为未恰。故逞主观浅见，拟以督脉为首经，任脉次之。犹《周易》先定乾坤两卦为大体阴阳，其他太、少、明、厥六经，犹震、巽、坎、离、艮、兑，六子卦也。此说，《医易通论》言之最详，兹不赘述。

督　脉

人身经脉十四，要以任督两脉为主。督脉属阳，行人身腰背头面；任脉属阴，行人身喉颐胸腹。各统其两旁阴阳经络、营卫而作循行也。

二脉居人身前后正中，故古人曰：督者，中也；任者，负也。两脉居中而立，如人之衣裳前后有骑缝也。又行军以元帅为主，督理全军总部，故元帅又名都督。《奇经八脉考》云："督脉为阳脉之总纲。"故余以督脉为十四经之首，而以长强穴为全身诸穴位之首。

督脉，起于下极之输[①]，并于脊里[②]，上至风府，入脑[③]，上巅[④]，循额至鼻柱[⑤]。（经脉循行见图1，腧穴见图2）

长　强

《易》称，循环无端之谓长，健行不息之谓强。养生家调运任督，以意导气，起自尾闾，循脊上头，下龈交，衔接任脉，循胸，下至脐以抵会阴，复接于督脉，复由本穴循背上行，再作循环。即《庄子》所谓"缘督以为经"也。如此升降轮回，循环不息，无尽无休，故名"长强"。不然，行程万里，终有尽时，力举千钧，终有

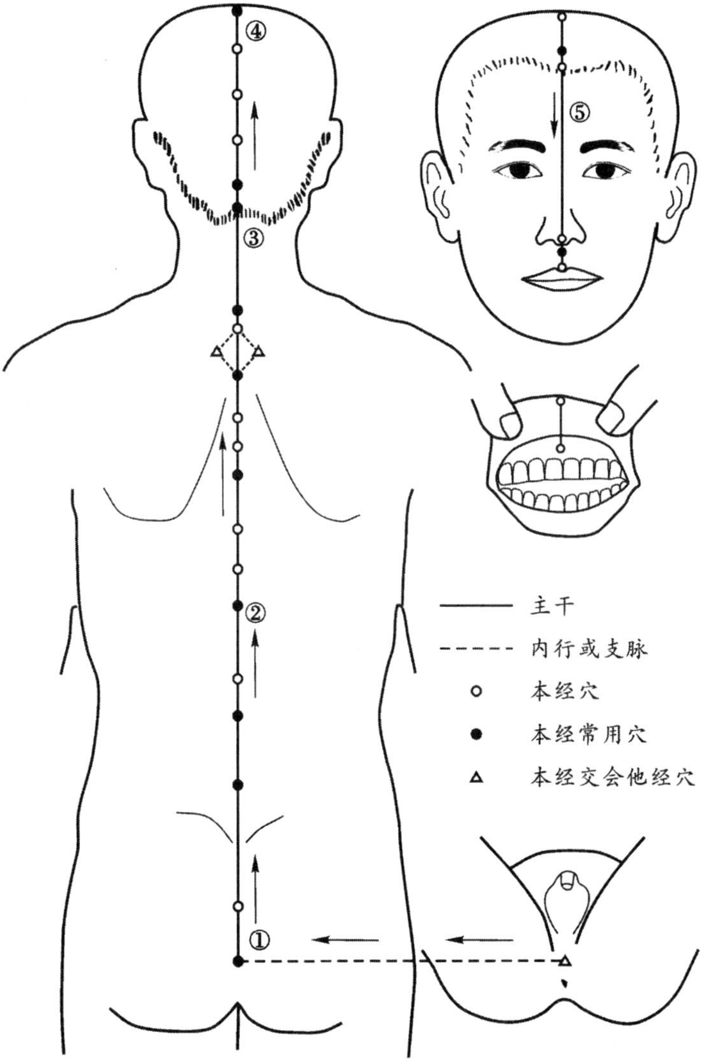

图 1　督脉循行示意图

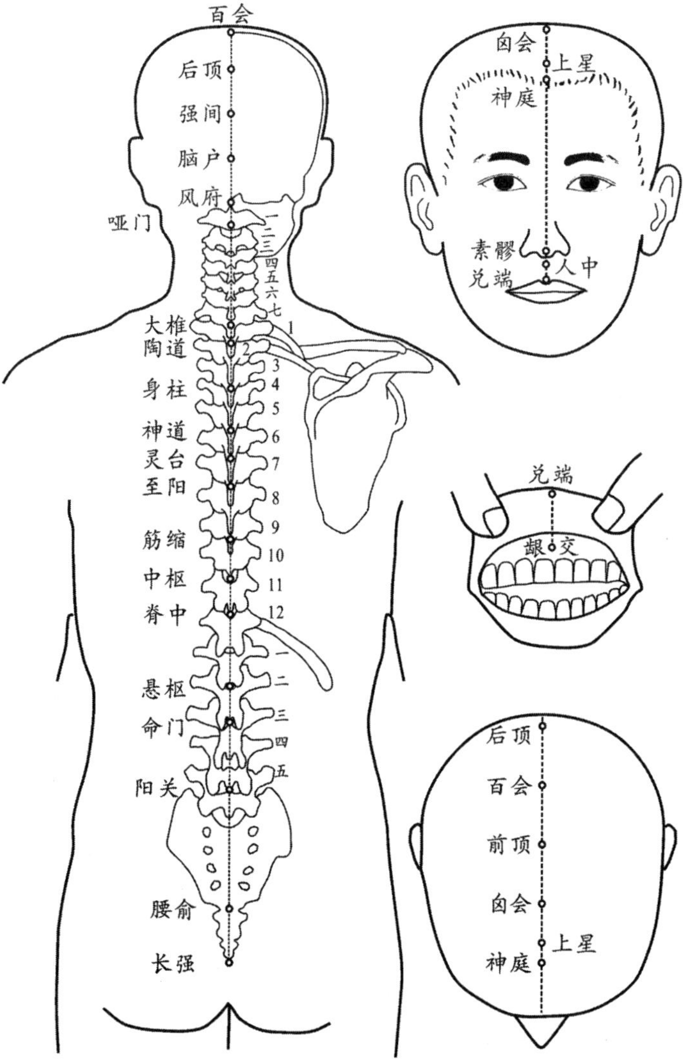
百会
后顶
强间
脑户
风府
哑门
一
二
三
四
五
六
七
大椎
陶道
1
2
3
4
5
6
7
8
9
10
11
12
身柱
神道
灵台
至阳
筋缩
中枢
脊中
一
二
三
四
五
悬枢
命门
阳关
腰俞
长强
囟会
上星
神庭
素髎
人中
兑端
兑端
龈交
后顶
百会
前顶
囟会
上星
神庭

图2　督脉腧穴图

倦时，总归有限，何长强之有？！由此观之，古人之于人身穴位，命名取意，岂信口偶然者哉。愿我同道俯体古人创名深意，加以审思，施之临床，行于实用，当有补益。

同道张绘五曾云，彼刺此穴，治愈经闭多年者，即促使循环，助其健运之力也。兹再扩而言之，人体气息之出入，血液之流行，饮食便溺之交替，凡诸新陈代谢，均在循环行运之中，无论寐寤，其运行变化，均不休止，即《关尹子》所谓“营卫之行，无顷刻止”者也。

吾人经常处此长、强二者之中，又经常行此长、强之事，而毫不自觉，即中庸之道，难知难能也，亦即后贤所云知难行易也。

腰　俞

“俞”为“腧”之简，“腧”为“输”之化。输者，通达传送也。《素问·骨空论》谓“督脉起于少腹以下骨中央”。本穴乃其外线循行之初步。由长强穴上行，过尾闾，透出荐骨之下，其处为全腰之俞。试将腰部扭转，本穴如户下枢轴（腰背督脉诸穴，皆具枢动能力。本穴居下，代表全部）。以功能而论，本穴能疏解腰部郁滞之气，故名“腰俞”。

凡腰部之转运不利者，可取此穴。他如沉滞委楚之疾，当求罹病之本，乃可用之。

本穴与肾经沟通。腰部有疾，多求之于肾，故俗称内肾为“腰子”，因之此穴又名“腰户”。本穴治阳痿有效，是其有关于肾之明证也。

养生家盘膝运腰时，以本穴为全腰柢础，左右前后反复盘旋，可使两肾生热，俾添命门之火。简法行之，以两手手指端，由下向上摩搓此穴，三五搓可立即生热。治寒泄腹痛最效。小儿更宜之。

阳　关

本穴两旁为足太阳经之大肠俞穴。灸阳关穴，可觉火气直入腹中，分布内脏。即由阳关横通大肠俞，由大肠俞连及足太阳经背部诸俞，以通脏腑。由于此项功能，足可证明本穴与大肠俞穴二者之间，定有横络，以为督脉与足太阳交通之隘道，故名“阳关”。

中医病理，大肠有燥粪，则涉及头昏，甚则有如癫狂之状，名曰脏燥*。即大肠邪热由大肠俞穴横传阳关穴，循督上脑也。不然，大肠为贮粪之器，与脑何关？在治疗上，刺此穴可愈此症，是明证也。

命　门

中医称两肾之间为生命之门，简称命门。此就内景而言也。若自外景观之，本穴两旁平于两肾俞穴。本穴居其中间，亦犹内景命门之居于两肾脏之间也，故称本

* 脏燥：现作“脏躁”，因尊作者原意，未改。——编者注

穴为“命门”。以其横通于足少阴之经也。又以本穴为沟通督、肾两经之门户，故称之以“门”。

问曰：足少阴经行于腹部，督脉何以得通？现今针灸图书，较昔者倍加精详，何以不曾提及？答：《素问·骨空论》云“督脉者……合少阴上股内后廉，贯脊属肾”，观此段经文，可知督脉由本穴横通足少阴之经，由肾俞穴透入内脏，分属两肾，但与阳关穴之通大肠，略同而小异。阳关穴先通大肠俞穴，经由足太阳经分布内外。本穴之通肾脏，乃由肾俞穴传导，随足少阴经而入脏腑。因足少阴经自涌泉穴上行至阴谷穴处，横通委中穴合并足太阳经线，而行于足太阳经之里层。两条经线一表一里，叠并上通，抵肾俞穴处，得与督脉横通交会，故《内经》于督脉有“贯脊属肾”之文。足太阳之经，由肾俞穴处与足少阴经分道径自上通，而足少阴之经，由肾俞穴处，独行入内，直接属肾，又复沿腹壁下行而络膀胱。

《灵枢·根结》云：“太阳根于至阴，结于命门。命门者，目也。”乃另一命门，非本穴也。乃指两目之间而言。养生家称两眉两目之间，约方寸之地，称为寸田（两眉两目四者之间，正合得一方寸）。《灵枢·营气》所谓“窦于畜门”者，或即指此（窦，原文作“究”。误。应改为“窦”）。按“畜”字，从“玄”，从“田”。“田”即寸田之处。“畜门”二字，去田则为“玄门”，即暗示寸田处，乃“玄牝之门”也。《老子》云：“玄之又玄，众妙之门。”研究针灸当与调气导引诸书互参，俾求增益疗效。勿以佛老之书有似迷信而深恶之也，要在人之善用耳。

悬　枢

悬，为托空不着之处；枢，为致动之机。本穴治腰脊强直，不得屈伸之症，故名之以“枢”。人当仰卧之时，腰脊处约有数寸悬空，可以探手通过。本穴适当悬空之上端，两条膂脊之间，故名之以悬，而曰“悬枢”。小儿仰卧悬空最显；老弱疲乏者，悬空较微。

脊　中

本穴当背部第十一椎之下，为脊椎全数之折中，故名“脊中”。主治腰脊强直、不得俯仰，与悬枢穴功用略同。《铜人腧穴针灸图经》(简称《铜人》)曰：“禁灸，灸之令人佝偻。”因其处肌肤薄浅，易于深灼也，髓灼则偻矣。

中　枢

本穴在第十一椎之上，亦属脊骨中部枢要处。古书多不记载，后人增之。与脊中穴、悬枢穴名义略同，功用亦同。其或取脊中穴之“中”字，及悬枢穴之“枢”字，而名之为“中枢”也。

筋缩

本穴旁平肝俞穴。肝主筋，诸风掉眩皆属于肝。本穴治瘛疭、脊强、天吊，诸般抽搐筋挛之症，因名“筋缩”。又以本穴正当背部大方肌之下角，逐渐狭缩之下，亦“筋缩”命名之一义也。凡治筋缩之症，可以取此。

至阳

至者，达也。又极也，如四时节令，“夏至”为夏之至极；“冬至”为冬之至极。人身以背为阳，而横膈以下为阳中之阴，横膈以上为阳中之阳。阳中之阳，即阳之至极也，故名“至阳”。又可意为督脉之气上行至此，乃由阳中之阴，达于阳中之阳，即背部阴阳交关处也。凡属寒热交争之症，多先取此穴。以扶正气之阳，而却病邪之阴，俾收汗出而解之效。譬如阴阳交争之际，势均力敌，各不相下，而阳方突得生气增热之助，犹生力军突来增援，则阳之为胜，必可知也。故疟疾多取此。因本穴旁平膈俞穴，则知其内应膈肌也。

灵台

古代国君有灵台之设，为君主宣德布政之地。即中医学说，心为君主之官，神明出焉。本穴内应神志。《庄子·庚桑楚》注文："灵台者，心也。"余意凡属有关神志之病，可以取此，俾以加强感通之力，而启性灵之能，故喻本穴为"灵台"。

《针灸大成》曰：禁针，可以多灸。治气喘不得卧者，火到便愈，盖以兴奋其阳也。但虚人或多寒湿及精神不振者，宜之。不然，助热阳亢矣。故医之于病，先须辨证。能辨阴阳之证，可以无大过矣。

神　　道

气之伸者为神，行之通者为道。督脉之气，升而上通，行而直达。又以本穴旁平心俞穴，心藏神，因名"神道"。其治症与灵台穴略同。顾名思义，知其功用专在神机，而非用于气化、形质之为病者也。《针灸大成》谓禁针。

身　　柱

本穴承神道穴之气，循督上升，正而且直，故名"身柱"。

观本穴所治，因脑力不足而眩晕，因中气不足而喘息，因心神衰弱而癫痫，因大气下陷而脱肛，均属正气先虚，则督经之气升举无力，以致产生内外俱虚，腰脊肩背乏力诸病。取本穴治之，使正气得充，正立直行，功同砥柱，则诸病可以愈矣。

问：其能治风者，何也？答：本穴旁傍风门穴，与人体内热生风有关。故所治多属摇摆眩晕，火极而生热之风。若以治外侵之风，及湿滞作痛之疾，非其所宜。犹抵御外侮，良相不如良将也。

陶 道

本穴与任脉之璇玑穴前后相应。“璇玑”在星象为北辰之枢。于此喻督脉之气，羊角直升，缘身柱穴，上颠顶，下前额，循鼻入齿，衔接任脉而下抵会阴；再缘督经上升，如此循环不已。

在古代观点，物体旋转最速者，莫过于陶钧。《史记·鲁仲连邹阳列传》谓：独化于陶钧之上。中国古代谈天地运行，为“运转鸿钧”，即大体运转，阴阳迭更之意也。本穴之取喻于“陶”者，即法陶钧之居中旋转，牵动四旁也。旋转则必生风，故其旁下一穴，名曰“风门”。

三十年前，余见贾玺亭先生用本穴治眩晕极效。以其有调于人体大气循环也。常见有人用本穴治疟疾，亦本其斡旋大气之理，调解阴阳使不偏胜也。考其所治之症，均属全身疾患。如时疫、感冒、发热、恶寒、四肢无力、百节酸痛、烦满、瘛疭诸症，俱皆有效。是其所关者大，所应者普也。譬如旱涝不均，得大气斡旋，则风调雨顺矣。所治症多关整体，非仅限于局部也，故名“陶道”，即取喻于陶钧也。

陶钧，即古法制造陶器之转盘机也。其机上设平板，下有机轮，踏动机轮，牵引上板平转。置陶泥于平板之上，工人以手揩而摸之，泥坯随盘动转，可使随意光匀。凡诸盘盌盎盂，埏埴以为器者，皆取制如此，专为制圆之用。

大　椎

本穴在第七颈椎下。颈七椎为颈背椎骨之最大者。古人排序，以此椎骨为诸椎之长。岐伯曰：“背之大腧，在杼骨之端。”本穴在此椎骨之下，因名“大椎”。

本穴位于背部极上，背为阳，本穴为阳中之阳，为督经诸穴之在横膈以上者，调益阳气之总纲。又为督脉与手太阳、手阳明、手少阳四经之会。故凡阴阳交争，一方偏胜，不得其平者，多取本穴以调之。

哑　门

本穴内应舌咽，主治喑症，刺之俾使发音，故称“哑门”。为回阳九针之一。凡诸喑症俱可取此。《针灸大成》谓此穴禁灸，灸之令人哑。以其近于舌咽及脑也，故不宜火攻。

凡取经穴治病，可针者针之，可灸者灸之，针灸俱不宜者，则按摩之。是为经穴三用。

风　府

《灵枢·岁露论》云：“风府无常，卫气之所应，必开其腠理。气之所舍节，则其府也。”

本穴在脊关节之最上，与风池穴、翳风穴相平。本穴居其正中。以形势论之，犹统领风穴之衙府也。以病理论之，则风邪内传之门户也。缘风邪中人，多先舍于腠理。腠理，内应三焦，三焦为六腑之一，卫气之所应也。凡疾病之关于风者，均应取本穴为主，故名“风府”。

诸风穴多忌灸。以火入风穴，则走窜愈烈也。犹炉灶之火，得风则旺也。慎之为要。《铜人》谓禁灸。

脑　户

督脉，上头通脑，本穴为其通脑之门户。更考足太阳之脉，“起于目内眦，上额交颠入络脑，还出别下项”，当由本穴透出下行也。因名“脑户”。

又以足太阳经与督脉于此交会。故本穴又为督脉与足太阳两经之会穴。《铜人》曰：“禁灸。灸之令人哑。”《素问·刺禁论》云：“刺头中脑户入脑立死。”盖谓刺之过深，伤及脑髓也。总观本穴大意，针灸俱不相宜。

按脑喜清凉，养生家按摩脑后，兼以搓敲，能使头目清爽，乃由脑户穴，放出头部郁热也。或问：既然不宜针灸，又云能治头目癫痫等症，为针医者，何以措手？答：凡属针灸俱不宜之穴，可用按摩法疗之。譬如婴儿皮肉娇嫩，全身穴位，均在禁例。故古圣创立推拿治法，专为儿科设也。成人有畏灸畏针者，及穴位之禁灸禁针者，均可采用按摩治法。

强　间

本穴在后颅硬骨下缘，功同脑户穴。有云能治头目病及癫痫诸症，以其功能多在脑也。《铜人》未言禁灸，盖以此处头骨坚强也，故名之为"强间"。然少灸则无益，多灸则不宜，不如勿灸为佳。凡属此等穴位，均须用于按摩。

百　会

穴在人体至高正中之处。《针灸大成》云："犹天之极星居北。手足三阳、督脉之会。"故曰头为诸阳之会。《道藏》云："天脑者，一身之宗，百神之会也。"故名"百会"。所谓"天"者，以其居人身之最上也；所谓"百神"者，有关全身之神识也。该书又喻头为昆仑。盖以中国地势而论，境内群山，以昆仑为主，所有山脉河流，多由昆仑披沥而下。故本穴别名"昆仑"。因足太阳经足跟后方外侧，另有"昆仑"穴位，故本穴"昆仑"之名不传。

又本穴处人身最上，四围各穴，罗布有序，大有百脉朝宗之势，犹地理学之世界屋脊。在人身则总摄阳经全部之汇也。名以"百会"，最宜。故后世以本穴为治疗头部诸病之总穴。但以其地位至高，不免有如《易》“乾元亢九”之弊。故有时虽用泻法，而反升提。何则？因人身血气循还*，有压力亦有反动之浮力。若亢盛之热邪与浮力结合，故有时降之不下也。故针家治头部亢热之症，多用此穴，必兼取足跟“昆仑”、手腕“列缺”，以及其他下行之穴以佐之，俱用泻法，襄其下降之力，乃克有济，即上病下取之义也。有谓中医病理不切实际，盖以术者不言此理也。至若右病取左，左病取右，循其经也。寒因寒用，热因热用，顺其情也。用寒远寒，用热远热，避其势也。诸般大法，术者最须留意。

前顶　后顶

穴在颠顶之前后，故名“前顶”与“后顶”。二者相对而言也，治症略同。但前顶穴兼于治额，后顶穴兼于治项也。两穴治症，可与百会穴参合。但前者兼目眩，后者兼强急也。

囟　会

囟，繁体字为顖，从頁，从恖；恖，从囟，从心。人当思虑之际，神识会于囟门，故名“囟会”。胎儿在腹，诸窍静闭，唯以脐吞吐母气，促动膈肌鼓荡，囟门

---

* 循还：犹反复。——编者注

亦为之小颤，是为胎息，胎息为先天之气。迨降生之后，则鼻司呼吸，是为后天之气。而囟乃渐合。《铜人》谓八岁之后，乃可针。

凡关头脑之病，以上数穴，均可酌用。昔唐高宗患头胀目昏，诸太医守至尊头上莫刺之戒，故治之不效。独秦鸣鹤取“囟会”放血，立效。《针灸大成》云刺“百会”出血，盖隐“囟会”云“百会”，以防粗工滥用有失也。余经验，凡刺此穴，须先扪之，觉手下突突灼热，乃可刺之，血出亦易。扪之不热者勿刺，乃虚证也。后人多取上星穴以代，疗效稍逊矣。

上　星

人当审思之际，多先反目上视，俾意与脑合，而后虑之能得。闭目凝神，回光返照，则往事如见，喻犹黑夜之有明光也。穴在头上，因名“上星”。凡属风热上冲，鼻塞、鼻衄、风眩、目不远视、如雾迷朦，一切上焦沉阴、头目不清之症，悉可取此。详玩“星”字之义，则本穴之大用可知矣。

神　庭

本穴在脑海前庭，为神识所在，且居颜面上部。《续博物志》云：“面者神之庭也。”故名本穴为“神庭”。顾名思义，则知其功用在神也。《淮南子》云：“神者智之渊也。”凡有关神识之症，皆可取此。又凡医书所载之神，乃自身神识之神，非迷信想象之神。须先识此，不可混也。凡属治疗神识之穴位，灵感最敏，成败亦因之最速。凡刺此等穴位，均须慎审从事，宁不及，勿太过。

素　髎

髎，为骨隙之狭小者。本穴在鼻尖正中缝隙中。鼻尖，俗称准头，以其中正不倚也，而为面王中正之标准。凡物体素于其位者，必中正乃佳。故称本穴为“素髎”，又名“面正”。其名之以素者，以鼻为肺窍。肺于五行属金，金于时为秋，于色为白，白为素色，金为素气，秋为素令，故名之以“素”也。又肺恶热而喜清，最宜清冷静洁。取名于素，意义深长。且寓有调和肺气之意。病准头赤者，火克金也，本穴治之有效，亦取意于素以调之也。

人中（水沟）

鼻通天气，口通地气，本穴在口鼻之间，故名“人中”。所谓通天气者，吸则取之于天，呼则还之于天，借人心肺鼓荡，膈肌升降，而作吐纳，是与天气作循环也，故亦喻胸廓为天。所谓通地气者，即饮食水谷动植等物，皆取之于地，入之于口，经胃肠消化，吸收精华，排出便溺，仍还之于地，合于土壤，又复产生水谷动植等物，以供口腹，是与地气作循环也，故喻腹腔为地。“人中”

之名，既雅且显，且通俗易解。

本穴原名“水沟”。以其在口鼻之间，上唇正中之处。养生家闭口藏舌，舌舐上腭，运送口中津液，由上腭膛向后方下行，滋润喉咙，通渗脏腑。本穴当口水吞咽，向上翻转之路，故名“水沟”。乃指口内功用而言。若自外表观之，则仅涕水之沟渠耳，于义则浅。故后世呼本穴为“人中”者多，“水沟”之名，沦于自然淘汰矣。又本穴为督脉与手阳明经左右交通之会，故治口眼㖞斜。又以本穴在唇，故治唇动如虫行。又以手阳明之经，内属大肠，大肠为吸收水分之器，本穴既为督脉与手阳明之会穴，则亦能治失水致燥而成之消渴症。

兑　端

《易·说卦传》云：兑，为泽，为口，为舌，为刚中外柔（寓意唇柔齿刚）。端，正也，绪也。又称事物之尽头为极端，本穴在上唇之端而正中，为督经末端，故名之曰“兑端”。鼻腔、口舌诸症，及有碍发言之病，均可取之。

龈　交

《灵枢·经脉》云：“手阳明之脉……从缺盆上颈，贯颊入下齿中。”“足阳明之脉……循鼻外入上齿中。”本穴有二，在上下门齿正中缝隙中。上者属督，下者属任，两者均为任督二脉之交会，故名“龈交”。上下齿缝虽不连接，由于人中、承浆两会穴，手足阳明两经，左之右，右之左（手阳明于人中穴交叉，上至鼻旁。足阳明于承浆穴交叉，上至目下，及额角），两经四线，循口环唇，任督两脉之连系，由口角两旁之线接引交会，而任督两端借以相连也。本穴功用，主要为泻头部督脉之气。所治为口、齿、鼻、目、颠顶等处之疾，但不及于耳。故口眼㖞斜等病多取之。

余初学医时，对于任督二脉于口齿处相与连接，颇有疑意。及阅读《灵枢·经脉》，乃知古人早有明见。故一再提出，以供同道参正。

简录《灵枢·经脉》原文两段如下：

大肠，手阳明之脉，起于大指次指之端。循指上廉，出合谷两骨之间，上入两筋之中。循臂上廉，入肘外廉。上臑外前廉，上肩，出髃骨之前廉，上出于柱骨之会上①。即起于食指之端，上项，交于大椎，会于督脉，左右交叉转于迎面而夹鼻也。**下入缺盆**②**，络肺**②**，下膈**②**，属大肠**②。此手阳明之内循行也。**其支者**③**，从缺盆上颈**③**，贯颊**④**，入下齿中**⑤**，还出夹口**⑥**，交人中**⑦**，左之右，右之左**⑦**，上夹鼻孔**⑧。此段经文，乃手阳明经由背转前，循行上面，介引督脉与任脉交会而接连也。

胃，足阳明之脉，起于鼻①**，上交頞中**②“上”字，原文误作“之”字。即起于鼻根内部也，**旁纳太阳之脉**③**，下循鼻外**④即由承泣下行之线，**入上齿中**⑤。**还出夹口环唇**⑥**，下交承浆**⑦。**却循颐后下廉，出大迎**⑧**，循颊车**⑨……**至额颅**⑩。（图 3）

观此两节经文，则任、督相交一目了然矣。

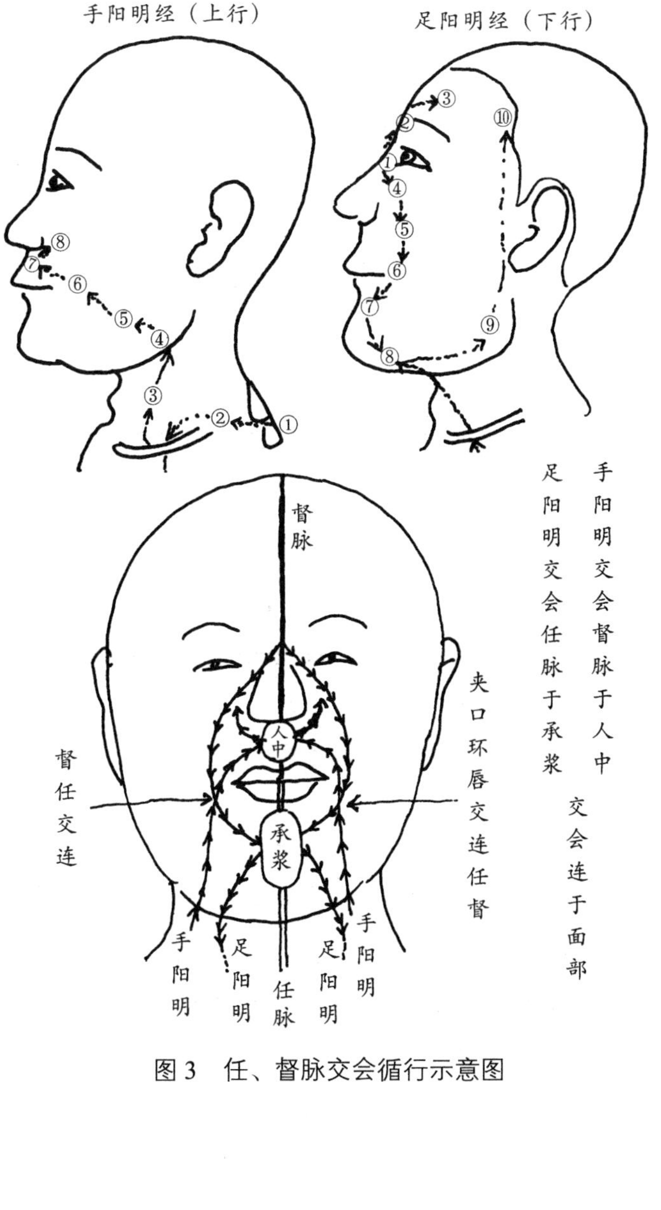
手阳明经（上行）
足阳明经（下行）
①
②
③
④
⑤
⑥
⑦
⑧
⑨
⑩
督脉
人中
承浆
督任交连
夹口环唇交连任督
手阳明交会督脉于人中
足阳明交会任脉于承浆
交会连于面部
手阳明
足阳明
任脉
足阳明
手阳明

图3　任、督脉交会循行示意图

任　脉

人身经络十四，要以任督二脉为主，督脉属阳，上行于背，循脊上头，过额鼻，至口齿，而交接任脉。

任脉属阴，行于腹，过脐，上胸，经咽，至唇，入齿。缘手足阳明之脉，夹口环唇，与督脉连接。（图 3 任、督脉交会循行示意图）

《素问·骨空论》云："任脉者，起于中极之下[①]，以上毛际[②]，循腹里，上关元[③]，至咽喉[④]，上颐[⑤]，循面[⑥]入目[⑦]。"（经脉循行见图 4，腧穴见图 5）

滑伯仁曰："任之为言，妊也。行腹部中行，为妇人生养之本。"又言："人身之有任督，犹天地之有子午也……分之以见阴阳之不杂；合之以见浑沦之无间。一而二，二而一也。"（《十四经发挥》）

余以为任者，任重而道远之意也。人在爬行时，任脉在下，担负全身，故名曰"任"。但任脉不能自动行止，须借督脉为之蠕动，而乃随意进退。故名其蠕动者曰"督"，即督而促之也。又以督脉接近于脑，故督脉首先受脑之支配。推援此意，古人之于人身经络，早作整体观也。

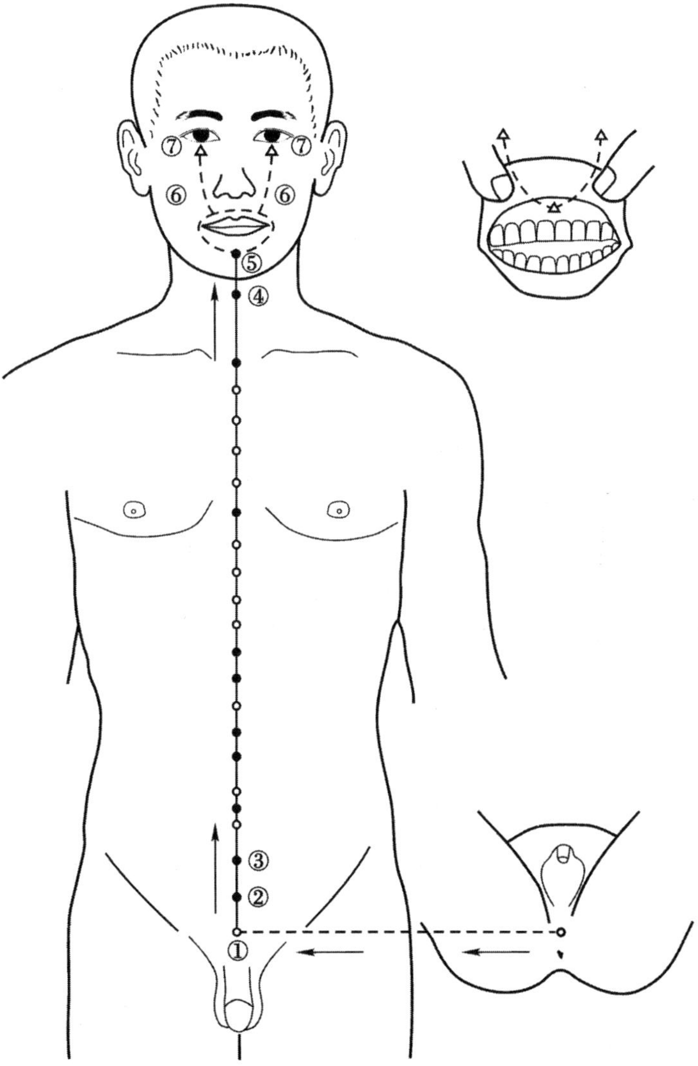

图 4　任脉循行示意图

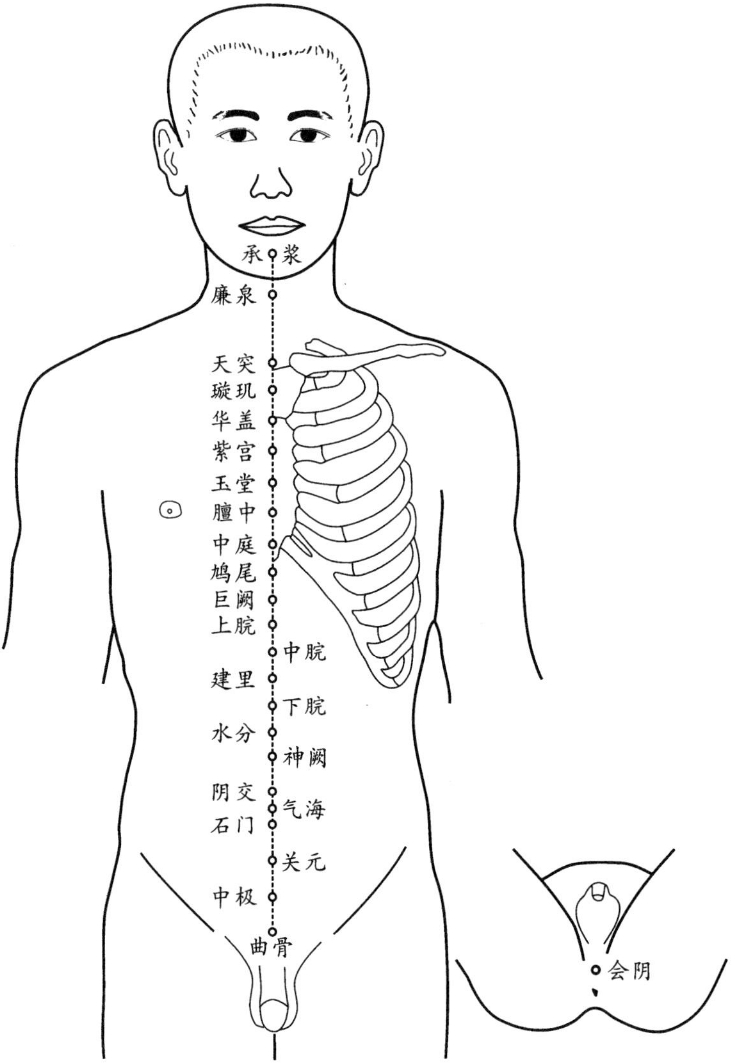

图 5　任脉腧穴图

会　阴

任脉总摄全身诸阴之脉，为阴脉之海。又本穴为本经外循行之发端。《素问·骨空论》王冰注：“冲脉起于气冲，从少腹之内，与任脉并行。”又言：“冲脉与任脉皆起于胞中。”穴在两股夹裆。冲、任皆属阴脉，二脉同源，故名“会阴”，犹言诸阴脉之会也。又以穴位在前后阴窍之间，故能治谷道、子宫、精室、阴器等诸处之病。又本穴在处，四翳如屏，故又名“屏翳”。“屏翳”之意，遮以蔽也。《铜人》云：“可灸。”《针灸大成》引《指微赋》云：“禁针。”其他针灸文献有言，凡幽僻掩遮之处，多禁针；皮肉浅薄之处，多禁灸，防灼内也。冲者，统摄全身十四经外诸血气也。

“屏翳”二字，余有异议，凡动物二便之处，均喜遮蔽，故天然生尾以掩之，禽兽皆然，于人尤甚。余以为会阴之穴，近于尻尾，会阴别名“屏翳”未恰，应作“尾翳”更佳。后文鸠尾在蔽骨剑突之下，其下有穴名为中庭。中庭者，庭除也。庭除之外，设有屏门，故后文鸠尾穴应别名“屏翳”为佳，“屏翳”犹屏门也。

曲　骨

本穴在耻骨上缘骨凹曲处，故名“曲骨”，与足部京骨处有“京骨”穴，束骨处有“束骨”穴意同。治虚冷失精，五内寒弱诸症。子宫、精室、膀胱诸处病多取之。

中　极

本穴内应胞宫精室。胞宫精室为人体极内之处，犹房屋之堂奥也，乃人体至中至极，故名“中极”。

以外景观之，人体自项至踵，全身长度，本穴当其折中，亦中极命名之一义也。治病同于曲骨穴。

关　元

本穴为人身阴阳元气交关之处，为养生家聚气凝神之所，亦即《老子》所谓“玄之又玄，众妙之门”也。此处后人称为“下玄关”。古时“玄”与“元”通，颠倒读之，即为“玄关”。古人多于此等穴位守秘，故故意颠倒其词，隐玄关，而称“关元”。其所治症，多为有关大体之虚证。如遗精、阳痿、尿频、癃闭，以及女子月经不调诸症多取之。

按“元”字之义，本也，原也，端也，至大也，至始也，《周易》“乾元”指乾之全体，“坤元”指坤之全体。“关”，门也，又出入之孔道也。唐容川曰“关元乃元阴元阳交关之所也”，即先天之气海也。

石　门

石者，喻坚固也。门者，非仅通行之孔道，《白虎通》谓："门以闭藏自固也。"如深山蕴玉，称为宝藏，储藏货财，大者曰宝库，小者曰石柜。人之子宫精室，犹蕴椟之藏也。有此封藏之闭，乃能蕴育种子，以待发生成长，故喻此表面穴位为"石门"，即犹石室之门也。

针家多云，刺本穴可使人绝育，孕妇则能坠胎。更有谓深刺重刺，则能断孕；浅刺轻刺，反使人受孕。盖深之重之，抑制之也；浅之轻之，兴奋之也。则本穴内应子宫精室之义，更显然矣。

又女子天阉，称为石女。盖古人先得此"石"字之义矣。

气　海

本穴与肺气息息相关，为腹部纳气之根本。苟气海处不作吸引，则中气不能达于脐下。男子腹呼吸，全赖气海为之鼓荡，乃有吐纳也。养生家调息，绵绵若存，动而愈出者，全在于此。故养生家以本穴为大气所归，犹百川之汇海者，故名"气海"。又以本穴能助全身百脉之沟通，凡气之所至，血乃通之，故中医常云：气为血之帅。

按海字之义，又可作多量解之，喻为事物广泛，谓无际无边也。试观海水之化云升腾，降为雨露，即天地间之气化循环也。在人身凡属气息升降失调，其治皆取本穴为主。余见某中医治一气逆患者，呃嗝不休。先刺膻中穴微取之，以开行气之路，再刺本穴，引上逆之气直达脐下，立即生效。犹导川入海，则水不横逆矣。古人定膻中穴为气会者，盖以后天之气，鼓荡于胸，以促脐下之气相与送迎，即《老子》之喻元气升降，犹橐籥*。

《道藏》服元气法，略谓气海与两肾相属。肾属水，气与水互为子母。水在人身为阴，独阴不能生化，必须济之以阳。心属火，火在人身为阳。《尚书·洪范》云“水曰润下”“火曰炎上”，合之人身阴阳不可偏盛。人之饮食、呼吸、寐寤、动静，只是调停自身水火而已。故养生家以心意之阳，下注肾宫，而温存以守之，则犹天日之阳下照江海，阴水得阳火照射，则化气升腾，云行雨施，泽被大地。其于人身则正气流行，邪气自不干扰，视此水火升降，则知地天之所以为泰也。

在医理上，亢热之症，得辛凉而汗解者，即水火交而得既济也。亦即《素问·生气通天论》所谓“体若燔炭，汗出而散”之义也。若稍涉辛温，犹浇油救火，则其为败必可致也。故于此症，先贤有“桂枝下咽，阳盛则毙”之戒。王太仆又扩充斯意，谓“寒之不寒，是谓无水，热之不热，是谓无火”，三复斯言，可发深省。养生家以动静调寒热，以寒热平水火，同此一理。气海之义，岂可轻忽。

---

* 橐籥：音驼月，鼓风吹火的竹器。——整理者注。

宋代大儒邵康节，冬不炉，夏不扇，盖即深得此理，而善调自身水火者也。

阴　交

本穴为冲、任、肾三经之交会也。冲脉循足少阴上行，至本穴相平处，于任脉交叉互过，左之右，右之左，仍循腹部肾脉上行，内至膈肌之下。其向上冲贯之力，尚不只膈下而止。女子内行至乳，而乳房发育；男子至口，而髭须生长。因冲任肾三脉俱属阴经，故本穴名为“阴交”。又，交者，聚也，三脉聚而交会也。其所治症，统此三脉之在腹部为病者，均可取之，但刺勿过深。

神　阙

本穴在脐，脐为先天之结蒂，又为后天之气舍，此间元气常存。在内景接近大小二肠：大肠为传导之官，变化出焉；小肠为受盛之官，化物出焉。两肠俱关于化，即大而化之之谓神也。《道藏》谓：“神者，变化之极也。”故名之以“神”。阙者，中门也。出入中门，示显贵也。人身以神志为最贵。本穴为心肾交通之门户。心藏神、肾藏志，故称“神阙”。

又神为一身主宰，应变无穷（即变化无极之意也）。人苟无神，则全身无主，而成不知不觉之呆物矣。本穴居腹部正中，为阳居阴位，故喜熨灸而不喜针刺。凡属挥霍缭乱有干神明之外感急症，本穴主之，但以熨灸为佳。

按摩者，转运此穴，可以通畅矢气，消化水谷。《道藏》谓“脐为后天之气舍”，故又名本穴为“气舍”。因足阳明经更有“气舍”，故本穴只称“神阙”，而不称“气舍”。

水　分

本穴居下脘穴之下，内应胰脏，又横结肠正由此处经过。胰脏有分解干湿之能，大肠为吸收水分之器，二者功能俱关于水，故名“水分”。亦即分解干湿之意也。故能治水肿腹坚，胃肠虚陷等症。但宜多灸，不宜深刺也。何则？灸以助阳，水得阳则能化气而自散也。

中医旧说：脐下为水腹。盖以小肠外围为水油，膀胱内容为尿液。又以本穴功能与三焦、膀胱均有联系，故本穴功专治水。但刺之勿深，防消水过甚也。《明堂》用灸。《针灸资生经》云：以不针为是。汪讱庵云：中焦不治，水停中脘。盖谓脾之功能失调，则水停胃下也。本穴可以治之。

下　脘

本穴内应胃底大弯之处，即胃腑也，故曰“下脘”。本穴为任脉与足太阴经之会穴。因足太阴经属脾络胃，由内循行之线与任脉连通也。凡胃病阴沉、下垂、下陷之症，均宜取此。故能治厥寒、膜满、痞痛、宿积、寒滞之症。《千金方》治反胃食不消，先取此穴以开之，然后取足三里穴以泻之。《百症赋》则取本穴及陷谷穴，治腹坚而止肠鸣。均以本穴能达胃底，而资以针道抑扬手法而通利之，故于阴滞之病得速效也。古人采穴配伍，简捷灵便，宜其垂法后世也。

建　里

建者，筑也，置也。里者，居也，止也。《灵枢·胀论》云："胃之五窍者，闾里门户也。"张景岳谓"咽、贲、幽、阑、魄"，五者皆胃气之所行也。本穴治胃痛呃逆、不欲食、胸中苦闷等症。后人演得经验，兼取内关穴，用以安定闾里，通彻门户，而和中也。不愈，则检取他穴，促使吐泻，以逐外邪。但愈后仍须补此。即安内重在善后也。凡属胃中不安之症，本穴皆可为力。俾以奠定闾里，而人得安居也，故曰"建里"。玩索本穴名义，包含补益者居多。

中　脘

本穴内应胃中，即近于胃小弯处也。因穴位所在，故名"中脘"。中脘穴为胃之募穴，故治胃腑诸病以此为主。

《难经·四十五难》谓："腑会太仓。"滑伯仁曰："太仓一名中脘。"按太仓为纳谷之器，在人身唯胃为然。

上　脘

本穴内应贲门。贲门，即胃上口也。故曰“上脘”。主治满闷、吐逆之症，盖以本穴接近贲门也。贲，即今之所谓横膈肌也。俗云心口痛，即贲门症也。玩味本穴治吐，则知下脘穴可以治哕。有谓“贲门”为“喷门”者，抄传误也，以“贲”为是。

巨　阙

“阙”为内庭中正之门，俗称中门，又称仪门。古者贵家，门必有“阙”，所以饰门第，别尊卑也。本穴内应腹膜，上应膈肌，为胸腹交关分别清浊之格界。又为食道及动静脉上下通行之关隘，故名“巨阙”。

古者剑号“巨阙”。剑为除暴戡乱之器。本穴在胸骨剑突之下，其所治症为胸满、瘛疭、霍乱、吐逆、痰饮、心痛等症。凡属清浊相干，不得宁静者，本穴均可治之。犹仗剑立朝，清除君侧，而戡定变乱也。因名“巨阙”，此又命名之一义也。但刺此穴，患者须仰卧扬手，乃可下针，为防膈肌下沉，或有伤之也。伤膈肌，则呃嗝不休。

本穴为心之募穴。募者，会也，聚也。《内经》曰：“心藏神。”《道藏》曰：“神门，巨阙。”盖谓神之门乃巨阙也，即云人体神识与此有关也。故为心脏之募，即攘外必先安内也。

鸠　　尾

本穴在胸骨剑突下。肋骨分歧，如张两翼，剑突中垂，有如禽尾。不曰他鸟之尾，而必曰鸠鸟之尾者，何也？以鸠鸟之尾常垂善蔽也。中医称剑突为蔽骨，以其掩蔽膈肌也。故名本穴为“鸠尾”，指蔽骨象形而言也。

先贤有云：凡穴在隐蔽处多禁针。余曾见误刺此穴致呃嗝不休者，即伤及膈肌之过也。又中医论病，多言“气”，即言人体气化之通行也。气化有伤，则传感失常而为病矣。如误刺此穴而致病者，非仅伤及膈肌之质，若影响膈肌之气，致不通畅，亦作膈逆，或致呼气不利，吸气作痛者，亦常有之，术者宜慎。

鸠，布谷鸟之别名，性喜聚居，故称多人施工为鸠工，意谓如鸠鸟集聚也。

本穴又名“尾翳”，意似不恰。余意当以会阴穴别名为“尾翳”乃佳，以其近于尾骨也。

会阴穴别名“屏翳”，不恰。当以本穴名之“屏翳”，以其近于巨阙，犹中庭之门称“屏门”也。“尾”“屏”二字，或互相错置，以字型近似也，抄传之误也；或原有损补之误也。

中　　庭

穴在蔽骨之凹隙处。蔽骨犹屏门，“中庭”则庭除也。又屋之正室为庭。本穴两旁为足少阴之步廊穴，犹主室之旁，房廊相对也。如此者，则形成空庭院落。不然，“步廊”二字，在人体有何取意。盖古人所譬，心为主人，则胸廓为其庭院，再进则升堂入室矣。故喻本穴为“中庭”。其所治症为喘嗽、支满、呕逆、噎膈等症，俱属胸廓不舒，神情烦闷之类。以中医理论揆之，凡属内因自乱，而非外邪干扰者，本经膈上诸穴，均可采用，用以安内，非以攘外也。中庭之穴，仅是本经行入神识门庭之初步，命名之意，可审思之。则胸腔部分诸穴，皆为调理神志之用。以其居人体上清之位也。

膻　中

《灵枢·胀论》云：“膻中者，心主之宫城也。”盖指心包膜部位而言。本穴内景，正应心包外腔，故名“膻中”。体会宫城之为用，则其应症，可想而知矣。

《素问·灵兰秘典论》谓“膻中者臣使之官”，盖古时称君主所居为宫室，故由宫庭再进，而臣使在焉。在人身而喻臣使者，即心脏外卫充盈之气也，俗称心气，又名中气。倘中气有所减损，则人体各部之气，均来填补。犹诸侯之会师勤王者，故又称膻中为气会，又称为“上气海”。以诸气有时来归也。有因此中气之伤，致人体全局之气因之消弱，即此理也。故本穴能治一切气分之病。由此宫城再进，则玉堂宣室矣，此盖古人寓言取譬者也。本穴主治颇关要害，故《针灸大成》示人禁针。

但实症可以浅刺，虚证灸之。

玉　　堂

玉，贵称也；堂，正室也，即主人治事处也。犹衙署正厅称为大堂，法官执事，称为过堂，又称人家长为堂上。古人以心为中主，故尊心之所居为“玉堂”。此之所谓心者，即胸腔中正之气也。

按尊贵所居，固应属阳，然贵之至极，则守卫森严，反有阴森气象。此亦物极必反之义也。本穴主治心烦、咳逆上气、胸膺骨痛，均属阳中之阴证。

紫　　宫

本穴在华盖穴之下。《黄庭经》华盖注谓“华盖之下多清凉”，即以清凉之气引动肾气上布“紫宫”。按《洛书》云：离为九紫。离属心火，紫为阳极之色，物极必反，而现胜己者之化。故紫色较赤色为黯。黯，近于黑。黑，属水，水能克火，故曰胜己。宫，为尊长之居，故曰“紫宫”。《黄庭经》注云：“心为绛宫田。”绛色为阳之正，紫色为阳之极。阳极则反阴。犹政令之极，则为严秘。故君主有宣室，犹枢秘院掌政令之秘。在未施行时，反象严秘之阴。故本穴治症，为胸满、气逆、烦闷、呕咳等阳中之阴证。治多同于玉堂。

按华盖、紫宫、玉堂、巨阙诸多称谓，乃道家寓意之言，俱是人体虚灵主要部位。勿以其有似迷信，而斥为异端也。

考东方哲学，始于黄老，中医文献，以《内经》为先。其中名词术语多与道家淆混。因当时中医尚未独立学派，只是混于道儒之间耳。故传统医学名词，在近期难与道派划清界限。其合于生理病理者，无妨存其原貌，以证我国先代研医之奥，亦古为今用之一道也。

华　盖

《内经》云："肺者脏之盖也。"按"盖"具覆护之意，犹屋宇之覆护内容也。揆之人体，肺脏居胸腔之最上，故养生家喻之为华盖。创穴名者，体会此意，即名本穴为"华盖"。《晋书·天文志》曰："华盖七星，杠九星，如盖有柄下垂，以覆大帝之座也。"正与肺脏之覆护心脏意同。

人身五脏，肺喜清凉。《道藏·黄庭经》曰"肺部之宫似华盖""过华盖下清且凉"。详"过""且"二字之意，非仅谓其部位处清凉，且此外更须得清凉之气以济之也。

华，繁盛也。人身正常之气，行驶至此，为阳之盛极。而本穴两旁，为足少阴经之彧中穴。"彧"即繁华茂盛之意也。中医对人体各部均以阴阳五行括之；又以五行本性生克制约，各应所须以济之。如肺脏多喜清凉，故引肾水之气，上布胸中，以相调济。肾经之神藏穴，平任脉之紫宫穴。即坎一之肾阴，调离九之心阳也。肾经之彧中穴，平任脉之华盖穴。即起阴潜之肾水，滋娇柔之肺金，使各得自然之宜，而成其繁茂之盛也。此乃天成之水火升降，亢承制约，互调寒热，使归温凉，无太过不及。则阴平阳秘，病安从来。养生家巧得此理，施于有为，所以能养生也。

观此经气流行，配调相济，人体先天，已经造定，而为后天生生之本。彼养生家守此妙道，调摄之耳。医药家借此外界物质，攻补之耳。针灸家则就人体自有功能，抑扬之耳。同是养生之道，而作用不同也。

璇　玑

北斗第二星为璇，第三星为玑。北斗自转，璇玑随之。故测天文之仪器，名曰混天仪。仪上枢轴，亦名璇玑。其轴总摄全仪旋转动力之源。人之胸腔，犹混天仪之笼廓。本穴居胸腔之上部，犹璇玑之持衡（即把柄也），因名本穴为“璇玑”。

养生家以璇玑为喉骨环圆动转之象，文学家以璇玑为珠玉之别称，均喻其为圆润光滑也。统此诸说，同一意义。再考其所治诸症，为喉痹、咽肿、胸满涩痛等等，是其功能富于滋润滑利，有通滞去瘀消肿之能，以治干涩枯燥之症。操针术者，意会此理，以为运用本穴之则。

天　突

人之胸腔喻天，腹腔喻地。本穴位于胸腔之最上，其功用为通。刺法使患者含胸延颈，术者下针卧之，循胸骨内缘向下探刺，导引滞塞之气上通。俾郁气淤痰之在胸臆者，得以爽利涌出，故名“天突”。即气向上通也。

突，奔冲也；又烟囱也。取名“天突”，喻犹胸腔之囱突也。“按摩书”有点天突法。张寿甫《医学衷中参西录》言之最详，兹不赘述。

早年，余诊一妇人，因大怒气厥。拟以回阳九针刺之，甫刺哑门一穴。一铁路老工人突然走入，呼令去针，余急拔针。彼令一壮妇人抱扶患者端坐。另一妇人以中指探其天突穴。叱令用力，再用力。患者忽然“啊”的一声，大哭而苏。余谢不敏而退。后余仿用此法，通痰导气，多收捷效。愿同道共识之。应知非医人而有医术者，比比也。

廉　泉

舌下孔窍，名曰“海泉”，人口津液出此。本穴在结喉上缘，凹陷处，内通舌下“海泉”。刺本穴，口可生津，故喻之为“濂”。“濂”，为潮水最盛之词。我国旧俗，以中秋节后数日为濂水之期，期间潮水最大，简称濂水。因名此穴为“廉泉”。濂，音廉，义同。

先哲有言："在气道滋之以津，在食道济之以泽。"源源为津，沛然曰泽。养生家以口喻海，舌下有穴，名曰"海泉"。下腭舌前凹处，喻为"天池"，又名"华池"。喻舌为赤龙，以舌搅扰口中，即可生津，俗名"赤龙搅海"。

本穴内通喉咽，上达腭池，以舌搅口，可以生津润燥，与手少阳经之液门穴，有同功焉。本穴为阳维与任脉之会穴，故其功用偏于阴也。

余曾体会天池之水，源源若泉，经过咽喉，降沥胸腹。内润脏腑，外泽肌腠。犹地泉之水，渗透上滋也。《针灸大成》谓本穴治咳嗽、上气、吐沫、难言、舌下肿、舌根缩急、口疮、舌强涎出、不能食诸症。均取其功用在舌与水也，故名"廉泉"。

余未学医时，曾见某老医治重舌，灸颐下四五壮，则舌上小舌缩萎，渐渐收入而愈。及余学医尤念念此事，迨行医数年，乃知其所灸者即廉泉穴也。再再思之，古法确有独到绝妙之处，一旦失传岂不可惜。又思此老医妙术何只独此一招，天下老医，富绝技者何只此老一人，此老医死去多年，今日思之尚有余痛。

承　浆

所谓"承浆"者，指口内承受浆液处而言也。养生家称此液为琼浆玉液，乃由舌下渗透而出，汇于天池。天池者，乃舌下津，经舌尖向上舐送，由上腭膛翻转向后下方流降，流入咽喉，降至接近廉泉穴处，受舌咽挤迫而下咽。

本穴内通舌下，正应口内天池。天池既为口内储蓄津液之处，故名为“承浆”，又名“天池”，又名“悬浆”。“悬浆”，则喻口水出天池由咽喉下行，有如瀑布之凌空而下也，故名之以“悬”，而曰“悬浆”。若徒自面观之，则仅沾受饮食之余沥耳。

本穴为任、督二脉之交会，故治牙疼、口噤等症。又为足阳明经左右交叉通过任脉之会穴，故并治口㖞、邪风、半身不遂等症。凡穴在交通要隘，虽小穴而有大用。亦居重要穴位之列。

肺手太阴之脉

《灵枢·经脉》云："肺手太阴之脉，起于中焦[①]，下络大肠[②]，还循胃口[③]，上膈[④]，属肺[⑤]，从肺系横出腋下[⑥]，下循臑内[⑦]，行少阴心主之前[⑧]，下肘中[⑨]，循臂内[⑩]，上臂骨下廉[⑪]，入寸口[⑫]，上鱼[⑬]，循鱼际出大指之端[⑭]。其支者[⑮]，从腕后直出次指内廉，出其端[⑮]。"（"上臂骨下廉"之"臂"字，原缺拟补）（经脉循行见图6，腧穴见图7）

中　府

本经承足厥阴肝经之气，内行上膈，属肺。肺为呼吸外气之府库。又以本经之气，由本穴出中达表，故名"中府"。本穴原名"府中俞"，又名"膺中俞"，后人简称"中府"。盖以本经之气，由内府输出也。即出纳外气，经气随之，通行之过栈也。

本穴功用，与云门穴略同，俱能舒达内脏抑郁之气。《针灸大成》谓治少气不得卧。按中医病理，少气之人多喜静卧，今言不得卧者，乃气郁于上，非气亏于中也。刺本穴，使气得升降，而疏利之也。本穴为肺脏之募穴。

缘"募"字之义，汇也，聚也。古时招兵，曰募兵，

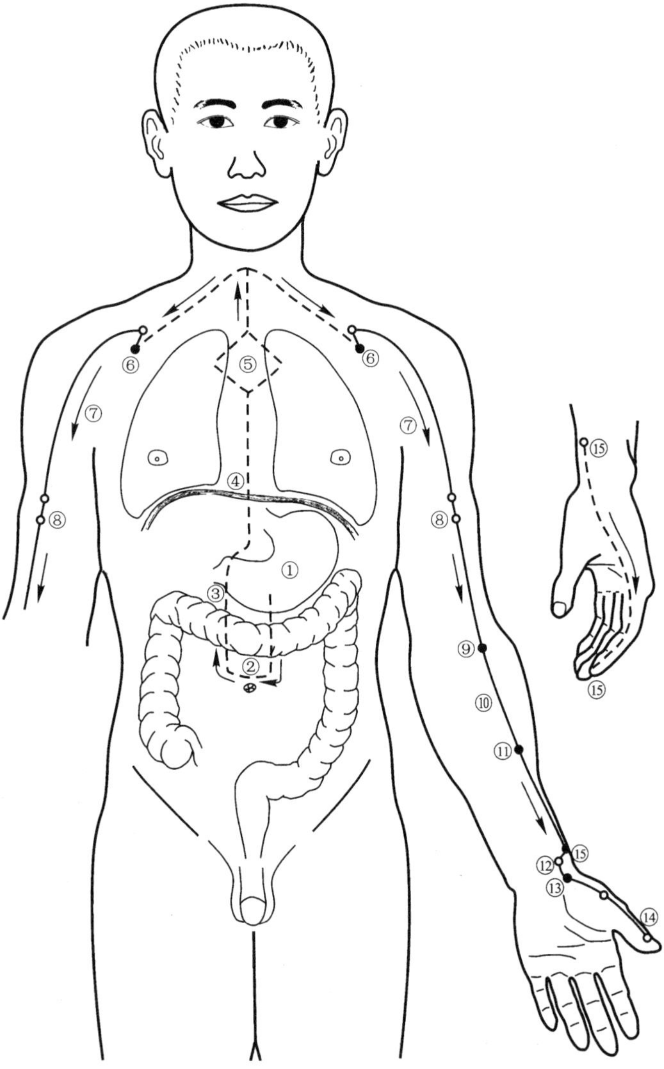

图 6　肺手太阴之脉循行示意图

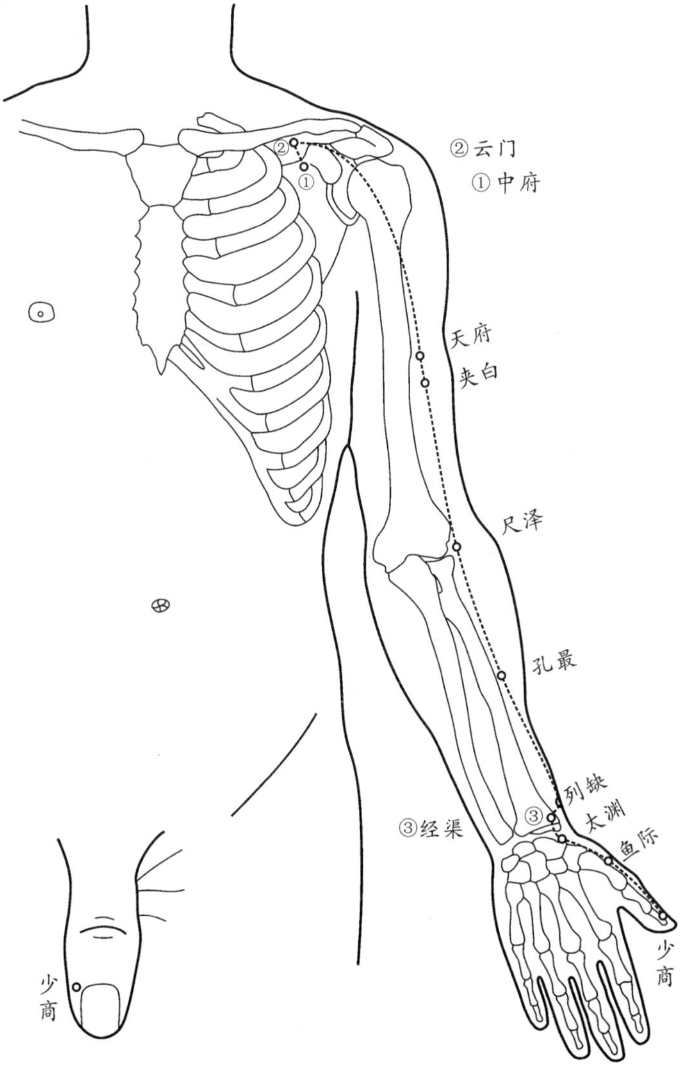
②云门
①中府
②
①
天府
夹白
尺泽
孔最
列缺
太渊
③
③经渠
鱼际
少商
少商

图 7　肺手太阴之脉腧穴图

即聚集丁壮而拣选之也。

按针灸治疗，多在调气，如行气、提气、导气、降气，均以理气为务。又针下有感谓之得气；捻转提插，谓之行气。下针之时，或在吸气，或在呼气，总不外乎调理其气。故于穴位命名，多取气、水、云、天、海、泉、溪、泽、谷，虽曰丘、陵、门、户、关、室，亦怀通、降、容、泻之意。

云　门

云，犹气也。肺经之气，由内府输出，循行经络，分布于表。本穴犹气化飞升之门也。在治疗上，通经行气之功居多。凡属气郁之证，取本穴可以疏之。即令阴滞之气，化云行空，畅达于阳，故名“云门”。治症同于中府穴，但云门穴主外，主开；中府穴主内，主阖也。

按云之为意，远也，多也。“泰山之云……不崇朝而雨天下”（《公羊传》），盖誉其飞升流布速且广也。《针灸大成》云：禁针，误刺生晕。以其升散太过也。但治壮人之郁则宜。若老弱人患郁，针此反伤正气，宜取丰隆穴引气降下，则郁解而气不耗损。

天　府

肺开窍于鼻，鼻司呼吸而通天。人身之天，头及胸廓也。本穴接于云门穴，故能通宣肺气，出于气府，行于肌腠，周遍全身，犹云之漫天匝地，广莫流行也。更以其有关于肺，肺居脏腑之最上，故名之以天，而曰“天府”。府者，谓居积之厚，犹府库之多藏也。

本穴治症与中府穴同，但中府穴治内症居多；天府穴治周身病在外者居多。彼者犹纳，此者犹出也。名词字义，可以参之。

古者朝廷制度，有天府、玉府、内府之设，天府即中央集权处也。故云“天府治中”，即治理内政得失也。补此穴可招致耗散之气，使之集中。宜施于虚不摄气之证，然必用补法。

《甲乙经》谓治咳嗽上气，喘不得息，气逆不得卧。凡汗出身肿、恍惚善忘、胸缩诸症，俱具气不守中之象，故宜取此，以使集中，引致大气汇于胸廓，犹行政之治中。故称“天府”。

有疑本穴在臂，称臂曰“天”，无乃牵强。盖人身四肢，犹屋之四柱，手足掌可以喻地，则臂之上端，可以喻天。取本穴，以上膊挨近鼻尖处是穴。鼻司呼吸，亦有天之含意。

夹　白

穴在上膊臑部内侧，白肉凸起之前方，垂手夹腋之处，故名“夹白”。以穴位在处得名也。为手太阴行气之夹道。治心痛、气短、呕逆、烦满等症。必辨其确为气郁所致者，乃可用此。盖以本穴能行气也。凡在气虚，不可用行气散气之穴。

尺　泽

《难经》云："分寸为尺，分尺为寸。"人之前膊，手腕横纹后一寸处为关。由"关"至肘横纹处为尺。诊家谓"尺肤热"者，即指此一尺全部而言。若此一尺之肤热，即知全身俱肤热也。脉诀此语，专为全身肤热作解。四肢厥逆者，另论。本穴在肘横纹外侧端，为手太阴脉之合穴。"合"象水之归，水之所归，大则江海，小则沼泽。本穴承以前各穴之意，以"泽"字立义。治意亦广，大有普及全身之势。如治舌咽干涩、血不荣筋、臂挛喉痹，以及津液失调、四肢拘急、静脉充血诸症，取本穴治之，则如甘霖普泽，万物孳生矣。尤其时病拘急，在本穴静脉放血，可以立愈。须兼取曲泽穴，犹旋泻水流，通于湖泽，减低漕道水位，则无涨逆之患矣。本穴于位则尺，于功则犹泽也，因名"尺泽"。

孔　最

孔，通也，甚也，又间隙也。最，甚也，聚也。本穴为本经之"郄"。"郄"即大孔窍也。缘手太阴之气，出于中府穴，化云行天（云门、天府），降为雨露（尺泽）。在孔窍，以通以达。犹天空大气，周遍寰宇也。又本穴为本经之"郄"，其功用最能开瘀通窍，为治孔窍病最得用之穴位。其所治症，多为身热痛。汗不出、头痛、吐血、失音、咽痛，均属有关孔窍，而有取于通者。二字连用，即通窍之极也，故名“孔最”。

列　缺

古称雷电之神为列缺。雷电在大气中，有通上彻下之能。人或颠顶有阴沉郁痛之疾，则头重目眩。刺本穴可使头目清爽，犹霹雳行空，阴霾消散，而天朗气清也。故喻本穴为雷电之神，而名以“列缺”。于《易》在卦为大壮，刚以明也；为无妄，天下雷行，性命正也。皆用阳刚以制阴柔之象也。

《针灸大成·席弘赋》云：“气刺两乳求太渊，未应之时寻列缺。列缺头痛及偏正，重泻太渊无不应。”是列缺之功在胸部也。

今以“列缺”名义推之，郁在胸部。胸部犹天之太空也，最喜清明凉爽。倘或温热之雾气弥漫，而仅取渊、溪、池、泽诸穴以泻之，犹重症微治，杯水车薪，何能有济？若得霹雳惊天，则雨过天晴，云收雾敛，而沟渠漾溢矣。故取此穴之后，宜复取太渊穴，以疏泻之也。三复此理，则知《杂病穴法歌》太渊与列缺并用，后溪与列缺并用，等等法诀，即此意也。愿同道研究穴名，则能运用多方，而天人合一之义，愈以明矣。

本穴为手太阴之“络”，为与手阳明相互沟通之捷径。致本经之气，得过阳明而上达头脑。此下各穴乃本经梢末之余气耳。

在诊断上观察，阴经之气不足，则形成阳经之气偏盛，而感觉手足灼热。若阳经之气不足，则形成阴经之气偏盛，而感觉手足清冷。若二经之气俱不足，则厥逆矣。更有热深厥亦深，热微厥亦微者。阴阳虚实最宜深纠。其他各经之阴阳沟通，亦同此理。倘遇此等证候，可于主客原络诸穴调理之。

经　渠

本穴善能泻热开瘀，犹浚源疏流也。其所治症，为胸胀暴痹、喘咳、气逆、胸背痛、喉痹、郁热汗不出、掌中热等症，总以开瘀泻热为主。犹分洪流为多渠也，故名“经渠”。虽曰脉会太渊穴，本穴有同功焉。

太　渊

本穴为脉之大会，通达十二经络，犹水流之交汇也，故名“太渊”。太，大也；渊，深也。会经渠之总汇而得名也。

本穴治肺胀喘满、狂言、咽干、妒乳等症，总以清凉解热之功居多。凡诸郁热之宜治以清凉者，皆可取此。

《道藏·黄庭经》云：“大渊玉浆甘如饴……太清之渊随时凉。”即以本穴功在清凉，故名之为“太清之渊”，简称“太渊”。

鱼　际

穴在手拇指本节后，掌内侧丰肉际。形如鱼腹，古称此处为鱼。《灵枢·经脉》曰："手太阴之脉……上鱼，循鱼际出大指之端。"因名本穴为"鱼际"。

张隐庵谓："有如鱼腹，因以名之。"盖谓鱼处之边际也。

少　商

肺，属金。金，在音为商，于时为秋。本穴为手太阴之末穴，交传手阳明之初，出阴经而入阳经。功能通瘀解热。以其具金气肃清之力也。因名之以"商"。商，在五音为金音。商之气令，虽属肃杀，但其初令，尚含生意，故为"少商"。少商者，金气之初，尚未全盛也。

本经之气，由列缺穴传入手阳明经，循其经上行，逐步接连十二经脉，周而复始，如环无端。

问：前此所言手太阴之气，既由列缺穴通阳明之经，其余气贯入拇指则可；而曰传入阳明经以为手阳明经行气之初，恐有未能。因拇、食两指分歧，不能由指端飞越也。答：本经之气，由其络穴通过阳明矣。大部分循臂外廉上行，小部分顺其贯力之势，分抵食指之端，折回合并阳明之气，随同上行也。其他经脉阴阳交接，其波及指端者，均同此理。

大肠手阳明之脉

《灵枢·经脉》云："大肠手阳明之脉，起于大指次指之端[①]（即挨近大指之次指端）。**循指上廉**[②]**，出合谷两骨之间**[②]**，上入两筋之中**[③]**，循臂上廉**[③]**，入肘外廉**[④]**，上臑外前廉**[④]**，上肩**[⑤]**，出髃骨之前廉**[⑤]**，上出于柱骨之会上**[⑥]**；下入缺盆**[⑦]**，络肺**[⑧]**。下膈**[⑨]**，属大肠**[⑩]**。其支者，从缺盆上颈**[⑪]**，贯颊入下齿中**[⑫]**，还出夹口交人中**[⑬]**。左之右、右之左，上夹鼻孔**[⑭]**。"**（经脉循行见图 8，腧穴见图 9）

商　　阳

本穴为手阳明之始，承肺金清肃之气，递接而来。藉少商穴之金气，由臂阴侧转入阳侧，故名"商阳"。张隐庵曰："阳明司四时之秋令，而太阴主四时之清秋。"揆之此意，则少商为秋商之初，商阳为秋商之正也。商，金也，阳明之气令也。故名本穴为"商阳"。体此秋商凉肃之意，知其治症之用，在于清肃矣。又以本穴为手阳明之"井"，井之所治，皆主心下满。又本经从缺盆上颈，贯颊，入下齿中，还出夹口交人中穴，左之右，右之左，上夹鼻。故本穴又能治颈、项、喉、齿诸疾。

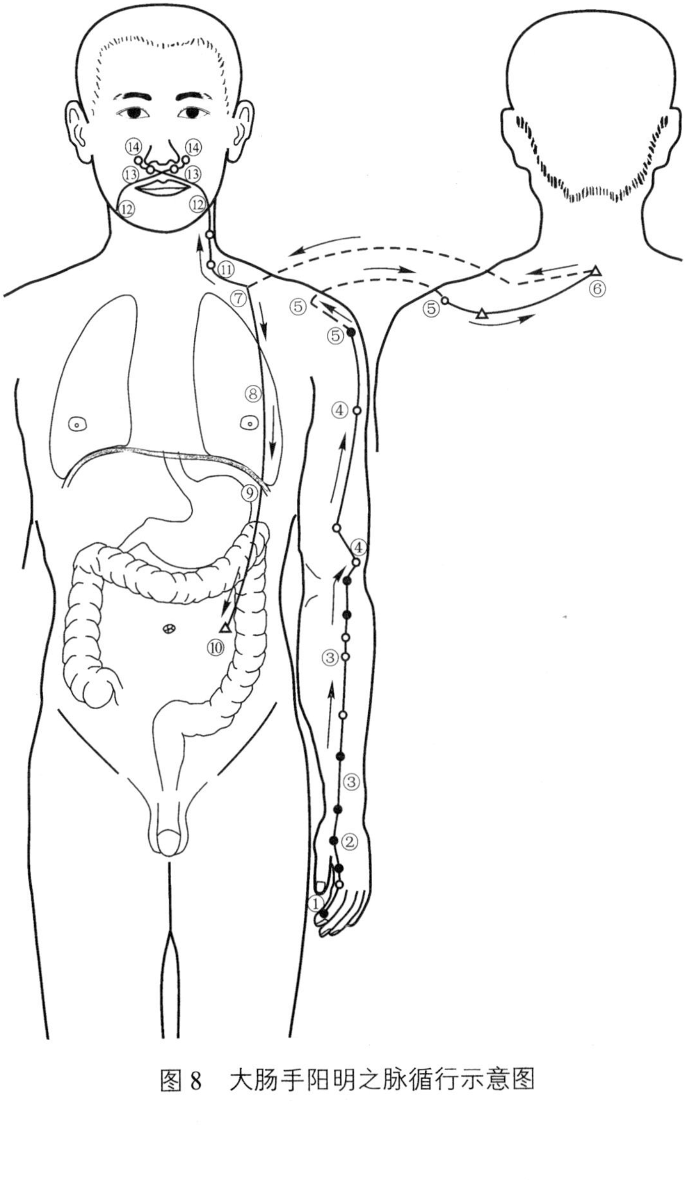

图 8　大肠手阳明之脉循行示意图

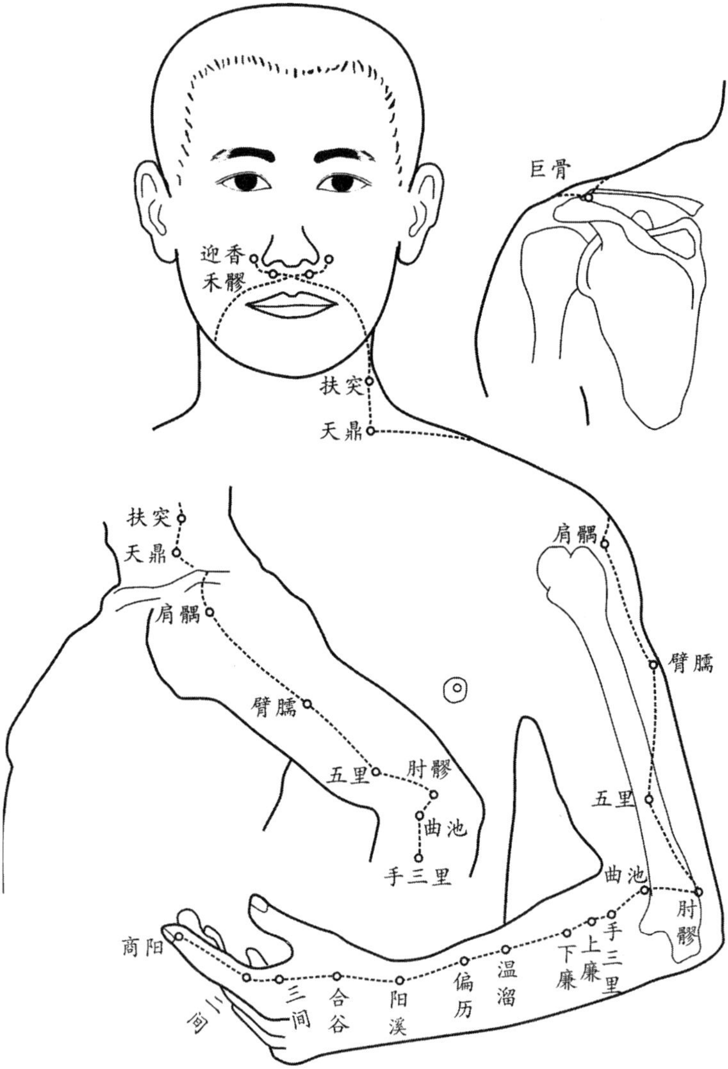

图9　大肠手阳明之脉腧穴图

二　间

本穴一名“间谷”。穴在次指内侧，爪后第二节后，故名“二间”。间，隔也。治症略同合谷穴。

三　间

本穴一名“小谷”。穴在次指内侧，爪后第三节后，故名“三间”。二间、三间，均与合谷穴交会。故二穴治病，均与合谷穴略同。三间穴别名“小谷”，以其次于合谷穴；二间穴别名“间谷”，以其间隔于合谷穴也。

合　谷

合，会聚也，交与也。《内经》谓“肉之大会为谷”。本穴在拇指、食指歧骨间，大凹隙中，故喻之为谷。更有小谷穴、间谷穴与之交会，故名“合谷”。合谷穴稍外，名曰虎口，以其大扩张也。

本穴治症颇多，以面口为主。又合谷、太冲各二穴，名为四关，均以其能开通也。余治一重感冒，战而未汗。家人大惊，延余急诊。为刺合谷穴，针甫下，战立止；稍捻转，汗大出。言语正常，少时安睡，次日能食，但体弱耳。此后余愈信针道之妙，有不可言传者。此四十年前事也。余之所以取合谷者，为开四关，发其郁热之在表也。不意其捷效如此。

阳　溪

肉之大会为谷，肉之小会为溪。凡气行至凹隙深处，多取名溪、谷、渊、池、泉、海。此穴当腕骨阳侧内缘凹隙中，故名“阳溪”。其所治症，略同合谷穴。

偏　历

历，传也，又经过也。穴在桡骨内侧，近腕偏棱处。经气由此通行。故名“偏历”。本穴为手阳明之络穴，与手太阴沟通，前此数穴，乃本经梢末之气。若阳经之气不足，则热力不达梢末，形成阴经之气偏盛，则指端清冷。若阴经之气不足，则形成阳经之气偏盛，则掌心灼热。以下诸经，阴阳交变，均同此理。

本穴所治，以口齿耳目诸疾居多，以其经络所过也。

温　溜

温，和暖也。溜，顺逝也。本穴之气不弛不亢。由偏历安顺行来，具有和畅温通之意。观其所治各症，为肘臂寒痛、寒厥头痛及寒湿濡滞之症，则知其有温热通散之力也；又治肠鸣、哕、噫，则知其有决溜疏导之力也，故称“温溜”。以其功能而得名也。温而不热，通而不湍之功，昭然如见矣。

下　廉

廉，侧也，又隅也，又棱也。其穴在前膊外侧，肉棱凸起处。在此侧棱下端者，为“下廉”，在此侧棱上端者为“上廉”。以其所在部位而得名也。两穴治症略同。凡诸偏风、腹痛、尿血、冷痹不仁等症。但有关大肠者，则更效。是温溜穴余气之所及也。

上　廉

以上三穴，具安平和解之意，犹药味中之有甘草也。本穴与“下廉”穴同在前膊外侧肉棱上端。故“上廉”与“下廉”治症略同，不事攻补，独具和解消散之力，以其尚有温溜余意也。

手三里

本穴以地位定名，言其体；以功能定名，言其用。按“里”字之义，《灵枢·刺节真邪》《太素·五节刺》杨上善注“一里一寸也”。据此当以《灵枢》《太素》为正。非道路途程计也。

又考手三里定位，多谓曲池穴下二寸。若于肘尖处量之，则为三寸，故名“手三里”。以三寸计也。如此定名，言其体也。

曲池穴下，应改肘尖下，乃为合适。又如五里穴，由肘尖处量之适得五寸，故名“五里”。

《素问·六微旨大论》言：“天枢之上，天气主之，天枢之下，地气主之。气交之分，人气从之。万物由之。”盖谓天地万物主从之气，得其中和之宜，则生长成藏，各得其用。失其中和之宜，则交通不表，风雨不节，人物即因之生病。“三里”之穴，能治上中下三部之病，故名“三里”，以其功用而得名也。本穴在臂，故名“手三里”。如此定名，言其用也。

所谓天气者，鼻司呼吸，采太空之气也；地气者，口纳饮食，取水谷之气也；人气者，一为先天元气，一为后天七情变化之气，及饮食补助之气。所谓天枢上下者，即天枢穴位之上下处也，包括全腹上中下三部言也。故腹部有病，“三里”统能治之。《针灸大成·席弘赋》言：“手足上下针三里，食癖气块凭此取。”又言：“肚腹三里留。”皆不专指足三里也。只揣针灸诸穴名义，凡以“三里、五里”命名者，以其能兼治多经病也。

更考古代中医术语，常以天地人代上中下，复以天地代表轻清重浊。如头部三节，脑喜清凉而喻天，故穴名曰“天冲”“通天”之类；口喜温暖而喻地，故穴名曰“地仓”“地阁”之类；人居中部而有“人中”“人迎”之类。在人身中部，胸廓喜清虚而称天，在穴则有“天池”“天溪”；在腹以浊满充实而称地。在四肢，臂为上肢而称天，穴有“天府”“天泉”；腿足为下肢，穴在腿足有“地机”“地五会”。如此示意，言简而意深，节省许多文字。学者苟能潜心测会，扩其含意，则针道进展无涯际也。

《针灸大成·席弘赋》云：“肩上连脐痛不休，手中三里便须求。”《针灸大成·杂病穴法歌》及《穴法歌》俱云：“手三里治肩连脐。”等等歌诀，据以推广，手三里穴治脐上、膈上连及肩背等疾；足三里穴可治膈下、脐下、小腹、胯膝诸病也。两“三里”分工取治，有同而不同，不同而同之异。

曲　池

穴在曲肘横纹外侧端，肘骨曲角内缘陷中，因名“曲池”。曲肘覆手取之，立名与“曲泽”意同。治偏风、喉咽痛、肘臂肩腕等处之病，以经络之所过也。治阳性咽痛，取此穴须对侧之臂稍扬，抬肘过肩，则觉传感过颈较速，意或气属阳而喜升之理也。

肘　髎

本穴在肘外侧凹处，故名“肘髎”。肘为全身关节之较大者，治腕肘屈伸不利，肩臂痛麻。按肘角内缘曰“拏”（音拿，牵引也），肘角外缘曰“肘”，故名“肘髎”。

犹云肘尖处之髎窠也。

五　里

《内经》云：“地有五里。”里与理、裹俱通。即理其内，俾使达于外也。《针灸大成》谓主治风痨、惊恐、吐血、咳嗽、肾不纳气、心下胀满、身黄等症之有关五脏者。因名“五里”。又臂痛、嗜卧、四肢不欲动、瘰疬、痎疟、目𥆧𥆧等症，其由于内因已甚，而未现于外者，本穴亦能治之，以其病在里也。他如外因直中者，多不取此。苟辨证未明，不可莽用。故《铜人》可灸，《素问》禁针，以其关系五内，示人勿轻用也。

又以其所在地位，在曲池穴上三寸处，若自肘尖向上量之，适得五寸。以古说一寸为一里计之，故名“五里”。此又一说，言其体也。

臂　臑

凡肉不着骨之处，可由肉下通透者，曰“臑”。本穴在上膊肉不着骨之处（即由肘尖上量七寸处），故名“臂臑”。举臂取之。主治寒热臂痛，不得伸举，伸举则牵及颈项痛者，并治瘰疬诸症。但不可深刺。凡肉䐢大郄之处，其灵感传导功能亦广大，须防其影响别处，慎勿顾此失彼。

肩髃

髃，肩骨合缝陷隙处也。又同“腢”，肩头也。穴在肩端，举臂两骨间陷者中，故名“肩髃”。为手阳明经与阳跷脉之交会穴。治肩臂项背风痛及痿痹之症。凡穴位与他经交会者，为会穴。在治疗上，则兼及与会之经之症。

巨骨

本穴在上膊骨、肩胛骨与锁骨三骨之会，构成三角形凹隙，如循规矩，故名“巨骨”。古“巨”与“矩”通。《铜人》针一寸半。《素问》禁针。

本穴为手阳明与阳跷之会，能治胸中瘀血，治肩臂不得屈而作痛者。宜破之使吐出，故宜泻不宜补。

天鼎

按“鼎”字之义，功在水火。养生家借此寓其调和水火之意。本穴功在调和，不事克伐。如药品中之有和剂。甘草俗称国老，谚云“三公在朝，君臣和协”“良相当权，内外安然”。凡消大患于未然，而有裨于社稷者，谓为调和鼎鼐。

本穴主治暴喑、气梗、咽肿、喉痹、不得息、饮食不下、喉中鸣，诸般火症之有碍于喉咽者。取此穴以通畅之。更以本穴在颈，接近于头，故能治喉咽颈项之疾。因名“天鼎”。与任脉之天突穴和协，且与挨邻也。

兹以炊事喻之，鼎为炉灶，突则烟囱也。均以其有关水火，而义则调和也。故喉咽颈项有疾多用之。

又鼎乃宗庙重器，虽处尊贵之位，而无显赫之功，常在封闭，故本穴又名“天盖”。针灸者，不常用之，但明其义，而酌采其旁穴也。

扶　突

“突”，泉名，又跳跃也，又冲撞也。抚本穴则突突应手，如皮下有水泉涌突之状，因名“扶突”。又烟囱曰“突”。其所治症与天鼎穴略同。针灸者常比天鼎如炉灶，本穴犹烟囱也。借此通畅之力，泻除幽郁之火。如治暴喑、气梗、喘息等症。与任脉之天突穴所治略同。

凡穴下扪之有跳突者，须以指甲深掐，然后下针，防伤动脉也。

禾　髎

本穴穴底近齿，人在啮咬食物时，本穴为之牵动。平人饮食，米谷居多，本穴喻啮禾之髎也，故名“禾髎”。以其通于齿根，故治齿痛。又以其近于鼻，故治鼻塞、鼽衄。《铜人》禁灸，盖以其处肌肉薄也。

迎　香

本穴接近于鼻，当嗅觉之冲。人情喜香恶臭，故名“迎香”。治鼻病及嗅觉不敏，极效。《针灸大成》禁灸，恐火气有伤气道，肺恶热也。本穴又治偏风、鼻塞、口㖞、唇肿、鼻中息肉等症，亦多有效。

附记医案一则：十余年前，有客来，云患鼻嗅不敏已数年矣。余案上有针，顺手为之点刺迎香两穴。刺后少时，饮茶，客愕然曰：吾又闻茶叶香味矣。旋又入厕，归来喜笑曰：吾与尿臊味相别数年，一旦重逢，颇有恋意。

余无心一刺，不意其必效且速也。彼向余索一小针，云归去自刺之。数年宿疾一旦削除矣。此后余于针道，愈信其妙。余又常自语曰：“古人不我欺也。其有效有不效者，乃吾技之劣耳。”

胃足阳明之脉

《灵枢·经脉》云:“胃足阳明之脉，起于鼻①。上交頞*中②（‘上’字，原文作‘之’，为误。应改‘上’字）。旁纳太阳之脉③。下循鼻外，入上齿中④。还出夹口环唇⑤，下交‘承浆⑥’。却循颐后下廉⑦，出‘大迎⑧’，循‘颊车⑧’，上耳前⑨，过‘客主人⑩’，循发际，至额颅⑪。其直者⑫（‘直’，原文作‘支’，误也。今改‘直’），从‘大迎’前，下‘人迎⑫’。循喉咙，入缺盆⑬，下膈⑭。属胃⑮，络脾⑯。其支者（‘支’，原文作‘直’，今改‘支’。按直为正线，属胃络脾者，是，支为枝线，不直达胃脾者），从缺盆下乳内廉⑰，下夹脐⑱，入气街中⑲。其支者⑳，起于胃下口⑳，下循腹里，下至‘气街’中而合⑳。以下髀关㉑，抵‘伏兔㉒’，下膝膑中㉓，下循胫外廉㉓，下足跗㉔，入中指内间㉕。其支者㉖，下陵三寸而别（‘陵’，原作‘廉’，误。应改‘陵’）。下入中指外间㉗。其支者，别跗上，入大指间，出其端㉘。”（经脉循行见图10，腧穴见图11）

头　维

维，护持也。穴在额角，犹牴角之作防御也，故名

---

* 頞：鼻梁。——整理者注

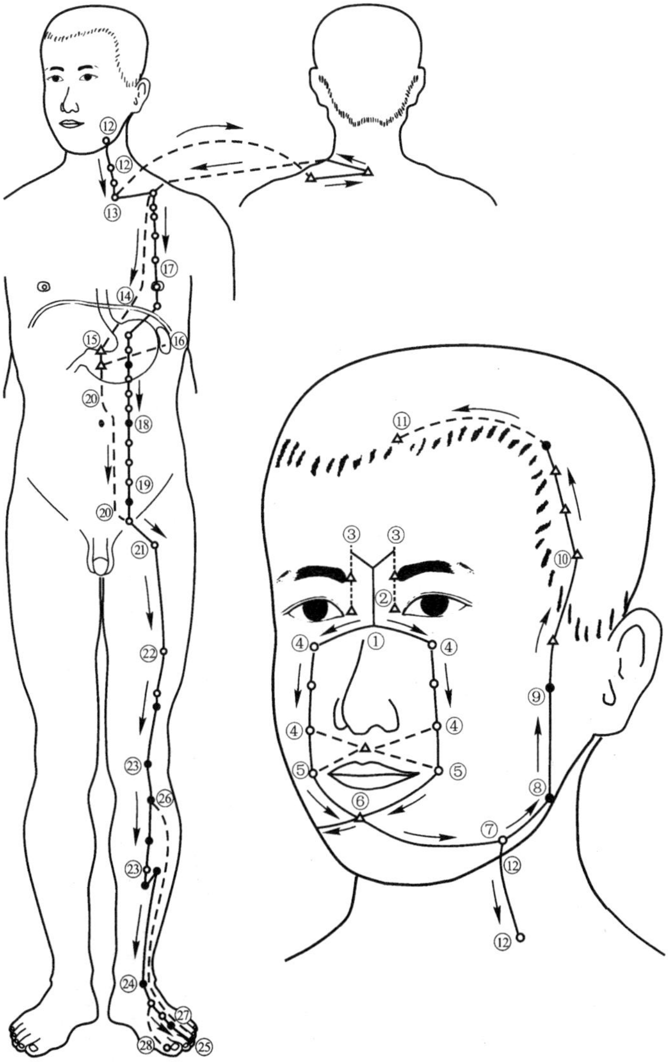

图 10　胃足阳明之脉循行示意图

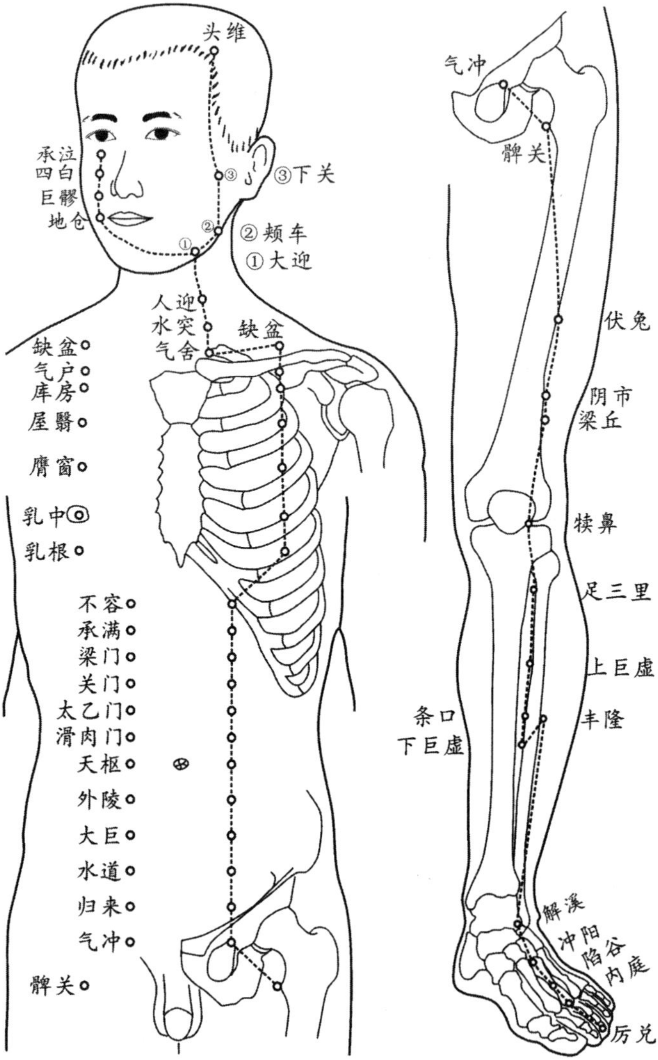

图 11　胃足阳明之脉腧穴图

“头维”。治风热头痛、目瞤*、泪出等病。所治以外感侵袭为主，内伤诸症次之。亦抵御外侮之意也。王太仆谓为足少阳脉气所行，盖以穴位偏于两侧也。按阳明为阳气之盛，抵抗力大，少阳为阳气之初，抵抗力小，故余意本穴仍应属足阳明为是。盖以正阳脉气太过由正面泛及两旁也。故应以正冲者（阳明经）为是。

下　关

关，为开阖之枢机。本穴有关牙齿开阖，故称之以“关”。又以其在颧骨弓下，且与上关穴相对，故名为“下关”。以治牙齿、眼、耳、偏风诸症，取意于“关”也。

颊　车

古时称颐侧两撬为“车”，故曰牙车，又曰辅车。因下腭骨如车辖之上撬，左右相夹，俗称腮颊，因名“颊车”。穴近下齿，故治下齿痛取之；若上腭齿痛，则宜取下关穴矣，取局部也。本穴治口齿风痹、㖞斜诸症。

承　泣

穴在目下七分，正目直瞳子，为阳跷脉与任脉及足

* 瞤：（眼皮）跳动。——整理者注

阳明三经之会。治诸般目疾，穴处俗称泪窝，因名“承泣”。口㖞泪冷者，取之效。

四　白

穴在迎面，承泣穴之下，平明显见之处，故名“四白”。治目疾多效。功能略同承泣穴。

巨　髎

本穴在上腭骨与颧骨接缝处，为面骨巨隙，故称“巨髎”。以上三穴，治症略同，均以治口眼病为主，以其接近五官也。

地　仓

穴在口角旁四分，为手足阳明、阳跷三经之会穴。人含食物，常积存腮齿之间，因喻其处为仓。又以其位于口旁颐侧，故名“地仓”，口通地气也。主治口㖞、偏风、目昏、失音等症。

大　迎

迎，迎合也。又逆而就之为迎。人之初生应接外物，饮食最先，故于口颊喉咽处之穴，多名之曰迎。《灵枢·寒热病》曰：“臂阳明有入烦*遍齿者，名曰‘大迎’。”马元台曰：“‘大迎’出足阳明，而手阳明之脉入烦而交之也。”揣“入烦遍齿”之义，当是“颧髎”。本穴应依《素问·骨空论》所云“在口下，当两肩”为正。按口下当肩，正颔骨下缘凹曲处也。以其为人面迎前之处，此骨又名大迎骨，因名“大迎”。故治口祸、目痛、舌强、齿痛、吻瞤、颊肿，及颜面五官之症。（人当扭项时，颐肩相就，挨接处是穴）

人迎

穴在颔**下、颈部两侧，迎前显见之处；亦即饮食吞咽、人事送迎之处，故名“人迎”。穴处动脉应手，为古法诊脉三部九候之一。各方书所称人迎脉者，即指此处显动之脉也。晋·王叔和以左手脉为人迎，右手脉为气口，乃是臆说（或后人传抄之误），无理可据。

凡诊温热病，正在灼热之际，颈上人迎脉跳动最力，故诊断温热病时，先察左侧颔下之“人迎”搏动如何，再候右手脉之气口（寸口）脉是否洪大而数，以为判定温病之确证。故曰左人迎，右气口。非左手脉为人迎脉，右手脉为气口脉也。后贤不察，一再传讹，致成流弊。又考血液流行，发于左而回于右，布于周身，故温病表

---

* 烦：颧骨。——整理者注

** 颔：下巴颏。——整理者注

灼之际，右手脉较左手为大也。本穴主治呕逆、喘满、喉肿、瘰疬、霍乱等症。

本穴又名“天五会”，当是天窗、天牖、天鼎、天容、天突，诸穴之集会耳。无甚意义，好事者强凑之耳。

水　突

穴在人迎之下。结喉两旁，人当饮食下咽时，本穴向上冲动，即“突”之意也。水气同源，故名“水突”。本穴功能为通利降逆，其所治症多属气分，故治咳逆上气、咽肿等症。

汪讱庵云：“上焦不治，水溢高源。”余以为取本穴当能有效，但未曾经手试用耳。想或然也。咳而兼水气者，无妨一试。

气　舍

本穴与下腹部气冲穴相应。人当吸气足量时，则胸中之气上抵“气舍”。或努力持重时，本穴亦为之冲胀。是为气之住舍，因名之为“气舍”。

本穴治咳逆上气头项强直、不得回顾、哽噎、咽肿等症，取因势利导也。但于虚人切要慎用，防陷脱也。凡诸刺疗，俱不宜虚证。

缺　盆

《史记·扁鹊仓公列传》云："缺盆，人乳房上骨名也。"本穴在乳头直上，锁骨上缘凹陷正中。因在缺盆骨上，故名其穴为"缺盆"。按盆之为物，贮而不藏，水火燥湿无所不可。如胃、三焦、大肠、小肠、胆各经内外循行，多由此穴出入，即犹储而不藏也。唯刺则三分，灸则五壮，以其内近肺脏，不可过灼也。非如溪谷渊泉之可深入也。因以本穴用宜小量，俾术者怀存盆盂之念，先发戒慎之思。可治喘满胸热，但后人守不宜太深之戒，多不取用。

气　户

穴在肺之上部，平于云门穴。"云门"与"气户"意义相同。故亦治咳逆上气、胸背痛、不得息、胸胁满、喘息、食不知味等症。又以本穴内通乳腺，故能治乳痈初起。以其治症多属气分，补泻兼宜，犹开之则行，阖之则藏，故名"气户"。

库　房

本穴治症，多关肺脏，喻犹胸之储藏室也。其所治症，为胸胁满、咳逆上气、气不归根，及吐脓血浊沫诸病，均属气分上越之症，乃气逆，非气虚也。所治均属实证，有如宿积者，故曰“库房”。可治年久陈滞之病，可会意库藏之义也。本穴平于华盖穴。

屋　翳

本穴，上有“库房”之房，下有“膺窗”之窗，本穴犹屋檐之遮翳，故名“屋翳”。其所以名“翳”者，亦含有华盖之意也。本穴内应于肺，故治症同于库房穴。

膺　窗

穴在乳盘上缘，性善疏利，能泄胸中郁气。凡属胸中积闷之症，本穴统能治之，喻犹开窗通气也。以上诸穴，曰库、曰房、曰屋、曰舍，喻其容纳储积也。曰窗、曰户，喻其开阖通畅也。窗之通，多属清；门之通，多属浊。人身以胸膺为清虚境界，腹为秽浊之域。本穴在膺，故名“膺窗”。以其所通者，为轻清之气也。本穴曰窗，非门关畅豁可比也。

乳　中

穴在乳头正中也。治癫痫，俱用灸；治目疾，则放血。朱丹溪曰：乳房，阳明经气所经；乳头，厥阴经气所经。故本穴能治目瘤也。由字义推之，治目疾可并取光明穴。解郁热、调月经，可并取日月穴也。丹溪所谓“阳明经气所经”，行于表也；“厥阴经气所经”，行于里也。

乳　根

穴在乳房下缘，故名“乳根”。治症颇多，均用灸法，如胸痛满闷、膈气、噎食、乳痈、乳痛。诸有关局部者，而牵引臂痛者多针之；针则仰取。

不　容

本穴治呕吐不食及两肋䐜满，有不可容物之势，故名“不容”。按“不”字之义，有时音义同“痞”，具有痞满之意。治血气实证多效，取之多用泻法。以治痃癖疝瘕。

承　满

本穴治上气喘满之实证，承前穴“不容”之意也。两穴均属意于满，故名“承满”。《千金方》治心下坚满。以治症功效而命名也。

梁　门

横木为梁，又迎前山岭为山梁，均含有横亘之意。

《难经·五十六难》谓：心之所积为伏梁，起于脐上大如臂，上至心下。本穴治之有效，喻以开横亘之积也。故名“梁门”。

考其他方书，凡心阳失律，谷气寒凝，横胀塞满，类似潜伏之横障者，可以取此。益阳气以消阴邪，解寒滞而开痞郁，故称之“梁门”。即破横亘之梁，而开通彻之门。亦以疗效而得名也。

关　门

本穴与建里穴平，又与足少阴之石关穴挨邻，上有梁门穴，下有太乙门穴及滑肉门穴，均与胃肠接近。玩味胃肠近旁各穴，多称门称关。因其功用为交通开阖，有关出纳也。《内经》曰：“胃满则肠虚，肠满则胃虚。”刺本穴可以调胃，故以治痞满诸症。又星象，天阙之间为关梁。关梁者，在人身即关门、梁门也，因名本穴为“关门”。

按天阙之名，在人身虽无穴位可指，以意揆之，或即任脉之神阙穴、巨阙穴处也。“关门”两穴，左右各一，中夹任脉之巨阙、神阙二阙穴，又旁有天枢穴，或即天阙之意也。牵强臆说，希智者裁之。

太乙门

本穴简称“太乙”。古“太”与“大”通，“乙”与“一”通。又“乙”曲也。《河图》以中宫为“太乙”，养生家以脐下为“太一君”，二意相同，隐喻太乙为腹中央也。中医以脾为中土，其取意亦与“太乙”“太一”同。本穴平于下脘穴，穴底挨近脾脏（并胰而言），内应小肠，小肠多曲，以及横结肠两曲端，亦“太乙”曲屈之象也。故“乙”字于字义为肠，穴名曰“乙”亦合肠道多曲也。汇此诸意，故名之为“太乙门”。

《礼记》曰：“鱼馁必自乙。”注曰：“鱼去乙则不肥。”大肠俗名肥肠。兹本“大与太通”“乙意为肠”之意研之，“太乙门”即是“大肠门”（太同大，乙为肠也）。

又思其所治症，除肠疾及吐泻而外，如癫疾、狂走、心烦，正合中医之阳明腑证；弃衣、登高、谵语等症，正与中医神志有关。所谓脏燥则狂也，此症由于大肠热结。而大肠之热结，又多在迂曲弯转之处，故治取此穴有效。古人命名深意，更与疗效有关，故本穴又可与足太阳之大肠俞、小肠俞，及督脉之阳关穴，相互参酌为用。

滑肉门

《周礼·疡医》云：“滑以养窍。”注曰：“滑物往来通利似窍。”本穴内应腹膜油脂，外应松皮软肉，与任脉之水分穴相平，在束带匝腰之处，因名“滑肉门”。治癫狂、呕吐、重舌、舌强等症。并可取太乙门穴协作调停之。

余意凡病在胃肠，应疗之以滑者，可取此穴。如肠梗阻、肠套叠等症，均可取此。塞者通之也，颇合“滑”字之义。

天　枢

“天”为气化运行自然之序，如天生、天杀、天然、天命、天气、天数，等等名词，皆顺循大自然之理而进行之也。“枢”，《类经》注谓“枢为致动之机”。

本穴内应横结肠屈曲迴折之处。其功能，长于辅助膈下脏器运行，并调停缓急，即补助肠中水谷气化，吸收水分，排除干矢，增益蠕动之力。因名“天枢”。又以大小肠连结管道甚长，故别名“长溪”“长谷”。又名“谷门”。

我国古代星相家以北斗第一星名“天枢”，为天际群星之中心，主持天际各星运行之规律。养生家取法此义，作脐轮周转。以人意法天道，隐喻本穴犹天道之中枢，而名之曰“天枢”。换言之，即符合天道规律之自然旋转也。

《鬼谷子》云：“人君亦有天枢，生养成藏。”陶弘景注云：“生养成藏，天道之行也。”即以人事合天道也。天道即大体自然变化之进展现象。虽曰人文进化，其主导皆本于自然，医家与宗教家自不例外。

本穴在治疗上，促使胸腹之气，上下沟通，以行其新陈代谢之道，即顺物性之自然也。揆“天枢”二字之义，即天道自然行运之代名词也。

按摩疗法：以拇食两指揉按左右两天枢穴，只在穴位上旋转，可通矢气，利大便，此其验也。按通矢气，行大便，亦即人体自然行运规律。

外　　陵

本穴与足太阴之腹结穴挨近。腹结穴在大横穴下一寸三分，本穴在天枢穴下一寸。大横、天枢俱与脐平。本穴与腹结穴横距约寸半至二寸许。诸书记载不一，相差无几。又“结”字有凝滞积聚之意，即内有所结，外现棱起也。又如人在努力时，则脐腹之气，显然内结，而外表则出现硬棱，棱下是穴。因名“外陵”。

本穴治绕脐腹痛，凡腹气之绕脐者，多属寒热气结。凡内有所结，则外现隆起。腹结与外陵两穴，有内外相关之象。

大　　巨

本穴内应小肠与膀胱部位，小肠属手太阳经，膀胱属足太阳经，两太阳俱称巨阳。又“太”与“大”通，故本穴命名“大巨”二字，以其功用在两太阳经也。其主治为小腹胀满，及小便不利，有关小肠及膀胱用事，故名“大巨”，即太阳与巨阳之意也。

问：其能兼治偏枯、惊悸失眠、烦满、四肢不收者，何也？答：膀胱经与肾经相表里，小肠经与心经相表里，故能兼治心经病与肾经病也。

水　道

《素问·热论》云："巨阳者，诸阳之属也……故为诸阳主气也。"《素问·灵兰秘典论》曰："膀胱者，州都之官，津液藏焉。气化则能出矣。"本穴当膀胱上系，功在治水，故名"水道"。

《素问·灵兰秘典论》又言："三焦者，决渎之官，水道出焉。"汪讱庵注："上焦不治，水溢高源；中焦不治，水停中脘；下焦不治，水溢膀胱。"按汪氏此说，则水突、水分、水道三水穴，可以互参酌用。余因补充言之，周身之膜，三焦之属也，故治水液之病，须兼顾三焦，不可专责脾肾，即《内经》云"少阳属肾""水道出焉"之意也。《灵枢·本输》所云"中渎之府"者，乃统言水之大意也。由此观之，中医之于《内经》，切须全部领会。若仅断章摘句，只可流之于口，而无济于用。

所谓"三焦属肾"者，乃谓手少阳经与三焦诸膜有连属于肾脏也。可在《内经》全书中发挥之。若一拂而过，是自欺矣。

归　来

闲常窃考，养生吐纳者，当吸气时，腹气上升，与中气交会于气海处。呼气时，腹气下降，名曰气息归根。本穴为腹气下降归根处，故名"归来"。言返本也，即归根也。言其气向下行至底也。

本穴治男子卵缩、女子子宫脱出等症。皆属气分之病。刺本穴可使复原，亦即“归来”之意也。

气　冲

人当呼气时，腹气下降曰归根；吸气时，腹气由本穴内部上冲，与归来穴成橐籥作用。归来穴居本穴之上，其作用为镇坠下降。本穴居归来穴之下，其作用为擎举上冲，故名为“气冲”。本穴下，为“下气道”，《铜人》禁灸，恐伤下气道也。本穴与归来两穴之作用，气功家自有体会。兹不赘述。

《灵枢·海论》曰：“胃者，水谷之海，其俞上在气街，下至三里。”本穴治呃逆。呃逆不止者，即气上冲也。本穴治之最效，即调使冲上之气得宜也。

初时，余误认气街为“气冲”之误。后考《灵枢·海论》“其俞上在气街”之句，“其俞”二字指穴名言，“在气街”三字指部位言。又《灵枢·经脉》“胃，足阳明之脉……入气街中”之句，又“下至气街而合”之句，足少阳经有“循胁里入气街”之句，玩此诸句，因想气街之处面积必大，乃能容纳两经出入往来之道路，又为足太阴经、足厥阴经上行入腹之门，虽未明言走“气街”，然其所过之处，当在不远，不然，舍此路而不由，别无门径可通。故猜气街是片，是面。“气冲”则此片中之点耳。马元台谓一穴两名，语近模棱，不可从。

髀　关

穴在髀股外前方，膝上一尺二寸处。其经气由小腹斜走髀外侧。乃于小腹之阴达于股前之阳也。凡属经络之气，当阴侧与阳侧互通之处，不论横通斜通，多称“关”，称“门”，即阴阳交关之意。故称本穴为“髀关”。

本穴治腰膝寒痛、足麻不仁、小腹及喉痛多效，以其有牵引下行之力也。与用牛膝、大黄等药，以治阳亢充血头痛，同一意义。用针用药理可互参。

伏　兔

《针灸大成》谓：“膝上六寸起肉。正跪，坐而取之。……以左右各三指按捺，上有肉起，如兔之状，因以此名。”其义未尽，余为补充之。凡动物类卧伏牢固者，莫过于兔。人当跪坐之时，则腿足之气冲至两膝以上，则双腿股直肌肌肉绷急，推捏不动，犹兔之牢伏也。若仅依三指推捺，何以辨其为兔为猫？其云伏者，意在穴位处，肌肉牢坚，乃喻兔伏之性，非喻兔伏之形也。

《考工记》车轴两端着轮处，亦称“伏兔”。其处嵌镶铁键，取其耐磨，此铁键俗称车钏，亦以其处牢固不动，而得“伏兔”之名也。本穴之称“伏兔”，乃指股直肌绷起处，全部肌肉着骨牢固而言，此穴则以点代面耳。

阴　市

本穴与足太阴经之血海穴相对照。治症亦与血海穴同功。善治小腹胀痛、月事不调等症。盖谓本穴虽居阳经，而所治则多属阴症。犹与足太阴经之血海穴交易互市。故名“阴市”。本穴治腰膝如注水、寒疝痿痹、风湿、阴湿等症。凡诸阴寒疾患，皆可取此。犹治诸阴病之市集也，亦“阴市”命名之一义也。因揣本穴性能，为阳为热，富于火力，故能散阴翳。故其别名又称“阴鼎”，按鼎为炉灶。此穴《针灸大成》禁灸，《甲乙经》不可多灸。用热远热也。倘遇阴极之症，必不得已乃灸之，可遵《甲乙经》不可多灸之戒。寒痹之重症宜用之。

梁　丘

本穴在膝上筋肉夹隙中，阴市穴下一寸许，两筋间。曲膝取之。骨亘如梁，筋犹小丘，穴在膑上，因名“梁丘”。以其近于膝关节，其性开瘀，故治膝关节痛之关于寒者，使之屈伸。承阴市穴温散之力也。

犊　鼻

穴在膝下直筋外侧，其处形如牛鼻，因名“犊鼻”，取象形也。《素问·刺禁论》曰：“刺膝髌出液为跛。”《千金方》云：“犊鼻肿，可灸，不可刺。”又《甲乙经》曰：“犊鼻肿，可刺其上（即刺鹤顶穴），坚则勿攻，攻之者死。”

足三里

本穴名释义有二。

《灵枢·九针十二原》曰：“阳有阴疾者，取之下陵三里。”犹言陵下三寸处也。《太素·五节刺》杨上善注：“一里一寸也。”此以地位而论，言其体也。

《素问·六微旨大论》云：“天枢之上，天气主之；天枢之下，地气主之；气交之分，人气从之，万物由之。”本穴统治腹部上中下三部诸症，古“理”与“里”通，是以谓之“三里”。本穴在下肢，故名“足三里”，示别于“手三里”也。

《灵枢·海论》云：“胃者，水谷之海，其俞上在气街，下至三里。”依文义推之，气街以下，至于“三里”，统为胃之腧穴。华元化谓“三里”主治五痨、羸瘦、亡阳、虚乏、乳痈、胸有瘀血等症。秦承祖谓：诸症皆治，但以治胃为主。观此可知本穴功能，不仅应于腹部，而兼治全身上中下也。可与“手三里”互参。

上巨虚

本穴原名“巨虚上廉”。按“巨虚”二字之义，即大空隙也；廉，侧也，隅也。本穴位于下腿外侧，大空隙之上端，故简称“上巨虚”。

本穴为大肠之合，故能治大肠诸疾。取此穴须足跟稍扬，足翘则本穴弛张，乃可进针。凡取腧穴，均须先使孔窍开，乃刺之。

条　口

本穴与两巨虚同在一条缝隙中，上巨虚穴在缝隙上端，下巨虚穴在缝隙下端，本穴在其正中。取此穴时，足尖稍扬。以其关于趾长伸肌也，扬足尖，则三处穴形成一大条口。故以“条口”名此穴。

下巨虚

本穴原名“巨虚下廉”，位于条口穴之下。为小肠之合，能治小肠诸疾，及寒湿胻肿、小肠痈，均可取两巨虚，或取条口穴。按此三穴，同在一条缝隙之中，故其所治症大致相同。上巨虚穴合于大肠，下巨虚穴合于小肠，条口穴居二巨虚之间，其与二肠有关，想可知也。以其所在部位而论，三穴在腿，故其治湿痹胫酸，亦当有效。

丰　隆

丰隆，雷神名也。《离骚》屈原吟“召丰隆使先导兮”“吾令丰隆乘云兮”。《淮南子》“季春三月，丰隆乃出”，注曰“雷神也”。本穴在人体下肢，犹雷起地下也。于《易》在卦，则为“复”“豫”之象，“顺动来复也”。本穴司气分之升降，于体则豫，于用则复。犹地气升为云，天气降为雨。《广雅·释天》曰：“云师，谓之丰隆。”

观本穴所治，为胸膈痰滞，沉昏头痛。一切头脑不清，如云雾蒙蔽之状，均属天阳失律，阴气弥漫之证，借此下阳上达，而消在高在上之阴翳也。故本穴寓有云雷之意，而名以“丰隆”。再以字义测之，既丰且隆，乃丰年大有之象。本穴治症颇多，且多治丰盈充满之症，亦具丰隆含意。若依穴在下肢外侧，肌肉丰隆处，名以“丰隆”，意则薄矣，不若取意云雷之意为佳。

解　溪

本穴在足关节当前正中，胫骨距骨相接之凹隙处，因名以“溪”；又以其处易于脱臼，故名之以“解”，而曰“解溪”。

《灵枢》“手太阳之脉……出肩解”之句，其“解”字，与此“解”字义同，均以其易脱臼也。两穴意可互参。（时贤黄锦曰：“谿”字形近于“鞵”。曰“解谿”者，穴在解鞵带处也。其说颇奥。可余）

本穴治足膝痿痹，又治癫痫、烦心、眉棱骨痛、目赤等症，以其能引上焦郁热下行也。

冲　　阳

本穴在足跗外侧，与太冲穴为邻，故名“冲阳”。“冲”具当前正迎之意。凡人举足迈进，或扬脚撩踢之时，足跗首当其冲，即冲阳之意也。治口渴、齿龋、腹坚、寒热，以及跗肿、足缓等症。以经络所在，导引下行也。

陷　　谷

穴在足跗，内庭穴之后，歧骨凹陷中，故名“陷谷”。以上四穴，俱治头面胃肠等处之疾，盖以本经外循之线，发端头面，内循之线属胃络脾，兼通二肠也。

内　　庭

门内曰“庭”；主屋正室，亦曰“庭”。本穴之下为厉兑穴。“兑”于《周易·说卦》为口，为门。本穴犹在门庭之内也。又其所治症，多不在穴位近处，而在头脑腹心者居多，是其功用有关于内也。于体则庭，于用则内，故名“内庭”。

厉　兑

《说文》谓："厀*上曰厉。"《前汉书·王褒传》载"驾啮厀"，注曰："良马低头口至厀，故曰啮厀。"按厀，蹄上前凸屈伸处，以马蹄喻人足指甲也。本穴在足次指爪甲角外侧，犹马蹄上凸之处，正其厀上也。故名之以"厉"，而曰"厉兑"。《易》曰：兑为口。以口加厀，正合啮厀之意，故名之为"厉兑"。且示意本经之气，由头面行抵足指之端也。

《易》曰：兑为门。"厉兑"者，即巨门也。大门以内，即是"内庭"。古人于此穴名，颇具深意。

又阳明属金。金，于《易》为兑。"兑"为泽，为少女。"泽"与少女，俱属阴象。又"厉"字之义，危也，虐也，病也，又涉水没带曰"厉"。《论语》云："深则厉。"犯上为恶曰厉。均属极阴之象。阳明为阳之盛，故其末穴，象阴之极。阳明根于厉兑，即阴阳互根也。

窃考足三阳之气，俱发于头面，下达于足，以传于足之三阴。其阳经末端之穴，均以阴象命名，示意阳接于阴也。如足太阳经，终于至阴；足少阳经，终于窍阴；足阳明经，终于厉兑。三穴意同。其他各经之结合，各有其安排用意，个中微妙，自有高深意旨，须加深玩索，或有深得。愿与同道共同推敲，庶针道无隐乎尔。

---

* 厀：音七，意同膝。——整理者注

脾足太阴之脉

《灵枢·经脉》云："脾足太阴之脉，起于大指之端[①]，循指内侧白肉际，过核骨后[②]，上内踝前廉[③]，上腨内[④]，循胫骨后[④]，交出厥阴之前。上膝股内前廉[⑤]，入腹[⑥]，属脾[⑦]，络胃[⑧]，上膈[⑨]，夹咽[⑩]，连舌本[⑪]，散舌下[⑫]。其支者[⑬]，复从胃，别上膈[⑬]，注心中[⑭]。"（经脉循行见图12，腧穴见图13）

隐　白

本经承厉兑穴之金，由足阳明之阳，传交足太阴之阴。金，色白，坚刚，为阳。本穴居阴经之下，在足大指之端。犹潜龙之隐，故名"隐白"。太阴根于隐白，喻金气之藏也。

凡病势之缭乱促暴者，俱宜调动本身清肃之气（即金气），以镇定之。如喘满腹胀、不得安卧、呕吐暴泻，及衄血、尸厥、月事不止等症，本穴并能治之。

大　都

大，广泛也；都，丰盈也，又汇聚也。二字连用，

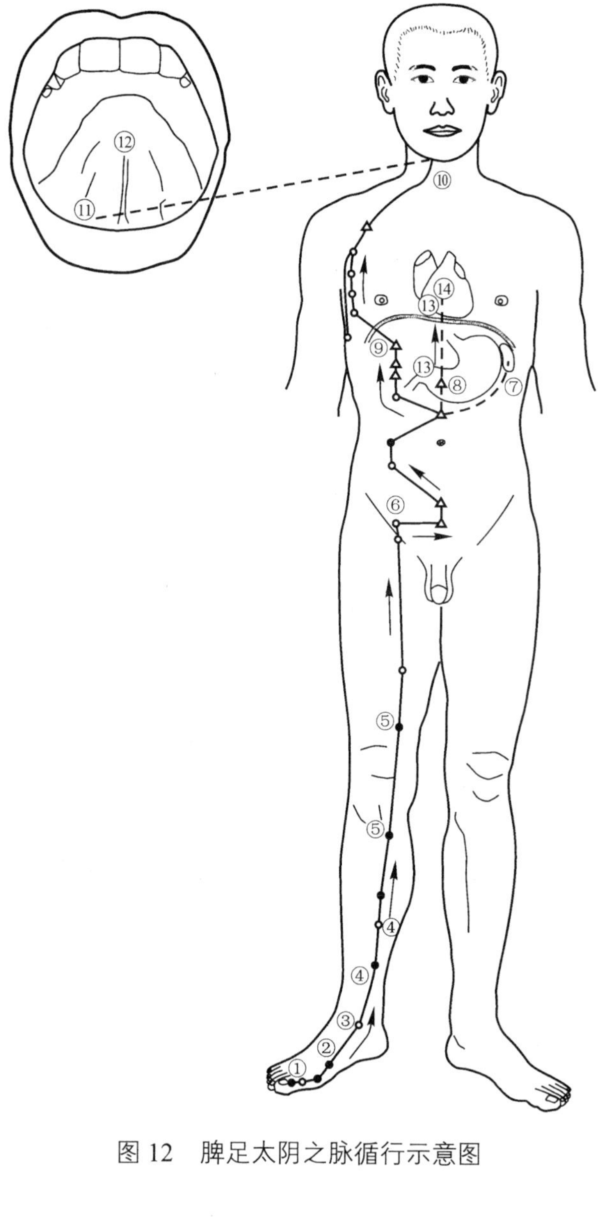

图 12　脾足太阴之脉循行示意图

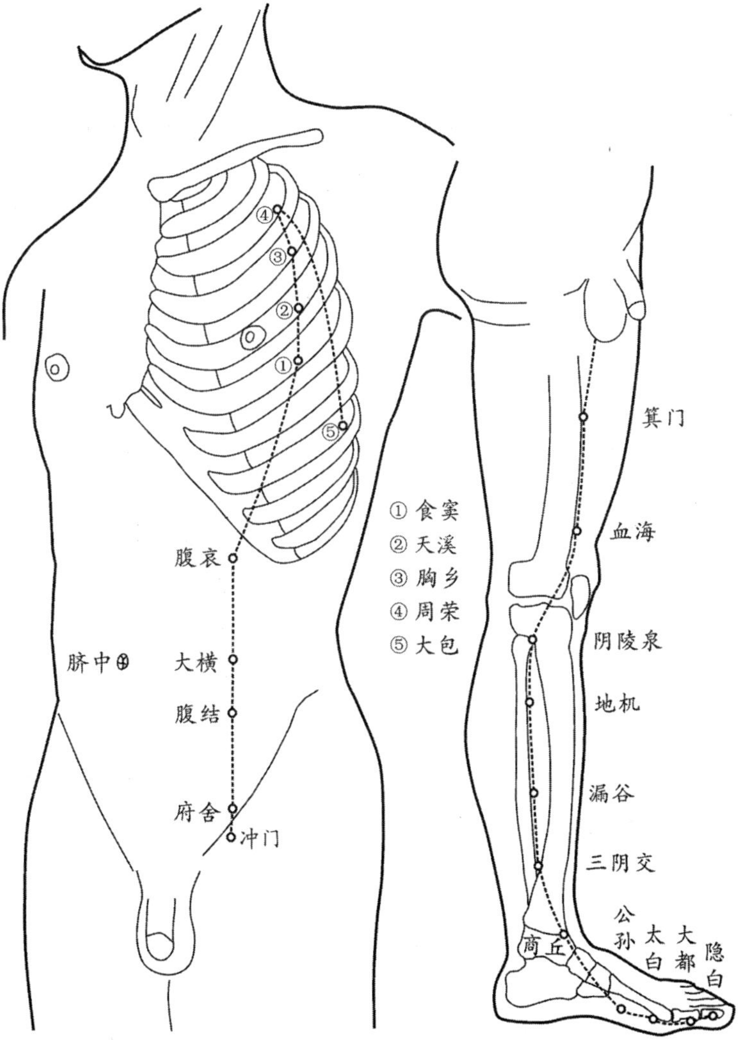
④
③
②
①
⑤
腹哀
脐中
大横
腹结
府舍
冲门
① 食窦
② 天溪
③ 胸乡
④ 周荣
⑤ 大包
箕门
血海
阴陵泉
地机
漏谷
三阴交
公孙
太白
大都
隐白
商丘

图 13　脾足太阴之脉腧穴图

喻犹诸病汇聚一大都市也。凡患热病不汗、身重不卧、伤寒四逆，及腹满、烦呕、热闷、目眩、呕逆、胸腹胀痛、蚘*痛、小儿客忤、表里寒热等症，本穴并能治之。故以“大都”二字名其穴。又以穴在足下，承前穴之潜隐，犹阳气下踵，得时而出，孳发其蕴蓄之性能也。其力无限，故名“大都”。

太　白

天象，金星别名太白星。古人观天之象，以太白为兵象，其戡定内乱，匡复正统之意。合之人身，则犹急病之属于五行之金者，如急腹痛、骱酸、便难、滞下、后重等症，宜于武断取治也。凡暴病初起，元气尚足，可以猛治；若久病者元气已耗，则不宜猛治矣。

若治病后之艰于复元者，有如乱后余劫，治取本穴，须加以安抚之穴乃效。凡专用刚暴穴位治疗，犹临之以兵，清除变乱也。此穴以功用得名，故称“太白”。

本穴承前穴大都之“都”，故治症亦颇复杂，但以阴滞之急症为主。

公　孙

公，众也，支属之总汇也。孙，嗣续也，又顺理也，

---

*　蚘：蛔虫。——整理者注

犹支系之丝络也。本穴为足太阴之络穴，与足阳明经相沟通。治症颇多，采用副穴亦多，惟须先取本穴为主，后取他穴为辅，即他穴为支属，本穴为正宗也。

《灵枢·脉度》云："支而横者为络，络之别者为孙。"故名本穴为"公孙"。即本穴为公正之主，其他辅助之穴犹诸丝绪也。考"孙"之字义，为丝络中之细络，犹分支披缕，子子孙孙，繁衍不穷也。换言之，"公"犹一本，"孙"犹枝绪也。所治多为暴病霍乱、厥气上逆，多引外穴为辅。如八法之用，先取公孙为主也。

商　丘

商，五音之金音也。金，于时为秋，于色为白，于六气为阳明。故本穴具严肃凛冽之气，秉肃杀刚毅之性，以治阴柔濡滞之病。又本穴位于足内踝前方隙中，因喻踝突为丘陵，犹商金之气发于丘陵也。《素问·异法方宜论》云："西方者，金玉之域，沙石之处，天地之所收引也。"故曰：丘陵为沙石之处，具西方坚刚之气。本穴治症为脾虚、肠鸣、心悲、太息、寒疟、黄疸，等等阴柔濡滞之病。犹以坚刚之气矫正之也。本穴之气具此功能，故名之为"商丘"。

三阴交

本穴在足三阴经交近处。为足太阴、足少阴、足厥阴三阴经之会穴，因名“三阴交”。其所治症，多关经血、胎产及子宫、精室各症。凡属肝、脾、肾三经有病而关于血分者，统可用之。如中药之有当归也。《针灸大成》言之颇详，可与互参。

本穴治虚委之症有效，每有用此一穴，而功兼上下补泻者，则在术者手法调停之也。

漏　谷

本穴在三阴交穴上三寸处，胫腓二骨夹隙中，故喻之为“谷”。又以胫骨有漏血孔，与本穴遥相关通（《医宗金鉴》谓在夹骨隙中），故名之为“漏谷”。

本穴又名“太阴络”。盖以本穴外表部位，与足阳明络穴丰隆部位相对，当与足阳明经有所沟通，故别名“太阴络”也。虽无另文考据，测其疗效之能治肠鸣、逆气、痃癖、腹有冷气、膝痹等症，其为通阳助热可知也。《铜人》禁灸，盖防其由漏血孔传热及髓也。不然，何以旁近阳经他穴不禁灸，而独此穴禁灸也？古人于此等细秘处，早有留意焉。

地　机

机者，灵运之动能也。本穴治历节风、麻木、风湿、鹤膝风，凡属不良于行之症，均可取之。俾可复其灵运机动之能也。穴在下肢，故名“地机”。

本穴兼治水肿、腹坚、胁胀、不欲食，诸症之关于脾者，故又名“脾舍”。亦含有“地”字之义，脾属土也。

阴陵泉

《灵枢·九针十二原》云：“疾高而内者，取之阴之陵泉。”本穴在膝之内侧，胫骨上部，踝突下，凹隙中。喻犹阴侧陵下之深泉也，简称“阴陵泉”。所治为腹坚、喘逆、疝气、癥瘕、遗精、遗尿、暴泻飧泄，俱阴象症也。

血　海

海，水之所归也。本穴在膝上内侧，按之凹深处。治崩漏经带，以及其他血分诸病。犹言治血症之渊海，故名“血海”。又名“百虫窠”。

按诸书有谓本穴治湿痒疮毒者，即以湿痒之疮内含细菌，本穴能治此症，故名为“百虫窠”（菌亦虫也）。

按经漏下血诸症，由于血不归经者居多，犹河漕淤而水溢流也。应治以“通因通用”，行开瘀顺流之法。若概以补塞为治，与筑堤遏流何异？故治宜引血归经，犹导洪涛入江海也。故名之以海，此依治法言之也。

箕　门

箕，星名，在南天，凡四星，列如簸箕之形。人当敞腿兀坐时，两腿分张，形如箕状，故称箕坐。其两腿内侧肌肉丰腴，有如鱼腹。本穴在腴肉上缘，犹当箕星之门，故名“箕门”。凡穴位之曰“门”、曰“关”者，俱以其具开阖出纳意也。故治淋浊遗尿、小便不通、鼠鼷肿痛等症，酌取本穴，调以补泻。

箕为司水之星，因本穴治症多属于水，故取以为名。

冲 门

本穴在气冲穴外侧，与气冲穴相平，故名之以“冲”。“冲”，突进也。本穴应症，能开阖升降，故名之以“门”。治病气之上冲者，如冲疝、子冲，可泻本穴以降之；病之下陷者，补本穴以升之。同此一穴，而能升降异治者，则在手法为之也。凡属经穴，莫不如是，岂只本穴为然也。

府 舍

本穴在少腹之下，犹内府元气储藏之舍宅也，故曰“府舍”。与手太阴之“中府”穴，命名义同，两穴取上下相应也。中府为胸气之府，府舍为腹气之府。在腹部呼吸有府舍、腹结之收，而佐以冲门、气冲之放。亦即往复升沉之道也。其所治为疝痹积聚等症。由此观之，针穴命名，乃养生静坐调气，体验有得，而定之也。

腹　结

结，凝聚也。本穴与足阳明经之外陵穴挨近。人当小腹努力时，则外陵穴处肌肉与本穴处肌肉，同时硬结。腹结穴在阴经，结于内；外陵穴在阳经，结于外也。更以其能治腹中积聚诸症，而名以“腹结”。由此测之，外陵穴之治心下引脐腹痛，与本穴所治之气痛，同一道理。用本穴时，可与外陵穴共同参测。

大　横

本穴平脐，内应横行结肠，故名“大横”。能治肠腹气分之痛。又养生家谓脐下为横津，横津者，即腹内横通之经络也。按腹内器官横通用事者，肝肾两门脉而外，即膈肌与横结肠也。

气功养生者云“脐下有横津”者，即指此横结肠言也。所谓津者，即通行之径路也。《论语》云：“使子路问津焉。”此曰横津者，即指脐下横通之路也。治腹痛虚寒，及其症之有关横隘者。

腹　哀

哀，悲鸣也。腹鸣，即肠鸣也。人有哀泣，则气息顿促，且时一太息。又人在哀痛至极时，常曰“柔肠百结”“令人肠断”，均是因哀及肠，肠动而腹振，皆哀气之所致也。俗谓抽抽噎噎。

本穴为足太阴与阴维脉之会穴，属于纯阴。又《春秋繁露》云：“哀气为太阴而当冬。”盖以哀气主阴，阴气为用，多闭结，故其主治寒中、食不化、大便脓血、腹中痛。故名“腹哀”。犹云：治腹中哀气之为病也。

哀，又音衣，暗自悲伤也。《诗经·小雅》云：“行道迟迟，载渴载饥，我心伤悲，莫知我哀。”哀，在此应读“衣”音。但一般读“唉”，比较通俗，可从众，仍旧贯。

食　窦

“食窦”即食道也。本穴与食道有关，故能治食道各症。本穴取法，须先单臂上举，以开经穴之路，然后下针，乃有疗效。有此经孔道之开，乃通传导谷气之路。即开通食饮之孔道也。故简称“食窦”。“窦”，孔窍也。去中庭穴五寸，五肋间。

附记：人在餐饭时，偶然噎塞，嗝忒不休，单臂上举，手心向上，手指搔后头，同时头向不举手之侧扭转，则食道立即通畅，而呃逆之气随之舒降矣。若有噎病，则须以针为之。回忆幼时，在同学家会餐，一同学偶尔噎嗝，家长告之此法。

天　溪

胸腔为人身轻清境界，其象比天。本穴平于乳房外侧陷处，故名“天溪”。治胸中满痛、咳逆上气、喉中作声、妇人乳肿、痈疖诸实症。故多用泻法，取意犹溪水顺流而出也。治乳少，可配以足少阳之足临泣穴，多效。取天地气交，而降雨露之意也。

胸　乡

乡，原野寥阔处也。即气行胸廓，得以扩张，因名“胸乡”。本穴主治胁下满、引胸背痛、不得卧、转侧难。凡诸气郁膜胀之症，有关胸廓者，取此穴泻之，以复其胸廓之旧。《庄子·逍遥游》云：“无何有之乡，广莫之野。”盖喻胸怀宜空旷也。

周　荣

足太阴之气，在胸部，连及肝、胆、心包各经。又与心胃肺肾各经挨近。援引诸经助脾统血，荣布周身，故名“周荣”。其所治症，为胸胁满、不得俯仰、咳嗽、食不下等症之因于滞郁者。俾使得以舒扩，而行驶周遍。

《离骚》云：“竞周容以为度。”周，合也；容，受也。则含有周密包容之意。故下穴继之以大包。（荣、容俱可）

大　包

大包为脾之大络。其经气行径，由周荣穴斜抵胁肋，交贯肝、胆、心包各经，又与心、肾、肺、胃四经挨近。十二经中独此经与他经挨连广泛。故以脾经为总统十二经络，称其最终斜行一段经线为脾之大络，而名其大络之末穴为“大包”。寓广大包容，通达周布之意。

《针灸大成》谓：“总统阴阳诸络，由脾灌溉五脏。”则其治病之义可知，而“大包”命名之义可悟矣。

详玩脾经穴位全文，脾统血之义，灼然如见矣。

心手少阴之脉

《灵枢·经脉》云："心手少阴之脉，起于心中①，出属心系②。下膈，络小肠③。其支者，从心系上夹咽④，系目系⑤。其直者，复从心系却上肺，出腋下⑥（原作'下出腋下'**）。下循臑内后廉⑦。行太阴、心主之后⑦。下肘内⑧，循臂内后廉⑨，抵掌后锐骨之端⑩，入掌内后廉⑪，循小指之内，出其端⑫。"**（经脉循行见图14，腧穴见图15）

极　泉

少阴脉于六经为最里，而心脏居胸部之极深。本经之气，承足太阴经，循经内行。"其支者，复从胃，别上膈，注心中"之线，传交手少阴经，与旁出腋下者相接，由本穴透出，循行于臂，喻犹出于极深之泉也。故名"极泉"。

本穴治心痛、干呕、四肢不收、臂肘寒痛、胁满、目黄、悲烦诸关于本经局部。及血液变化诸般虚证，必虚之至极，乃能传于至里。故本穴用途不广。

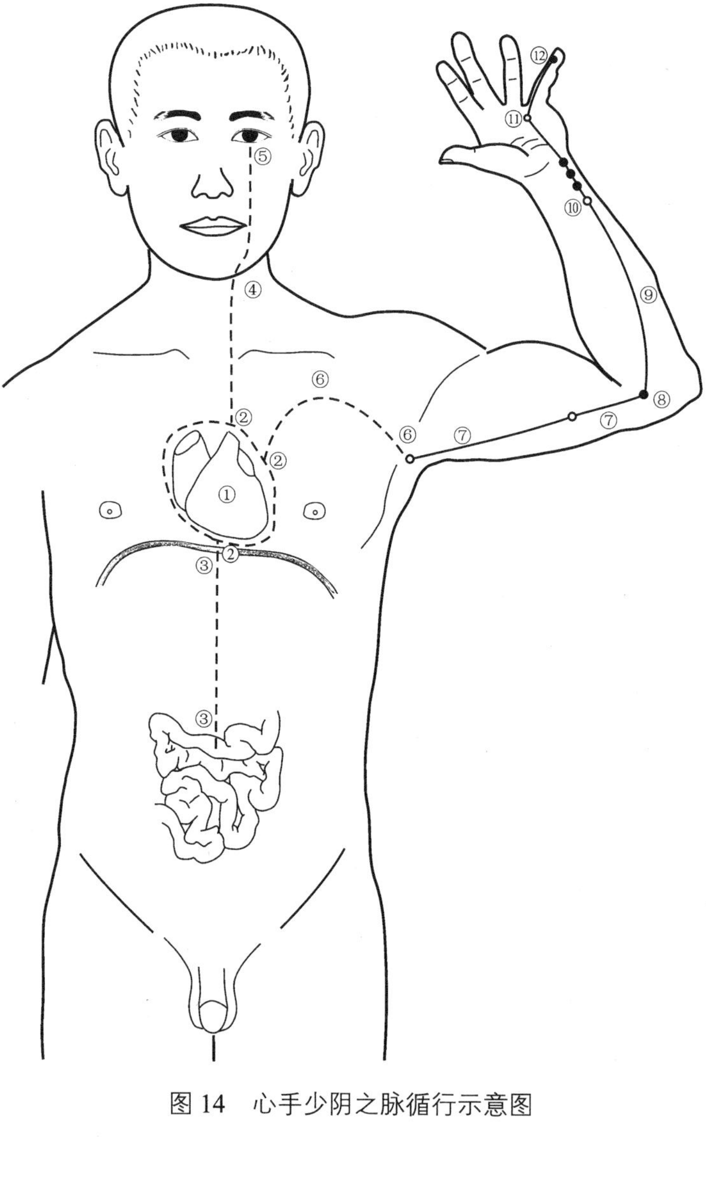

图 14　心手少阴之脉循行示意图

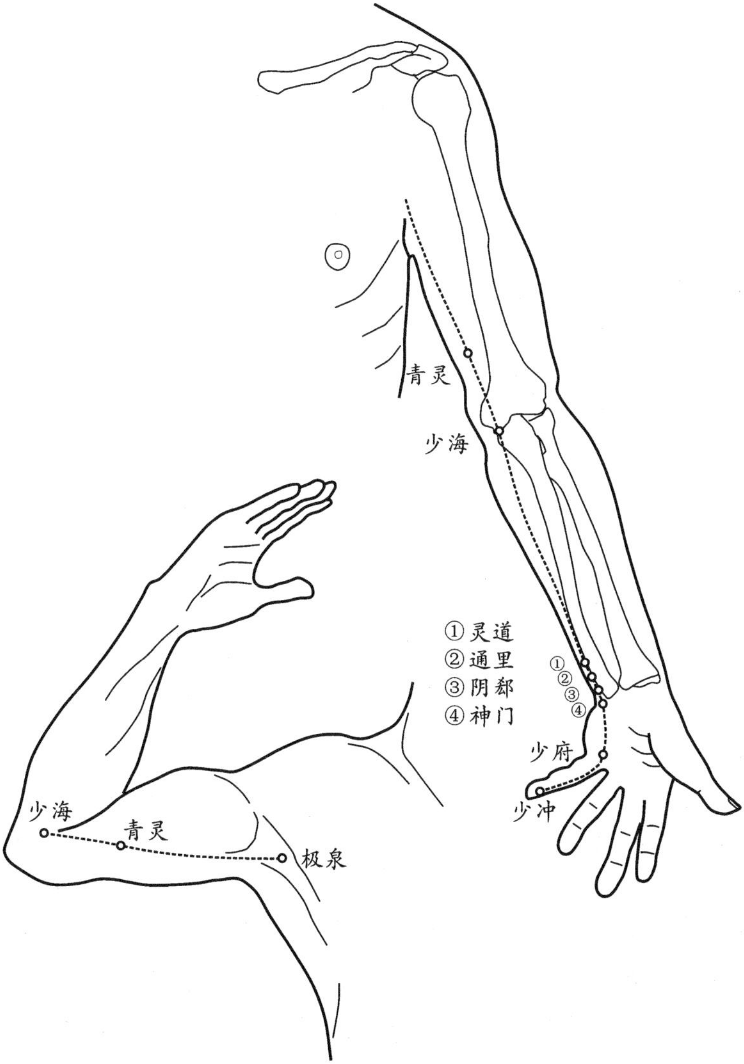

图 15　心手少阴之脉腧穴图

青　灵

少阴君火之气，出于极泉，犹《易》震卦之一阳居下也。震居东方，东为春阳之起，万物借以发生。春色青青，故名“青灵”。

《大戴礼记·曾子天圆》篇曰：“阳之精曰神，阴之精曰灵。”别书有谓：“神，是无为之表现；灵，是有为之行动。”心为君主之官，通窍而藏灵，是阴之精也，故名之以“灵”；凡阴阳在少壮之际，俱具生发性能，青犹少也，故名之以“青”。而曰“青灵”，喻犹青春生气之进展也。

再考本穴主治为目黄、头痛、胁痛、肩臂不举、不能带衣，均属虚弱之症。针之助使神气振发，而促青阳兴起也。所谓青阳者，东方青气之灵也，犹云朝气也。

少　海

海为诸川之汇，深阔无量。在人身六经，以少阴经为最里。又本穴治症，极为复杂，牵及多经之病，有如众症来归者。故曰“少海”。所谓“少”者，初也、始也。此则由里扩外之始也，意指少阴言也。

其所治症为表里、虚实、寒热，以及七情志意等病，如癫狂、呕吐、项强、臂痛、齿痛、目眩、头风、气逆、瘰疬，等等，即“海”之含意也。

灵　道

道，顺也，远也，万事之通行也。本穴秉少阴之气，由少海穴直道而来，主治心痛、干呕、悲恐、瘛疭、肘挛、暴喑以及诸般郁滞之症。刺之俾使其灵通顺适也。故名“灵道”。

通　里

本穴为手少阴之络，可由本穴横通手太阳经。其所治症为目痛、汗闭、喉痹、心热、悸动、胀满、崩漏等症。凡此诸病，多由涩滞抑郁所生者，本穴统能治之。综而观之，是本穴以通为治也。故名“通里”，即通而理之也，亦即功通于里也。

问曰：崩漏血下，既已通矣，何得谓之涩滞？答曰：恰因正经滞涩，而血乃横溢也。喻犹漕道淤而水四溃也。当此之际，正可通因通用，以疏凿为务，俾使顺适通行。若叠坝防洪，则水愈高，其淤愈甚，四邻为泽矣。

阴　郄

“郄”与“隙”通，隙为狭长之罅隙，俗称裂缝。本穴为阴经之郄穴，故名“阴郄”。即大穴也。

治失音、振寒、盗汗、胸满，宜泻而通之。《针灸大成·标幽赋》云：“泻阴郄止盗汗。”《百症赋》曰：“阴郄、后溪，治盗汗之多出。”玩其治意，均取效于泻也。

神　门

《内经》曰：“心藏神。”《道藏》云：“玉房之中神门户。”“玉房”，心也。本穴为本经主要穴位，治恐悸、呆痴、狂痫、健忘，及神识不清等症。取本穴以开心气之郁结。故称“神门”。治以泻法开之，使神志得舒也。

养生家所称“玉房”“洞房”“紫宫”“绛宫”“明堂”，皆喻心也。凡称谷、道、门窗、户牖、沟渠，俱具开通透澈之意。反其道而行之则为生病，顺其道而行之则为治病。

少　府

本穴与劳宫穴为邻，同在掌握之中，犹宫中、府中也。本穴通及心肾，能舒二经抑郁之气。其治为烦满、悲恐、心中痛、阴挺、阴痒、遗尿、偏坠、太息、小便不利等症。为手、足两少阴之通达内府者，故名“少府”，即犹治两少阴之内府病也。

少 冲

冲，通行而直进也。又幼也，和也。冲气以为和也。本经之气，由其络穴通里，传接手太阳经。为由阴转阳，化阴沉之气为阳春之和。迳行手太阳之径路。而本经，络穴以下各穴，则本经行气之余也。犹行驶虽停，贯力仍在也。故名之以“冲”，而曰“少冲”（“冲”原作“衝”）。

少冲，为手少阴经之井，井象水之所出，如水泉之突出者，亦寓有冲进之意。他如“中冲”“关冲”，均同此意。其不曰“突”，而曰“冲”者，寓有冲气之和也。所治为烦满、上气、心虚、闷热、阴臭、喉痹者，皆取其冲通而和之力也。冲，以言其气；少，以言其质也。穴在手小指端，此其所以为“少”也，亦即由阴接阳之义也。

小肠手太阳之脉

《灵枢·经脉》云：“小肠手太阳之脉。起于小指之端①，循手外侧上腕②，出踝中②，直上循臂骨下廉③，出肘内侧④，两筋之间④，上循臑外后廉⑤，出肩解⑥，绕肩胛⑥，交肩上⑥，入缺盆⑦，络心⑧，循咽⑧，下膈⑨，抵胃⑨，属小肠⑨。其支者⑩，从缺盆循颈上颊⑩，至目锐眦⑪，却入耳中⑫。其支者⑬，别颊，上𩑶*，抵鼻⑭，至目内眦⑮，斜络于颧⑯。”（经脉循行见图16，腧穴见图17）

少　泽

本经承少阴君火之气。君火具阳刚之性。故少阴末穴，名之以“冲”。迨至本经，则为太阳寒水之气，火从胜己，而化成阴柔之水性，故本经首穴名之以“泽”。此阴阳互济，相辅相成之义也。

泽，在卦属兑，兑为少女，女具柔顺之阴象。又兑为口，口外柔而内刚，此为阴阳互济也。人能体“泽”字之义，以调阴阳则和乐而无病。泽而曰少者，承冲气之和也。

---

* 𩑶：眼眶下缘骨。——整理者注

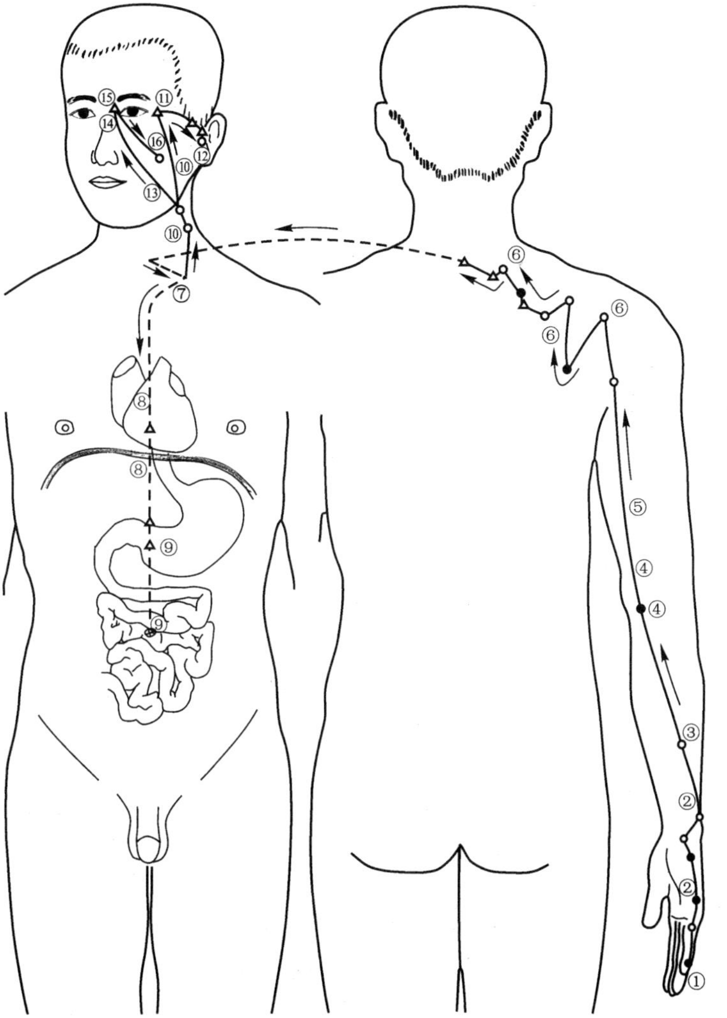

图 16　小肠手太阳之脉循行示意图

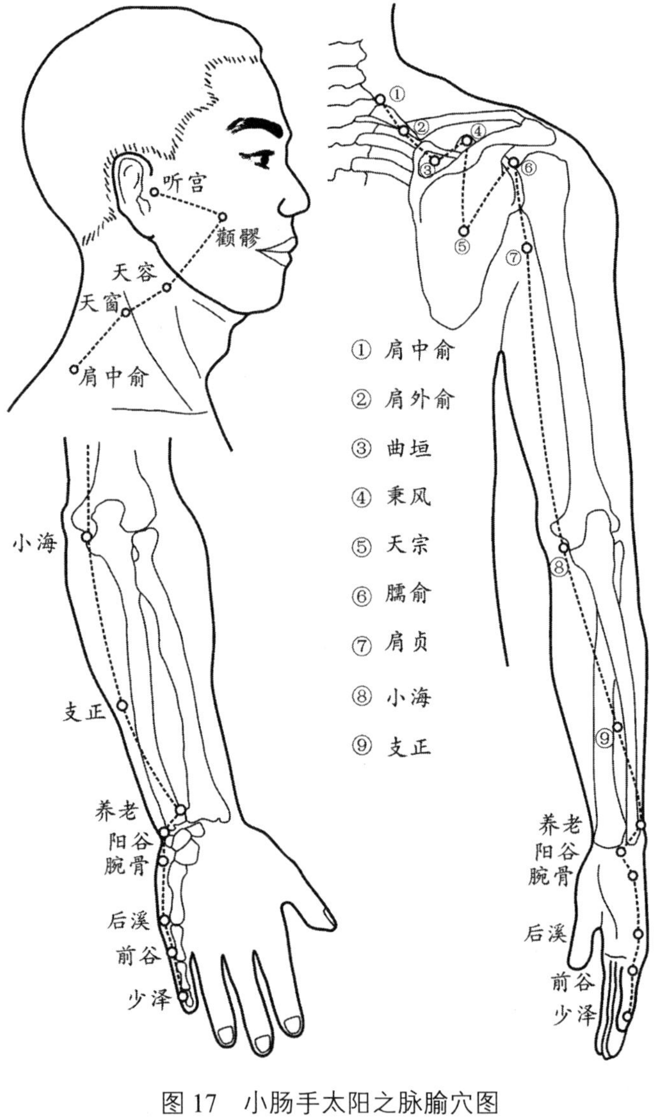
听宫
颧髎
天容
天窗
肩中俞
① 肩中俞
② 肩外俞
③ 曲垣
④ 秉风
⑤ 天宗
⑥ 臑俞
⑦ 肩贞
⑧ 小海
⑨ 支正
小海
支正
养老
阳谷
腕骨
后溪
前谷
少泽
养老
阳谷
腕骨
后溪
前谷
少泽

图 17　小肠手太阳之脉腧穴图

本经由少阴君火之气之络穴通里，转注而来。火气为阳，犹天日之热照彻下土，冲和之气，蒸蒸而生，化为膏雨甘霖，泽及万物。本穴为本经受泽之初，故称“少泽”。其所治症，为口热、心烦、喉痹、目翳、舌强，皆受泽润之力也。

前　谷

本穴在手小指本节前陷中，故称“前谷”。本节后陷中为后溪穴。前谷治耳鸣、喉痹、项肿、产后无乳等症，俱有关于通润也。

后　溪

前谷、后溪两穴，俱承少泽穴之“泽”，犹雨露充沛，沟渠盈溢，经气流行，如走溪谷，故称“前谷”“后溪”。两穴治症略同少泽穴。并治耳聋、目赤、胸满、项强、癫疾、臂挛。

腕　骨

古人于穴位命名，有因其在处而名之者，有因其功能而名之者，有因事物取象而名之者，种种不一。本穴即因其近于腕骨，而名之为“腕骨”也。治胁痛、痉、衄、颊肿、腰痛等症，俱借沼泽谷溪之力以滋润之也。

阳　谷

穴在腕关节阳侧凹窠中，故名“阳谷”。与“阳溪”“阳池”意同。《内经》云：“肉之大会为谷，肉之小会为溪。”“肉会”即肌肉之端，着骨之处，两处肌肉相交会也。本穴治症为癫狂、热病妄言、汗不出，及耳目口齿诸病。更治阴郄穴所主各病，因本穴与阴郄穴挨近也。阴郄为心经大穴，能治有关灵窍诸病。本穴与阴郄穴面虽异，穴底则一，故两穴治症功能略同，可交相为用。

养　老

本穴在手腕关节外侧踝尖上，乃暗穴也。取穴法，抬手当前，转腕使小指向鼻，手之踝尖即行分裂，此穴即开，即于踝尖裂缝中下针。《针灸大成·经穴歌》云：“腕骨、阳谷、养老绳。”绳，即扭转之意也。其所治症，为手麻木、头昏、目黄、肩酸痛，宛如衰翁。凡用本穴，补多泻少，又宜多灸。《礼记》曰：“六十非肉不饱，七十非帛不暖。”本穴在治疗上，针以补之，灸以温之，犹衣帛食肉也，故名“养老”。

支　正

手太阳经气，行至前膊，偏走外侧。本穴无显著标示。取穴时以手托颐，指尖于本侧向外旁竖，本经转成当前直线，穴位适当腕肘折中之处，因名“支正”。盖以取穴姿式而得名也。得穴之后，擎手当前，而乃刺之。治手挛、颈痛、癫狂、目眩，循经取治也。

小　海

穴在肘尖内侧陷中，有麻筋通于小指。《针灸大成·经穴歌》歌云：“支正、小海外辅肘。”即前臂外辅骨肘端处也。《外台秘要》、甄权、马元台，俱谓屈肘向头取之。本穴与少海穴虽不同经，而穴底极为接近，故名“小海”。其治症亦甚复杂，亦有汇治诸经各病意势，犹江海之汇百川也。

肩　贞

《周易·乾卦》曰：“贞者，事之干也。”穴在臂后根处，为操作努力之本。其所治症，为寒热风痹、肩中热痛、手足麻木、筋挛、肩痹不举、伤寒、颔肿。凡不利于操作者，取此穴俾复其干事之能也。穴在臂肩夹缝中，故名之以“肩”，而曰“肩贞”。

臑　俞

臑，其处肉不着骨。穴在肩胛突下缘，其处肉下有通隙，可由肩胛下透过。故名之以“臑”。“俞”为腧之简，即通透内外之腧穴也。因名“臑俞”。

“臑”，在人曰“肱”，在羊豕曰“臑”。所治为臂酸无力、肩胛痛、寒热气肿、颈痛诸症。又以本穴为本经与阳跷、阳维之会，故兼治阳跷、阳维之病，可会意取用也。

天　宗

贾逵曰：天宗三，日月星。地宗三，河海岱。《礼记·月令》云：“孟冬之月……天子乃祈来年于天宗。”注曰：“天宗，谓日月星辰也。”即祈日月星辰示象，而测察其明晦色位，以征来年之丰歉耳。若谓祈祷三光赐福，则惑也。

按《天文大象赋》注曰：“宗星、宗正、宗人，三星名。”虽不云示兆丰歉，但其近旁有斗、斛、帛、度诸星，均与农桑有关。其为祷祝云者，或即观察星象。执事者诡称曰祷，俾使暴君行仁政，而抑其侈心也。

本穴与曲垣、秉风等穴，列如星象，故皆仿取星象之意立名。本穴治症与曲垣、秉风穴略同。又以本穴在肩胛冈下，受曲垣、秉风穴外绕，本穴居中如枢，故称“天宗”。

秉　风

气动为风，即今之所谓气流也。人体气息周行，同于大气运转，故名之以“风”。本穴主治风痛、风痨、气逆作喘等症之有关于风者，如司风者之掌理诸风也，故名“秉风”。

古代有八风、十二风之名，天子设专官监察风向，以占妖祥。即秉掌风政之官也。与今气象台同，古称钦天监。其在人身主治为外侵之风。而内变之风不与焉。

考内风之生，乃火热至极，阳气偏盛，阴阳不得其平，以致体内大气周转过律。故内生之风又当别论，即俗称火老生风也，非荆防解风湿可以治愈也，术者宜辨之。

曲　垣

本穴在肩胛冈上窝凹曲处。肩背各穴，列如星象，环绕如垣，故名“曲垣”。与天宗穴同一取意。主治肩背热痛、气注肩胛、拘急、内痛如胀闷。

兹以星象言之，天宗如天上之宗星、宗正、宗人等星。曲垣，喻列星围拱主星之外垣，如紫微垣，有辅、弼绕之；太微垣，有将、相绕之；天市垣，有侯伯、宗人、屠肆、列肆诸星绕之。人之肩背诸穴，罗布如星垣包绕，故取名星座诸意以名之。此古代观点之或然也。

肩外俞

穴位近于肩胛上廉。故治肩胛痛、周痹、寒痛至肘。因其穴底近于肺部，故兼治咳嗽。因其距背后中行较远，故称之为“肩外俞”。

肩中俞

本穴近于大椎穴，较肩外俞穴稍上，内应于肺，故治咳嗽上气。肩外、肩中二俞穴，俱在肩下，本穴距督脉较近，督脉居背部正中，故名本穴为“肩中俞”。“肩”以言位，“俞”以言用也。

天　窗

本穴能疗耳聋、音喑、噤口及人体清窍疾患，有如开窗通气者，故名“天窗”。窗之通，通其清；门、关之通，通其浊。

天　容

容，受盛也，又容貌也。本穴在耳下颊后，居全身之上部，故名以“天”。多治颈、项、喉咽诸病，如喉痹寒热、咽肿不能言，胸痛胸满、不得息，呕逆、吐沫、齿噤、耳鸣、耳聋、喉中如梗、瘿痈，诸般实郁之症，多致五官失容，如㖞斜诸症，俾复其容止之仪也。但刺之宜用泻法以放散之。施于壮人为宜，老弱者慎用。

颧　髎

本穴在颧骨尖处之髎窠，按之有裂缝，开口取之，穴乃正。治口㖞、齿痛、目黄、面赤。穴在颧，故名“颧髎”。

听　宫

穴在耳前上切迹之前。耳司听，故名“听宫”。“宫”，深室也，以喻耳窍。

一说，本穴与“耳门”穴同位。闭口取之，则刺入者浅，名为“耳门”，犹仅及于门也。开口取之，则刺入者深，犹达于深宫后庭也，故名“听宫”。

按和髎、耳门、听宫、听会，四穴俱在耳前，穴名虽异，功能略同，以其相挨切近也。而耳门、听宫，两穴同在一窠，表面虽可强分，穴底终归一处。若依浅为耳门，深为听宫之说，辨别穴位，较为简易。况两穴治病，又复略同，似可无须分丝披缕。一而二,二而一，有何不可？针家同道以为何如？

按方书多载：听宫穴开口取之，穴在耳前陷者中，张口乃得，其内动脉应手，针入四分，灸三壮。和髎穴，刺三分，灸三壮。云穴下有动脉，若三穴直列，下排则俱有动脉，若开口取和髎穴，则和髎穴下反无动脉，而穴隙稍移前矣。

耳门穴在耳前肉峰上缘，缺口外，耳前一厘米，与目外眦平。刺三分，灸三壮；耳中有脓者，禁灸。

听宫穴，《甲乙经》《医学入门》俱云在耳前珠子旁。珠子或即耳前二切迹间之肉凸也。《图考》谓于耳门穴之前，口闭时以手切之，适当下牙床后，支杵端之外侧，即听宫穴也。其上即耳门穴。

有谓听宫穴在听会、颊车穴之间者，难确定。余思往常经验，以开口取听宫穴为宜，刺三分，灸三壮。

膀胱足太阳之脉

《灵枢·经脉》云：**“膀胱足太阳之脉，起于目内眦[1]，上额[2]，交颠[3]。其支者，从颠至耳上角[4]**（角，原文作‘循’，误）。**其直者，从颠入络脑[5]，还出别下项[6]，循肩膊内[7]，夹脊[7]，抵腰中[8]，入循膂络肾属膀胱[8]。其支者[9]，从腰中下夹脊[9]，贯臀[9]入腘中[10]。其支者[11]，从膊内左右别下贯胛[12]，夹脊内[13]，过髀枢[14]，循髀外**（髀外之下，原有‘从’字，衍。删）**后廉[15]，下合腘中[16]，以下贯腨内[17]，出外踝之后[18]，循京骨[19]，至小指外侧，出其端[20]**（出其端，三字原阙，宜补之，乃与其他各经同律）。**”**（经脉循行见图18，腧穴见图19、图20）

睛　　明

本穴在目内眦，红肉际。近于睛，能治风热目疾，以复其明，故曰“睛明”。本穴为督脉，手、足太阳，足阳明，阳跷，阴跷六脉之会。故治一切目疾。对郁热之症最宜，如暴赤肿痛、眦痒、翳、障，诸目疾俱效。

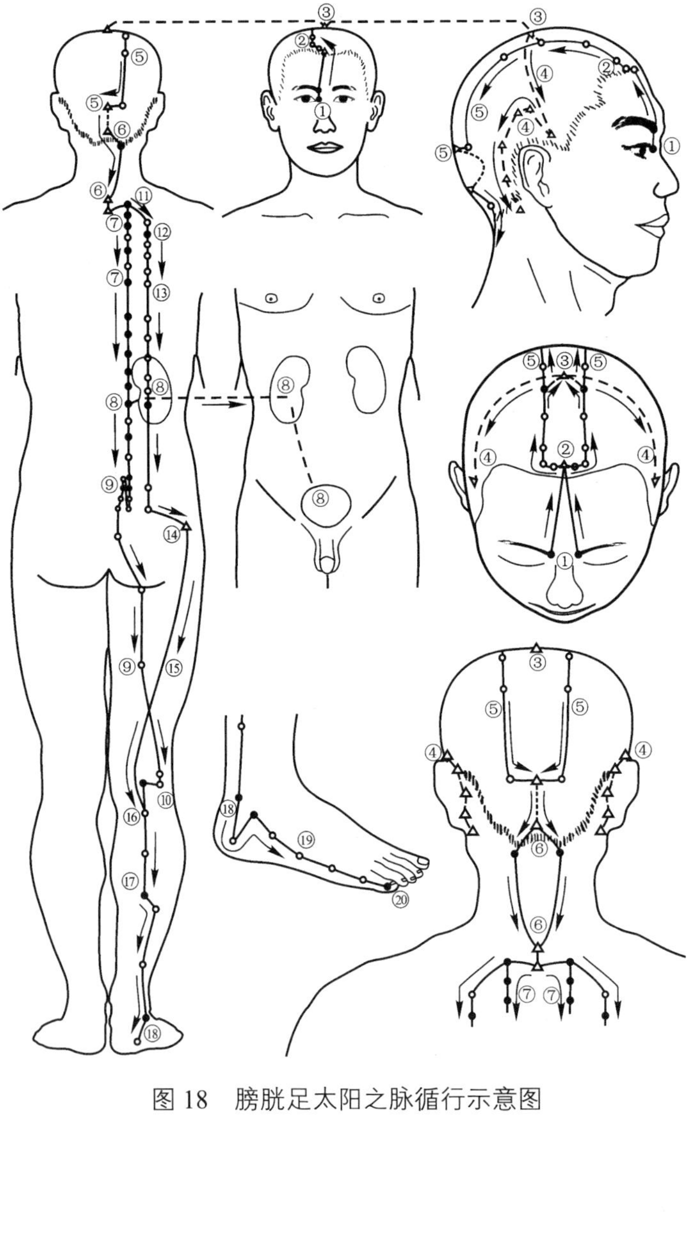

图 18　膀胱足太阳之脉循行示意图

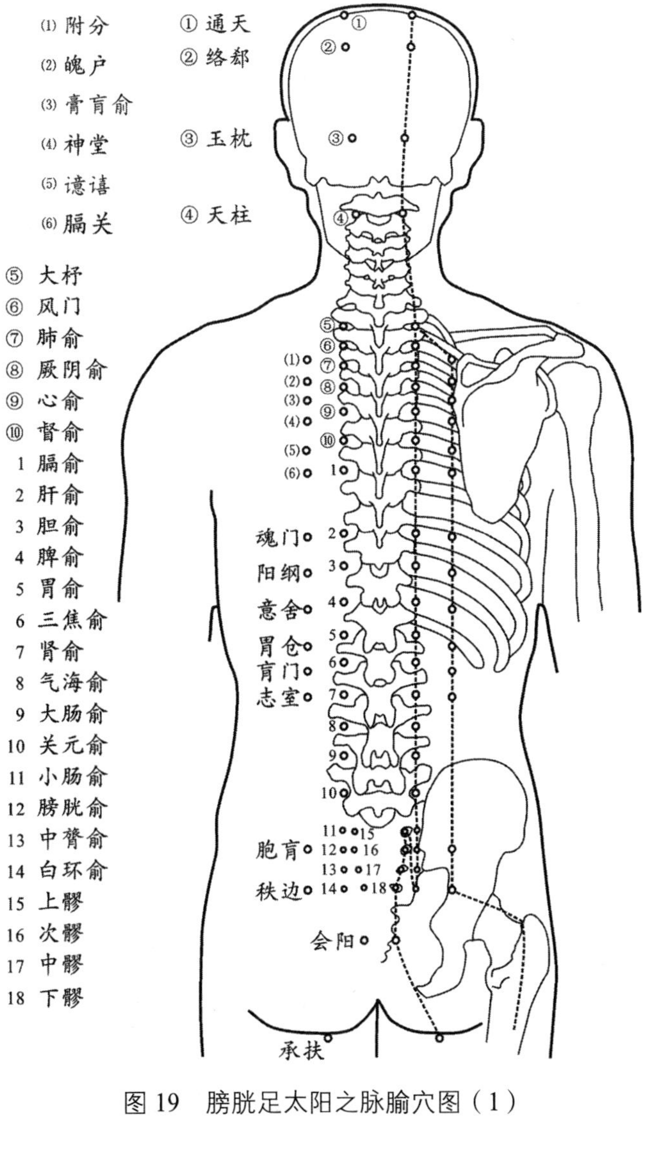

(1) 附分
(2) 魄户
(3) 膏肓俞
(4) 神堂
(5) 譩譆
(6) 膈关
① 通天
② 络郄
③ 玉枕
④ 天柱
⑤ 大杼
⑥ 风门
⑦ 肺俞
⑧ 厥阴俞
⑨ 心俞
⑩ 督俞
1 膈俞
2 肝俞
3 胆俞
4 脾俞
5 胃俞
6 三焦俞
7 肾俞
8 气海俞
9 大肠俞
10 关元俞
11 小肠俞
12 膀胱俞
13 中膂俞
14 白环俞
15 上髎
16 次髎
17 中髎
18 下髎
魂门
阳纲
意舍
胃仓
肓门
志室
胞肓
秩边
会阳
承扶

图 19　膀胱足太阳之脉腧穴图（1）

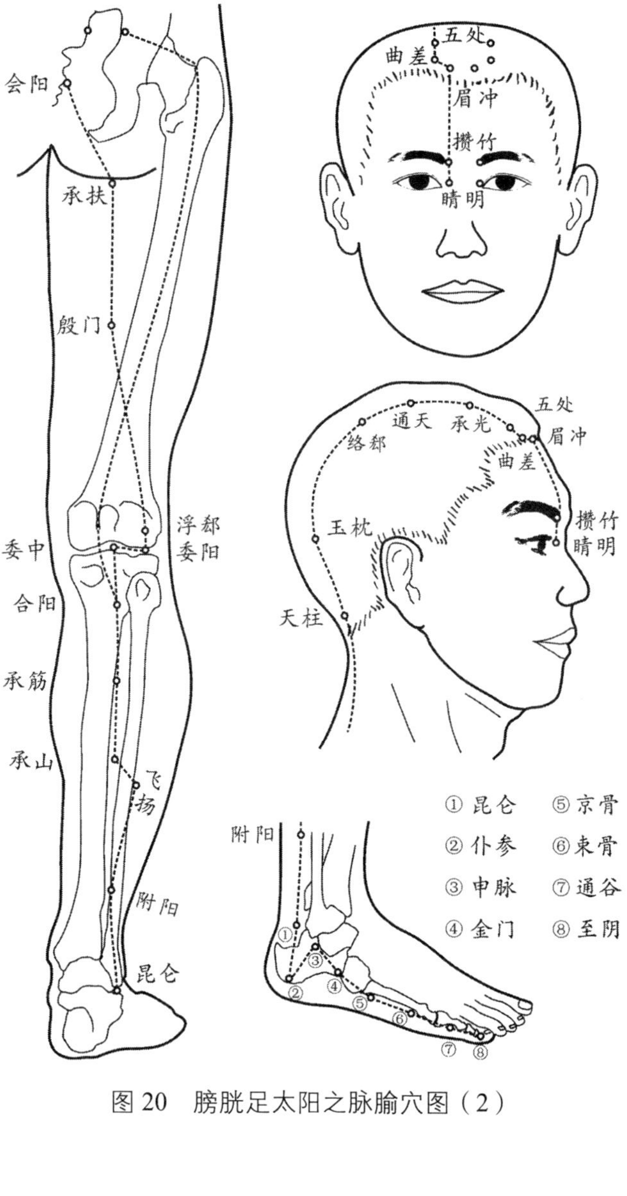

图 20　膀胱足太阳之脉腧穴图（2）

攒　竹

眉，犹竹叶，穴在眉内侧端，喻如新篁攒生，本穴犹竹叶之蒂柄，故名“攒竹”。治瘛疭及戴眼、头目风热诸疾。六十年前，余见小儿天吊。一韩姓老医以毫针刺攒竹及眉上，左右共六穴。稍微捻转，其睛立正。病家叹为神奇。但病已垂危，其睛虽正，而终归死亡。此症乃疹后津液枯竭症也。

眉　冲

冲，和也。取本穴时，必使患者眉目舒展，现出冲和气势。由眉心直上发际，是穴。故名“眉冲”。治痫症，及头痛鼻塞。

曲　差

本穴由眉冲穴旁开稍下，距中行一寸五分。以其不平直，故名之以“曲”；又以其横列不与发际诸穴相齐，故名之以“差”（差，音池，参差不齐也）。本穴与“曲池”字音相近，“差”字之音，可以稍变，避免雷同于“曲池”也。“差”可读为“钗”，呼其名为“曲钗（差）”。治鼻衄、鼻塞、目不明、身烦热、不汗。

五　处

本穴前为曲差穴，后为承光穴，两旁为上星及目窗穴，加以本穴在其正中，恰为五个穴位。其所治症，均以目病为主。其通孔窍、解郁热，则小异而大同，似有五处同功之意，而本穴居四者之中，故名为“五处”。“五”者数之中；“处”，居也，止也。本穴居中，功兼其四。主治头风热痛、目眩、脊强、癫疾。

承　光

诸阳之精，汇集于目，而目乃有光明。目之神，内合于脑。《道藏》云脑得目之阳神而能思。故人在思考时，多闭目内视，凝神注脑，俾得目神之汇聚。故名本穴为“承光”。又以其能通窍安神，可治青盲、目翳，在功效上亦有“承光”之意也。

通　天

人之全体，以头为天。在躯干，则以胸廓为天。本穴主要功能在于通彻上窍，故其主治头项痛、鼻塞、口㖞、衄血、头重、耳鸣、狂走，以及瘛疭、恍惚、目盲、青光、内障等上窍不灵之症。《针灸大成·百症赋》云：“通天去鼻内无闻之苦。”鼻司呼吸，亦通天也。故名“通天”。

络　郄

“郄”，音隙，同“郤”。从“𠂔”，从“邑”。义孔隙也，骨肉之交也。《庄子》曰：“批大郤，导大窾。”盖谓通达至上之隙也。足太阳之脉起于目内眦，上行至额，抵顶，由本穴左之右、右之左，斜行交百会穴，即所谓“上额交颠”也。

凡脉之横过者为“络”，隙之大者为“郄”。本穴在经络为横行，在孔窍为大隙，故名“络郄”。或抄写为“络郤”也。又古本有误“郤”为“卻（音为却）”者，不可从。（总由阝、卩之差也。此字须考《正韵》乃确）

窃考针灸之道，荒芜已久，音讹字误，不知凡几。欲纠斯偏，首要正误。但中医文献之误，何只针灸为然。《内经》《难经》《伤寒》《金匮》诸书，莫不如是。每念及此，感慨丛生，常思有以校正之。奈年矢每催，岁不我与。空作玄想耳。试观《金匮》首章，仲景以俞穴、募穴区别人身前后，故曰“风中于俞，寒中于募”（俞穴在背脊，募穴在胸腹也），而后世抄传，竟误“俞”为“前”，误“募”为“暮”（古写“俞”似“前”，“募”似“暮”，故致误），而注者又依“前”“暮”随文牵就立注，岂不谬之益谬乎？

《金匮》原文：“五邪中人，各有法度。风中于俞，寒中于募。湿伤于下，雾伤于上。风令脉浮，寒令脉急。雾伤皮腠，湿流关节。食伤脾胃（此句下，似有漏句），极寒伤经，极热伤络。”索其大意，清浊、上下、浮急、表里、湿邪雾邪、关节肉腠、寒极热极、伤经伤络，全是对偶文字，独“食伤脾胃”无偶句相配，故疑此下有漏句。又“前”与“暮”二字不相配，故疑其为误也。所云风寒俞募，即表示邪中人身前后，且对照下文伤经伤络也。原文本自明白，只是后世抄写传讹，误“俞”为“前”，误“募”为“暮”也，以致讲解不通。若复其原文之正，作“风中于俞，寒中于募”，则讲者听者，简捷明顺矣。此言有似节外之枝，但因“俞”“募”二字，有关针灸，故不觉言长。（“食伤脾胃”之下，似应补“劳伤筋骨”乃宜）

玉　枕

玉，坚也；又贵称也。脑，为人体至贵。本穴在枕骨坚节之旁，为人寝息着枕之处。故名“玉枕”。治头眩与耳目之疾，及有关头上诸疾也。

天　柱

人体以头为天，颈项为其支柱。穴在颈上，故名“天柱”。凡患颈项痛委，不能支持头脑者，谓为天柱骨折，绝症也。小儿有患之者，刺此穴或能得救。《针灸大成》云：治头风、目眩、鼻塞、项强诸病。以穴位之所在也。但未言项委。项委之症少见，医者应留意。余意天柱骨折即项委也。

大　杼

椎骨横突，形秩整齐，有如织机之杼篦。古称椎骨为杼骨，上椎尤大，本穴在其旁，故名“大杼”。即岐伯所谓“背中大腧，在杼骨之端”也。马元台谓：“大腧，大杼穴也。”古圣谓为穴在杼骨之端，为手足太阳及督脉三经之会。故先哲遵之称为“大杼”。又以风府穴傍近诸穴，其治多关于风。

按针灸穴位命名当在《内经》成书以前。故有疑《内经》之书，出自战国杂家之手，追述先圣轩岐之遗事也。

风　门

本穴与督脉之陶道穴相近，“陶道”喻其旋转也。凡物体旋转，则必生风。风生则大气清凉，正合本穴能治诸般热证之义。本穴内应肺体，为气息出纳之道路。故名“风门”。如旧式风匣前后有风门也。养生家称之为橐籥。观此穴大意，治气管病，当能有效。

肺　俞

本穴能通彻肺气，故名“肺俞”。“俞”为“腧”之简，“腧”为“输”之化。以下诸俞穴，俱同此意。本穴主治肺风、肺痿、咳喘、上气、五痨、骨蒸，诸关肺脏之病。

厥阴俞

本穴即手厥阴经心包络之俞也。穴在肺俞穴之下，心俞穴之上，内应心之包络。心包络属手厥阴经，故换言而称“厥阴俞”，即内景膏肓之间也。主治呕逆、心烦，即有关心包之病。详见后文“膏肓俞”。

心　俞

本穴与督脉之神道穴平。心藏神也。本穴为心脏之俞，故名“心俞”。其所治症为有关心脏及其近旁诸病，以及食道、气道诸病。如心风、偏瘫、狂癫、神乱、胸闷、吐衄、目瞤、健忘等症。

督　俞

本穴即督脉之俞也。能治腰脊、骨髓，及头脑诸病之有关于督者，故名“督俞”。按诸阳经以督为纲，诸阳经之病，皆涉及督脉。他如寒热、心痛、腹鸣、气逆诸病，有关于阳者，均可酌取。

膈　俞

本穴内应横膈膜，而为之俞，故名“膈俞”。治膈肌有病，如嗝忒心跳之类。因动脉血管贯膈下行，静脉血管贯膈上行，全部膈肌与血液循环大有关系，故本穴又为血之会穴，而治吐衄、血晕诸病。又以食道下行，亦由膈肌穿过，故治胃脘痛、反胃、食不下、脉胀、肢肿、积气、周痹，诸有关膈肌、食道、气道之症。以及便血、肠痈、脏毒等症，凡属有关血瘀者，均可取此。因血之会穴，乃膈俞也。瘀者多凝，得热可散，故宜多灸。

肝　俞

肝在膈下。本穴内应肝脏而为之俞，故名“肝俞”。其治在肝。如诸风掉眩、满闷多怒、咳引两胁、目翳生泪、疝气、挛筋、转筋引腹、小儿惊风，以及黄疸、积气等症，皆可取此。

胆　俞

胆附于肝，本穴内应于胆，而为之俞，故名“胆俞”。其所治症，多同于肝俞穴。兼取阳纲穴，可治目黄；兼取膈俞穴，可治劳噎，但俱以胆俞穴为主。其他各症，如头痛、振寒、汗不出、腋下肿胀、口苦、舌咽干痛、呕吐、骨蒸、食不下、诸疸等，均可治之。

脾　俞

本穴与脾相应，而为之俞，故名“脾俞”。治胀满、吐逆、痃癖、积聚、痎疟、黄疸、食不化、羸瘦、泄痢等症。凡关于脾病者，以本穴治之，兼取膀胱俞穴治脾虚、食不消。因脾阳虚则不健运，不健运则阳愈虚，阳愈虚则水不化气，水不化气则多湿，多湿故不消食。两穴并用，有助渗湿也。譬如用药，君白术，须佐以茯苓也。

胃　俞

本穴与胃相应，而为之俞，故名“胃俞”。治胃寒、吐逆、胀满、肠鸣、腹痛、霍乱转筋、小儿羸瘦、下痢脱肛，兼取魂门穴治胃冷食不化。统治胃病之虚寒者，宜用灸。本穴司胃之运输，治重症兼取胃经以佐之。若痛在胃府，则宜酌取三脘矣。

三焦俞

本穴与人体上中下各部脂膜相应，而为之俞，故名“三焦俞”。治胀满、隔塞不通、呕逆、饮食不化、肩背急、腰脊强、少腹坚硬、注泄下痢、目眩、头痛、妇人癥聚。凡病之有关脂膜者，俱应取此，以舒三焦郁滞之气。

余于三焦，另有别论：以为横膈以上者，包括头脑、胸腔、心肺及上肢诸膜为上焦；横膈以下者，包括腹腔、胱肾及下肢诸膜为下焦；由口至肛，旁连肝胆脾胰各器为中焦。各有部属系统，非横断三截也。若以横断三截论之，则大肠应属下焦，食道应属上焦。若以治上焦法治食道，以治下焦法治大肠，则必不效；必以治中焦气化法治食道大肠乃效，此可证也。

肾　俞

本穴与肾脏相应，而为之俞，故名“肾俞”。凡病之涉及肾者，如虚劳、羸瘦、腰痛、梦遗、胸胁胀满、耳聋、目黄、溺血、浊淫，以及女子带下、月经等症，均可取此。若此等病之不关于肾者，无须取此，又当别论也。

气海俞

气海，在脐下纳气之处，上合于肺，与后天呼吸之气息息相关。本穴与气海相应，而为之俞，故名“气海俞”。

俗云“男子以气为主”，因男子腹呼吸，依气海处主持吐纳，故本穴所治各症，多与任脉之气海穴略同。又治症多合于肾俞穴、命门穴，以其有助于肾之纳气也。郁者舒之，虚者补之。

大肠俞

本穴与大肠相应，而为之俞。治肠鸣、泄痢、绕脐切痛、腰痛、腹胀、食不化、大小便难。凡诸症之有关于大肠者，皆可取此以舒之。故名“大肠俞”。凡取用大肠俞、小肠俞以治症者，可与足阳明之太乙门穴互参。

按本穴即为大肠之俞，其于大肠之器，定有感通。至如阳明腑证，大肠有燥粪，甚则狂躁神乱，治法取本穴及督脉之阳关穴泻之。揆之医理，取阳关者，泻督脉也；刺本穴者，泻大肠也。若究之病理，大肠热邪所以上升头脑者，应有导至而然也，其或本穴与阳关穴之间有微细横络，可以通督上脑也。据此观点，再再揆之，则本经背部诸俞穴，俱可横通督脉。若于采用本经背部俞穴时，兼取两俞穴中间之督脉穴位，则疗效或能更强。

余又常闻，某针医惯用背部俞穴，取效脏腑诸疾，其或先得此意矣。余又反复思之。此法须患者症重，干及神志，乃可行之；不然小题大作，过犹不及矣，可行之捏脊疗法。

附记捏脊疗法：捏小儿督脉皮肉，而提拔之。由项至尻，循序排下捏之一二次为度。次日再捏之。此法，患者传云，有炸油条人执行此术治小儿甚效，常于市集就面篆上捏之，不索费，不保密。又云其师为一僧人，以此术行道化缘。噫！此中医界之无名英雄也。

关元俞

本穴与任脉关元穴相应，而为之俞，故名“关元俞”。凡病之关于元气者，如男子阳痿、遗泄，女子癥瘕、白带，便难、泄痢、虚胀等症，皆可取之。凡穴之所谓俞者，犹运输也，输入输出，即补泻也。

小肠俞

本穴与小肠相应，而为之俞，故名“小肠俞”。治三焦、膀胱津少，淋漓遗尿、小腹胀满、心烦、血痢、五痔、淋浊、带下，凡病之有关小肠者，皆可取此。按小肠外围为水，与三焦、膀胱均有连系，故本穴所应之症，常有选取三焦、膀胱两经之穴协助取效者。

膀胱俞

本穴与膀胱相应，而为之俞，故名“膀胱俞”。治小便赤涩、遗尿、泄痢，腰、脊、腹痛，女子癥瘕。凡病之有关膀胱者，皆可取此。

中膂俞

膂，傍脊肉也，俗名膂脊。本穴当人体全长之折中，故名之以“中”；内应脊膂之肉，故名之以“膂”，因名“中膂俞”。肾隐藏于膂肉之内，故本穴治肾虚消渴、腰脊强痛、肠鸣而泄、赤白痢，以及肾病之连及胁腹者，均可取之。以其有关于膂，而兼通于肾，由肾而溯及小肠也。小肠外围为水，水有关于肾，故能通之。

白环俞

白者，洁也；环者，旋也。凡此等穴位，均出于养生静坐，有得于心，乃名之也。古人张紫阳谓：“心下，肾上，脾左，肝右，生门在前，密户在后，其连如环，其白如棉，方圆径寸，包裹周身之精粹，此即玉环也。”其处与脐相应，为人命脉之根蒂。本穴虽与白环不正对，而气机相通，正应其处。因名为“白环俞”，又名“玉房俞”。揣“房”字之义，当为男子之精室，女子之胞宫也。本穴作用，可以想见，当不止方书所载也。

凡诸养生之道，均须清心寡欲，以求神志湛然，则身心得以静养，而可却病延年。非枯坐偷闲已也。

所谓心下，肾上，脾左，肝右者，即心居其下，肾居其上，脾居其左，肝居其右也。此之所谓心者，非膈上肺下之排血器，乃七节之旁所有之小心也。故又曰：

生门在前，密户在后。如此者，上下左右前后六合之内指定不移矣。但非静中有得不能知也。

所谓密户者，养生家藏精处也。所谓精者，不仅有形之精液，凡诸神志意识，皆是精华，均宜严守密藏也。

马融《广成颂》曰："纳僬侥之珍羽，受王母之白环。"即人身最贵最密处也。"僬侥"喻体之最小，"王母"喻体之受生处也。

上　髎

荐骨左右八孔，排序次第曰上、次、中、下，名曰"八髎"。本穴居上，故名"上髎"。与关元俞穴相邻，治症同于关元俞穴。

次　髎

本穴居次，故名"次髎"。相邻小肠俞穴，故其治症与小肠俞穴同。

中　髎

本穴居第三，而强名之为"中髎"。相邻膀胱俞穴，故其治症同膀胱俞穴。

下　髎

本穴居下，故名“下髎”。与中膂俞穴相邻，故其治症同于中膂俞穴。

玩八髎穴位之形成，由于荐骨五节粘连，得出四个空隙，痕迹显然。意其精气定有横通也。

余又以为中膂俞、白环俞两穴，及上、次、中、下四髎穴，左右各六穴，共十二穴，应属督经统系，以其接近督脉，其应症疗效亦同于督经也。有同余意者，可继续研讨之。

会　阳

“会阳”者，阳经之会穴也。为左右足太阳经线与督脉之会，故名“会阳”。与任脉之“会阴”意同。摩搓荐骨诸穴，腹腔立可生热。点刺此穴，可治小儿泻痢。以其可补诸阳之虚，故以治阴湿之病。能愈肠澼、下血及久痔诸病。

光复之次年，余在佳木斯自设诊所。一农妇抱病儿求治。云：只是泻肚。其儿闭目，瘦极，哭无声，已无生望。勉为取会阳穴左右各浅刺一针，其儿咧嘴知疼，哭仍无声。余忙赴开会，意在应付，不收费，促其速去，不意其竟以治愈也。后多日，该妇另携一儿来，求治别病，余已不相识矣。彼诉往事，且出农产物豆荚之类相谢。余问前之患儿，彼指云：就是这个。余因想医之为业，志在救人，苟有一线生机，即可予治，俾求幸生也。

附　分

本经之气，由大杼穴分布旁枝，傍于本经之外，与本经分道并列，直下偕行。（观下文穴名，名义自明）故名“附分”，虽分而附也。

治肩背拘急、肘臂不仁、颈项痛、不得回顾，及诸局部之病。此支线与其直行之线诸穴，名义略同。其治症亦与其直行者诸穴略同。

魄　户

本穴与肺俞穴平，肺藏魄也，故名“魄户”。即附之于肺，而分道下行者也。治虚劳、肺痿、喘满、呕逆，及肩膊胸背相连而痛之病。

膏肓俞

本穴平于厥阴俞穴。厥阴俞即心包络之俞也，即人身内景心肺之间也。《春秋》晋景公病，请医缓诊治。景公夜梦二竖子议避医缓之治，逃避于膏肓之间处也。本穴外景，上有肺之魄户，下有心之神堂，本穴居二者之间。即医缓所谓“肓”之上，“膏”之下也。故名“膏肓俞”。

本穴治症颇多，以治虚损、梦遗、上气、咳逆、痰火、健忘为主。治其他病，可配应症穴为辅。

有某针医，以三棱针啄刺此穴放血拔火罐，治多种病，颇效。若配以各病适应之穴，其不疗效更高乎！？

神　堂

本穴与“心俞”穴平。心藏神也，因名“神堂”。治腰脊强痛、时恶寒、胸腹满逆、有时噎等症。

按心生血者，乃心之脏器也。心藏神者，乃神识灵明之大脑也。脑为全身之中心，故亦曰心。而功用则有所不同矣。其所益阳抑阴则一也。

譩　譆

《素问·骨空论》云：“大风汗出灸譩譆。譩譆在背下夹脊旁三寸所，压之令病者呼譩譆，譩譆应手。”盖因此而得名也。“譩”，通“噫”，伤恨声。“譆”，通“嘻”，悲恨声。治大热汗不出、劳损不得卧、温疟久不愈，及胸腹闷胀、肩背胁肋痛、鼻衄等症。本穴平督俞穴。

膈　关

本穴内应膈肌，与膈俞穴平，为胸腹交关之隔界，因名“膈关”。以其有关于膈也，故能治呕逆、嗝忒。

按膈肌升降动力，根于下焦水火。水火交而生动元气，元气为人身动力之源，元气足，所以促动膈肌升降。故治症同于膈俞穴。

魂　门

本穴平于肝俞穴。肝藏魂，因名“魂门”。玩以上各穴，曰户、曰堂、曰关、曰门，即出入开阖之意也。本穴治肾连心痛、腹中雷鸣、大便不节、食不下、小便赤。

阳　纲

本穴与胆俞穴平。胆为中正之官，中正为阳道之纲纪，因名“阳纲”。治身热消渴、食不下、小便涩、肠鸣、目黄等症。

意　舍

本穴与脾俞穴平。脾藏意也，因名“意舍”。治腹胀、背痛、大便泄、小便黄、呕吐、恶风寒、食不下等症，以其有关于脾也。

胃　仓

本穴与胃俞穴平。胃为仓廪之官，故名“胃仓”。治腹满、水肿、食不下、背痛、恶寒、难俯仰诸症。但以胃病为主。

肓　门

本穴平三焦俞穴，连及内府脂膜。又本穴上有膏肓俞穴，下有胞肓俞穴，本穴居二者之间。又本穴由脊背连脐腹，与肾经之肓俞穴相应。犹上下前后诸肓穴之门户。故名“肓门”，意谓本穴连通广泛也。《内经》曰肓之源根于背上，生于肝系。* 意本穴内应肓源，犹肓源外达之门也。又以本穴平三焦俞穴，三焦为阳气之父，即全身脂膜之总纲也，故所治症极为广泛。如心下痛、大便坚、妇人乳肿等症，均可取之。

志　室

本穴与肾俞穴平。肾藏志也，肾属水，水之精为志，因名之为“志室”。治阴肿失精、小便淋沥、背脊腰胁痛，又治五脏热。与五脏俞穴有同功焉。

---

* 经核此句并非出自《内经》，可能是意引。——编者按

胞　肓

本穴与膀胱俞穴平。“胞”即胞宫，“肓”即脂膜也。胞宫位于小肠、直肠、膀胱各脏器之间，四周脂膜包绕，故名“胞肓”。治腰脊痛、大小便闭、阴肿、小腹坚等症。本穴与膀胱、大小肠、子宫、精室，俱有关通，则其治症，亦当有所涉及也。

秩　边

以上各穴，循脊柱下排，秩序整齐。《诗·小雅》曰：“左右秩秩。”本经诸穴，形势秩秩，左右同序。本穴当其边际，因名“秩边”。治腰痛、五痔、尿赤等症之有关胞宫者。

承　扶

本穴在臀横纹正中，提携婴儿，抱之负之，均以单手或双手承其臀部，即承受扶持之意也。本穴适当承受扶持着手之处，故名“承扶”。本穴治腰脊懈弛、臀肿、胞塞、大小便难。

又因本经与足少阴经，由委中穴至肾俞穴一段经线，两经并行，叠成一表一里，故浅取之，则足太阳受之，深取之则足少阴受之。故此段经线所有之穴，能兼治足少阴经之症。即所谓足太阳、足少阴两经之会穴也。

殷　门

殷，中也，厚也。《尚书·禹贡》所谓“九江孔殷”，言得地势之中且厚也。

本穴在承扶穴之下，委中穴之上，两穴相距折中之处。其处肌肉丰盈，故名之以“殷”。其治为腰痛不可俯仰，且难伸举，因恶血汇注致股肿等症。其功用在于通泻，故名之以“门”。其体则“殷”，其用则犹“门”也，故名“殷门”。即于丰盈之处宣其瘀滞之气也。湿痹之症，多生于肌肉丰盈之处，本穴与焉。

浮　郄

浮，溢也，又漂游于水上曰浮，即轻而浮浅之意。《诗经》云“雨雪浮浮”，谓飘飖浮荡也。又顺流曰浮。《论语》曰“乘桴浮于海”，皆谓漂浮浅漫之意。郄，大隙也。本穴穴位扩大，而功用浮泛，故名“浮郄”。

本经之气，由臀部下行，达于委阳穴之上，顺势而下，情意显然。其所治症，为霍乱转筋、小肠热、大肠结、小便热、大便坚、胫外筋急、髀枢不仁等症，其所为用，在顺通也。

委　阳

穴在膝腘横纹外侧端，平于委中穴。因穴在外侧，故名“委阳”。其所治症，为胸满、腋下肿、身热、筋急、痿厥、小便淋沥，以其有关胱肾两经事也。

委　中

委，委顿也，又委屈也。猝触此穴，令人下肢委顿，立即跪倒。《灵枢》云：“委而取之。”更以本穴在膝腘窝正中，委曲之处，故名“委中”。治腰脊背痛、半身不遂、风痹、遗尿、转筋等症，凡症之近于委痹者均可取之；又能治头痛，以本经起于头也。（治头痛，须实证，用泻法，乃效）

本穴主要功能，为治腰痛。所以然者，以其有关于肾也。足少阴之气，由内踝上行至阴谷穴，折向腘中央。于本穴处起，与足太阳叠并。足太阳在表层下行，足少阴在里层上行。故本穴治腰痛极效。以其有协于肾也。本穴又名“血郄”，以其多以放血为治也。但虚人不宜放血，应以补泻手法调之。针家多用委中穴放血，或曲泽穴放血，治表瘀身痛；施之虚人则不宜。

合阳

《灵枢·经脉》云："膀胱，足太阳之脉，起于目内眦……其支者，从腰中下夹脊，贯臀入腘中；其支者……循髀外后廉，下合腘中。"本穴在膝腘下，为足太阳两支线相合之处，故名"合阳"。治腰脊强、牵引腹痛、寒疝偏坠、女子崩带等症有效。（本经自附分而分，至合阳而合）

本经自委中穴行来，出腘窝之凹，而达腨肠肌之凸。物体以凹陷为阴，凸突为阳。本经之气至此，即出凹陷之阴，而抵凸突之阳也。

其所治症，多为腰脊腿腹寒热，偏于湿滞之症。取本穴生热之阳，借以抵御沉滞之阴，亦宣通瘀涩之意也。

承筋

承，迎也，又佐也。本穴在腨肠肌之凸，为足太阳、经筋之会。其别者，结于腨外，两者会合，故名"承筋"，又名"腨肠"。"腨肠"主治筋，故本穴治症多在筋。如霍乱转筋，及其他腿抽筋、筋痛，或筋痛牵引胃肠因致吐泻者，在治疗上，均属"承筋"治疗范畴内，故名"承筋"。以其有关于筋也。

承　山

穴在比目鱼肌合缝处。以承筋之凸喻山之巅，本穴犹在山麓之夹谷，承高山气势下行，故名“承山”。质言之，本穴亦有承于筋也，故亦治筋病。如腨肠肌转筋，重掐此穴可解。《针经》谓取此穴，须两手高托按壁上，两足趾离地，用大指竖起，目上视。《铜人》针七分，灸五壮。得气即用泻法速出针。治头热、鼻衄、疝气、腹痛、痔肿、便血、霍乱转筋、痞痛等症。

飞　扬

“扬”，举也。“飞”，超翔也。本经之气，由承山穴横过腿外侧，亦由阴分转阳分也。按本经之气，自委阳穴而下，所过委中穴位，深如渊涧，合阳穴、承筋穴如由巅至麓，承山穴则山下之夹谷。委中穴、承山穴俱为阴象，迨至本穴，则有出潜飞跃之势，故名“飞扬”。人当捷步急行时，或跳跃先蹲踞时，则此穴处绷起肉棱，以备发动弹力，亦飞扬之意也。

本穴为足太阳经之络，与足少阴经气沟通。其所治症，除腿病外，又治目疾、气逆，以及神不守舍，亦神志之飞扬也；目肿、气逆，亦即阳气之上越也，均有意于“飞扬”。

附　阳

本穴在足三阳经交近处。位于足少阳、足阳明之后，相与附丽而行，故名“附阳”。治霍乱转筋、腰痛不能立、股髀骱痛、痿厥、风痹、头重、四肢不举、屈伸不能。以上数穴，俱有关于筋，以其接近于腨肠也。

昆　仑

考足外侧踝突，较其他踝突为高。古人眼界未宽，以昆仑为最高山峰，故取喻本穴为“昆仑”。

本穴在外踝后下方。治头痛如破最效，即上病下取之义也。养生家称“百会”为“昆仑”，以其位于最上也。又百会穴为治头病之总纲，因意“百会”之称“昆仑”，喻山之巅。本穴之称“昆仑”，喻山之麓。更以本穴之气，上贯于颠顶，顺势下行，犹昆仑之披沥百川也。故能治头痛、喘满，以及胎衣不下诸症。揣本穴名义及所治各病，则知本经经气下贯，有瀑然之势矣。人身经气运行，有自然规律，古人早已知之，故有上病下取、下病上取之法。观本穴之治胎衣不下，则知其并能治难产也，推而论之，更知本穴下贯之力沛然倾注矣。

仆　参

仆，给事也，又副也，又卑称也，又御者曰仆。凡御者自处于偏旁之位。古时以君为主，为其臣者，虽太仆、仆射之官，亦仅一名从事耳。又古仕于公为臣，仕于家为仆。本穴在足后外侧偏旁，犹仆从也。行住转侧，由踵趾作主，本穴在处仅参与劳力耳，犹仆役之参赞从事者也。

清初名儒史震林《西青散记》云：足莫捷于名仆。意似仆从者，多捷足也。本穴以治足病为主。故名“仆参”。

申　脉

本穴在外踝之下，展足则开，为足关节屈伸着力之处，故名“申脉”。为阳跷脉之起始，为跷捷屈伸之主力。“申”与“伸”通，为整束自持之貌。《论语》谓“申申如也”，即舒展自如之意，不拘谨于小节礼貌也。

《甲乙经》谓申脉为阳跷所生。按“跷”字之义，即跷健也。“申脉”之意，即上下开展而不拘也。故治头目颈项、转筋及痫病，等等，以其功能在“申”也。

金　门

金，禁也，又兵象也。本穴在申脉穴前方。足太阳经至此，临于垂末，将与少阴之气交接，犹时届九秋，金风肃起，遏化阳和之气一变而为萧瑟之阴。故曰“金门”。其所治症，为霍乱转筋、痫症、尸厥、膝䯒酸。兼取申脉穴，可治头风头痛，均取金气肃凛之意。所治与太白穴略同。“太白”亦金气也，故俗称太白星为金星。

京　骨

京，巨也。此骨弓形而上凸，古称“京骨”。本穴在京骨下缘，故名之为“京骨”。如腕骨处有穴名“腕骨”，束骨处有穴名“束骨”者，意同。其所治症与申脉、金门穴略同。

束　骨

束，聚也，又缚也，即约束也。足小指本节曰“束骨”。其骨并排疏松，可受拘束。因本穴位于束骨之侧，故名本穴为“束骨”。即古代妇女缠足着紧处。故称其骨为束骨，穴名因之。

通　谷

通，洞达也。谷，阴象也。本穴以下之穴，为至阴。张隐庵谓本穴通于足少阴之然谷穴。故名“通谷”。更以本经至此，接近阴经，亦符谷为阴象之义。治头重、目眩、晾晾、善惊、胸满、留饮、食不化、胃气下溜、衄衄引致项痛等症。以其通及肾经也。故治症亦兼肾经诸症。

至 阴

本经自申脉穴以下，有阳极反阴，动极生静之意，故以“至阴”二字名其末穴。即谓本经之气，由此复行于阴分也。即《素问·阴阳离合论》所谓“太阳根于至阴”之义也。

《庄子》曰：“至阴肃肃，至阳赫赫。肃肃出乎天，赫赫发乎地。”本经之气，由颠顶下行，达于足末，犹肃肃出乎天也。复由本穴转足少阴经，由涌泉穴上行，经然谷穴之然，照海穴之照，迨其入腹，而有大赫穴之赫，即赫赫出乎地也。养生家喻头为天，喻腹为地。且本经含意，头宜清凉，即肃肃也；腹宜温热，即赫赫也。命门之火，即人身热能之源也。古人于穴位命名，本有深意在也。运用针灸，可与气功互参。

又考人之能否强力长寿，即根于命门火力盛衰，及肾宫水源盈亏。观二者是否平秘，以占其人寿夭强弱。史载武王崩年九十三，而成王八岁，是武王八十六岁生子也。古人有年垂百岁而能生子者，不为奇也。

肾足少阴之脉

《灵枢·经脉》云："肾足少阴之脉，起于小指之下[①]，斜走足心[②]，出于然谷之下[③]，循内踝之后，别入跟中[④]，以上腨内[⑤]，出腘内廉[⑥]，上股内后廉[⑥]，贯脊[⑦]，属肾[⑦]，络膀胱[⑧]。其直者，从肾上贯肝膈[⑨]，入肺中[⑩]，循喉咙，夹舌本[⑪]。其支者[⑫]，从肺出络心[⑫]，注胸中[⑬]。"

本经之脉，古文言简，费人猜识。余擅补十二字曰："其支者，出膀胱，循腹里，上抵膈[⑭]。"仍觉未详。故续补一段说明之：其直者，从肾俞入膂，贯脊，属肾下行络膀胱，出横骨上行，循大赫，气穴，四满，中注，肓俞（平脐），商曲，石关，阴都，通谷，抵幽门（止膈肌之下）。其直者，从肾上（内行），上贯肝膈，入肺中，循喉咙，夹舌本。其支者，从肺出络心，注胸中（抵膈肌之上）。与膈肌下之幽门穴，相联接。其外表之穴位，则从幽门上达。排序：步廊，神封，灵墟，神藏，彧中，俞府，即出"幽门"之幽，达胸廓神灵之清墟境界矣。续貂之处，希知者审参。（经脉循行见图21，腧穴见图22）

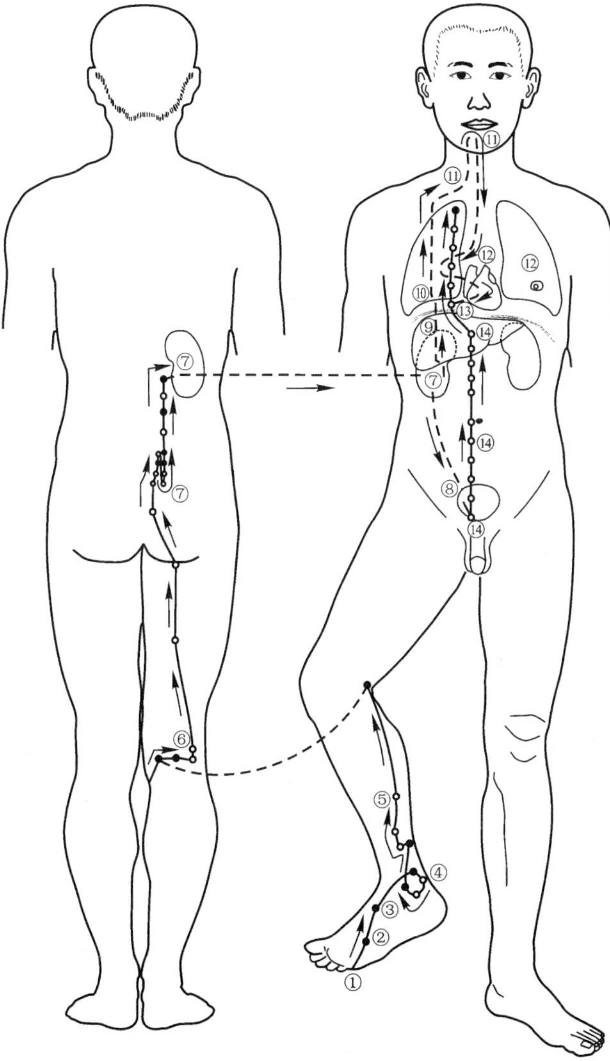

图 21　肾足少阴之脉循行示意图

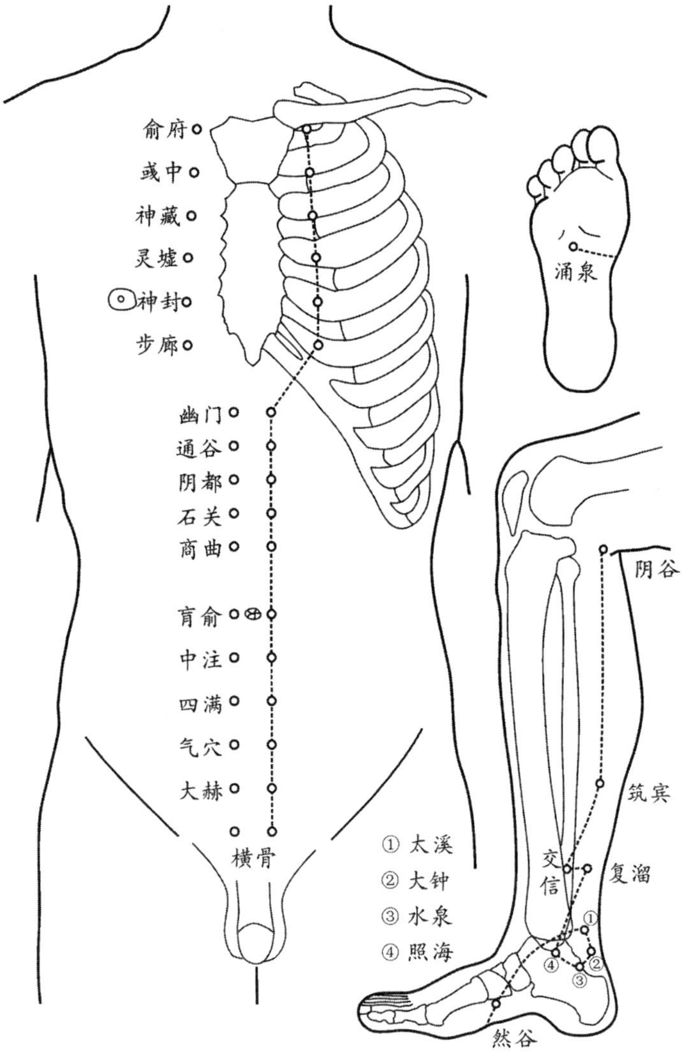
俞府
彧中
神藏
灵墟
神封
步廊
幽门
通谷
阴都
石关
商曲
肓俞
中注
四满
气穴
大赫
横骨
涌泉
阴谷
筑宾
交信
复溜
①太溪
②大钟
③水泉
④照海
然谷

图22　肾足少阴之脉腧穴图

涌　泉

《灵枢·本输》云："肾，出于涌泉。涌泉者，足心也。"张隐庵注："地下之水泉，天一之所生也。故少阴所出。"故名曰"涌泉"。

按少阴居人身六经之最里，本穴又为全身孔穴之最下，本穴承至阴穴之静，由阳经传于阴经，而作涌泉之动，犹人情物理之极则必反也。本经承足太阳之阳，合于足少阴之阴，循下而上，少阴根于涌泉，即犹天一之水由地下涌出也。故其次穴曰"然谷"，即谷得然而泉乃涌也。是为回阳之证。如伤寒病之回阳，必以足心转热为断。本穴治头胸之病，用以引热下行也。其所治症为寒厥、足胫寒、腰痛、小腹痛、夹脐痛、奔豚、小便不利、咽痛、舌干、目䀮䀮、癫疾、足心热等症。总之，阳不得阴，则阳无以降；阴不得阳，则阳无以升。

然　谷

《灵枢·本输》曰："然谷，然骨之下者也。"谷而得然，犹龙雷之火出于渊也。养生家谓水中有真火，科学家谓地心有真热。凡肾火衰微所生种种弱病，刺此穴俾以发动内热也。故名"然谷"。本穴又名"龙渊"。治咳血、唾血、疝气、寒淋、阴痒、白浊、遗精、寒泻、月事不调等症。所谓"龙渊"者，即龙雷之火出于渊也。

太　溪

古法诊脉，三部九候。本穴为三部九候之一，取本穴以诊少阴疾患。玩本经各穴大意，起于涌泉之泉，出于然谷之谷，本穴则犹溪涧之溪也。且本穴出于内踝之后，凹隙大深之处，故名“太溪”。人身脏器最深潜者，莫过于肾，本穴由阳经传来，由足下通之，亦太溪之意也。治气喘、消渴、伤寒厥冷、咳逆、心痛、齿痛、月事不调等症。

大　钟

天之所赋，曰钟。肾主先天，即人身全体精英之聚也，故名“大钟”。《释名》曰：“踵，钟也。钟，聚也。上体之所钟聚也。”即全身赖踵以持重也。《白虎通》云：钟者，动也。言阳气动于黄泉之下，动养万物也。蔡邕《独断》云：黄钟。言阳气踵黄泉而出也。本穴在踵，颇合动养万物之意，本穴命名，或有会此意者。

又本穴为足少阴之络，与足太阳经沟通，得阴阳之合，乃动养人身全体也。其所治症，于诸虚不足为特效，盖有兴阳振奋之力也。又如肾虚善惊恐、烦闷不乐、腰痛，可补之。实则癃闭，宜泻之。又如善悲、常不乐、腰脊如解、喘息等症，治之亦效，以其能兴阳也。

水 泉

本穴为足少阴之“郄”。郄，大穴也。人身泉穴多在于郄，犹水源出于地下也。其所治症，为月事不调、小便淋沥等症，诸关于水泉者。取本穴犹疏水之极源也。故名“水泉”。

或问：穴名之关于火者，用以治火；其关于水者，用以治水。通以治塞，涩以治通，则针灸之能事毕乎？曰：否！虽云顾名思义，尤须广虑深思。譬如水在胸，而治以利腹；火在肾而治以润肺，则必不效。又如水泉、天泉、极泉、阴陵泉、阳陵泉，同是泉也；合谷、漏谷、率谷、阴谷、然谷，同是谷也，而其作用，则有所不同，必酌其得宜而用之，乃克有济。故更有塞因塞用，通因通用之法。

照 海

江海为百谷之王。泉虽幽迂，终归于海。所云照者，因肾为水火之脏，又古说水中有火，本穴达之，故名“照海”。

玩此前后穴名，阴阳交错，相与为功。“涌泉”，为水之初出；得“然谷”之热以化之；“太溪”虚象，有待容受；“大钟”盈象，有待发扬；“水泉”幽隐，阴也，得“照海”之阳以灼之，而能化气飞升。如此阴阳错综，消长互变，以见人身气化之自然也。故本穴治症，极为复杂。犹江海之大，包含细流也。症之深而久者多宜之。

本穴为阴经之阳穴。治大风肢懈、经逆不调、久疟、偏腹痛、嗌肿、咽干、猝疝，最长于目疾，即银海朗照之意也。张洁古曰：“痫症夜发，灸阴跷。”本穴即阴跷之起也。又曰：“痫症昼发，灸阳跷。”阳跷，申脉也。

复　溜

复，往而复来也，即《周易》所谓“复卦，反复其道也”。溜，水之顺逝也。水以直流顺逝为正。然江有洄流，海有潮汐，岂水之真性哉。但回波溯流，不离渠道，进退消长，本乎自然。本经之脉，循内踝之后，由照海穴上太溪穴，别跟中，由大钟穴而水泉穴，复会于照海穴之后，循经上腨内，复合其直流之正，故名“复溜”。

《针灸大成》谓：病人脉微细，几于不见者，取此穴刺至骨。待脉回，乃可出针。亦恢复其正溜之意也。故名之以“复”，而曰“复溜”，复其行气之溜也。治水症肢肿、五淋、脉微极几于不见、盗汗、腰腿痛、麻痹、阳痿、阳强、漏汗、赤痢等症，以补泻为之。按脉微细，乃肾气衰弱之极也。物极则反，本穴犹地雷之复也。

交　信

本穴与复溜穴相并，俱承照海穴而来。海有潮汐，潮汐有信。其穴与三阴交穴相近，因名“交信”。又信于五常为土，脾属土，由本穴交会脾经之三阴交穴，得与肝脾二经合协，行其藏血、统血之用。以治女子经漏、月信失期、大小便难，及疝、淋、癃、痢等症。或痛有定时，及有关季节之症，均可取此，以其有关于信也。此等穴，调经最宜。故月经俗称月信，以其应期不爽也。

筑 宾

古“宾”与“膑”通。人当腿部努力时，则本穴处坚强坟起，如有所筑者。筑，杵也。本穴有利于髌骨，犹筑之使坚实也。故治腨痛、足痛，因名“筑宾”。又以本穴接近漏谷穴，与胫骨之漏血孔有关。因借髓传脑，故治癫痫、狂妄怒詈、呕吐涎沫、足腨痛、呕逆，循经上行，以为治也。

阴 谷

本穴在膝腘阴侧稍下，凹僻中，故名“阴谷”。足少阴经由本穴横过足太阳经之下，而入委中穴，即《内经》所云“上腨内，出腘内廉，上股内后廉”者也。本经由本穴走入足太阳经，伏流上通，过臀抵腰，至肾俞穴，入膂内，属肾，循腹膜下络膀胱。复由下腹部横骨穴处，循腹壁上行，抵于膈下幽门穴处。

其直者，属肾还出，循腰肌上行，贯膈抵喉咽，循气管入肺，还出络心，循胸腔下行注胸中，抵于膈上步廊穴处。幽门、步廊两穴隔膈肌相对，而相联接。

本经由委中穴至肾俞穴，一段经线，伏行于足太阳之下层。所历各穴，为足太阳与足少阴两经共属之会穴。故此段经脉，为治腰痛主要经脉。《针灸大成》谓“腰背委中求”，盖由肾俞至委中，两经穴位，浅刺之则足太阳经受之，深刺之，则足少阴受之。他如委阳、浮郄、殷门、承扶、会阳、膀胱俞、关元俞、气海俞、大肠俞、小肠俞，各穴治症，均与足少阴有关。因知此段经络为足太阳与足少阴两经表里叠行者也。近古医家偏重穴位及疗效者多；追究穴名含义，及经线行径者少。故治病虽愈，而不暇问其所以然也。为此，对此段经络反复申明，供同道参考。研究针灸，不可脱离《内经》；研究《内经》，务须逐字推敲。

横　骨

本经由足太阳之肾俞穴，入膂属肾，下行络膀胱。由本穴处循腹壁又复上行，以抵幽门穴。（张景岳谓：“冲脉之下行者，虽会于阳明之气街，而实并于足少阴之经。”故彼又谓：“横骨至幽门，为冲脉足少阴之会。”）

本穴位于横骨上缘，因名“横骨”。与任脉之曲骨穴平。其所治症为小腹满、目赤、小便不通，阴器下纵、引痛，及五脏阴阳俱虚者。盖以经络由行之所过也。

大　赫

赫，盛也，明也。《素问·五常政大论》曰："火曰赫爔。"《诗经·大雅》云"赫赫明明""赫赫炎炎""王赫斯怒"，俱为隆盛奋发之意。

本穴平于中极穴，为足少阴脉气所发，与胞宫精室相应，蕴有赫赫之势。其所治症，多为子宫阴器局部之虚病，有助热生阳之功。即龙雷在下，水中发火之意。亦即《庄子》所谓"赫赫出乎地"也。故名"大赫"。

气　穴

本穴与关元穴平。关元穴为人身元气交关之处，本穴与之挨近，故功能亦与略同。养生家凝神入气穴，即在于此。因名"气穴"。

按养生家有静观脐下者，其凝神聚气处，约方寸许，详考关元穴左右，各有一气穴，每穴各距关元穴五分。关元穴之上为石门穴，其下为中极穴。中极、石门相距二寸，则关元穴位之领域，横竖各为一寸，其为方寸之地，明矣。且本穴又为本经与冲脉之会穴，故其治症多与冲脉有关。如奔豚气、妇人月事、子宫冷等症，均可取本穴以治。

四　满

本穴与任脉之石门穴，及足阳明经之大巨穴相平。内应脐下方寸，为全身精气凝聚之处。故本穴别名“髓府”。又以其处为大肠、小肠、膀胱、精室四夹之隙，受四者严密围壅，故名“四满”。其所治症，为积聚、疝、瘕、水泻、月信不调、恶血、奔豚诸症，均具胀满之意，又可因治病功能名“四满”也。

中　注

本穴与任脉之阴交穴及足阳明之外陵穴相平。内应胞宫、精室。为肾水精气之集中。而肾之精气，又藉本穴以达胞中。因名“中注”。其所治症，为腹中积热、大便坚燥、矢气、腰脊引痛、月事不调、目内眦赤。凡诸积热之症，取此穴可使精气内注，犹溉之以肾水，俾润通四围脏器之燥也。本穴位于肓俞穴之下，即借肓膜传导，而注之以精气也。

肓　俞

本穴平脐，与足太阳之肓门穴相应。内循三焦油膜，互为传导。其所治症，多与足太阳之膏肓俞、胞肓等穴意同。盖以本穴通于诸肓膜，而为之俞也。因名“肓俞”。

商 曲

商为秋金气令，于六气为阳明。本穴内景在胃与大肠之间，胃肠俱具屈曲之象，故名之以“曲”。胃与大肠俱属阳明燥金之经，俱具喜燥恶湿之性，俱具秋商肃敛之气。故曰“商曲”。商，言穴之性能；曲，言穴之内在地位。且本穴与足阳明之太乙门穴平。乙，亦曲屈也，又鱼肠也。《尔雅》曰：“鱼肠为乙。”借此“乙”字以合人身之肠也。《礼记·月令》注：“秋气和，则商声调。”本穴所治，多属胃肠疾患，以其内通胃肠之曲，外得商金之燥，此亦本穴命名之一义也。

石 关

本穴平于任脉之建里穴，及足阳明之关门穴。其所应症，多为坚满充实之症，如大便不通、心下硬满、哕、噫、腹痛、气淋、小便黄、脏有恶血、血上冲，多属肝脾范畴之郁结症。石，犹病之坚；关，喻治之通也。本穴与任脉之“石门”意义不同。“石门”意在体，“石关”意在用也。

阴 都

《淮南子·修务训》云：“阴气所聚，故名幽都。”

幽，隐也，冥也。幽都，即阴都也。本穴秉少阴之气，外平中脘穴，内应胃弯。胃主中气，宜常充盈。故名“阴都”。

于此所云中气者，即脾胃之潜力也。肾与命门，为人身水火之元，有助于中土之气。譬如火在釜下，而功在釜上，犹大地春阳之生动。此之谓火生土，而水又在釜上，水上火下，水火交功，而万类生化，此之谓既济。由此观之，五行之土，所以居水火金木四者之中，而其为用，则在四者之夹间也。

在人身喻脾胃为中土。又曰脾主四肢。乃深悟此理，而作此言也。道家有言“以土为釜”，乃内功寓意之言，非以瓦器煮饭也。

本穴虽属肾经，其用则多关脾胃中气之事。但脾胃之气，不宜过散，宜犹阴都之常满也。故以穴名暗示之。人能洞明此理，则丰都、地藏，均在自家腹内，腹为阴也。天堂、玉宇均在自家胸膺中，胸腔为阳也。而佛国则头脑矣。如此取譬，颇不自安，要在高明哂正。

通　谷

本穴在幽门穴位之下。“幽”“谷”，俱阴象也。《诗经》云：“出于幽谷，迁于乔木。”即去阴而就阳也。本穴与上脘穴平。有关气向上通也。《内经》谓谷道通于脾，即水谷由食道下行入胃，化气之后，脾气散精，周布全身，即幽者通之也。本穴治症，关于胃肠者居多，且能上通下达。故名“通谷”。

又考天枢之穴，近于横行结肠之两曲端，其用能通肠滞及燥结，故其穴别名“长谷”，喻其能通胃肠，乃治谷之下游也。本穴之名“通谷”，亦喻其能通胃肠，乃通澈谷之上游也。研究此穴可与天枢穴互参；运用此穴，可与天枢穴同取。

幽门

幽，阴而隐也，地下厚土之所治也。前穴为“通谷”，本穴曰“幽门”，即犹肾经之气，临于幽谷之门也。即足少阴之气，行至本穴以后，即出腹部之阴，而临于胸廓之阳也。此后诸穴，均在膈肌之上。（乃其直者，从肾上贯肝膈之线也）

本穴与巨阙穴平，亦内应横膈也。足少阴之气，由腹走胸，本穴为其一大关键，为走出幽隐之初步，故曰“幽门”。一名“上门”。曰“上门”者，即气向上行出腹入胸之门户也，犹《诗》所云“出于幽谷”者也。

《内经》曰：“两阴交尽故曰幽。”《逸周书·谥法解》曰：“壅遏不通曰幽。”以生理内景及穴位功能言之，幽门居肠胃之交，遇碱则开，遇酸则合。针灸各书多谓幽门可治中焦壅遏诸病，则本穴与胃之上下口，均有感通。至于升降开阖，则以补泻手法为之。按刺法之要，不过补泻，补泻之变，不可胜用也。

步　廊

步，度量也。廊，侧屋也。本穴在膈上，与任脉之中庭穴平。本经左右两线，夹任脉，沿胸骨两侧，各肋骨歧间是穴，犹中庭两侧，房廊相对也。两侧穴位，排列整齐，如有尺度，故曰“步廊”。治喘咳、呕逆、鼻塞、懒食、胸胁痛、支满、臂不举。

神　封

封，阜也，又闭而藏之也；又界也，国界曰封疆，地界曰封堆。本穴与任脉之膻中穴平。内景膻中为心主之宫城。横膈以上为胸腔，胸腔最喜空旷，神之居也。神无形质，喜居清虚境界，故名为“神封”。犹云神识封藏处也。治烦满、咳逆、气短、恶寒等症。

灵　墟

本穴与玉堂穴平。“玉堂”，喻贵处也，神之居也。心藏神，故名之以“灵”。穴在胸膺坟起处，故名之以“墟”。而曰“灵墟”，与“神封”名义略同，治症亦略同，即《道藏》所谓“心即神灵之丘，神藏其中”者也。凡穴位之名“神封”“神藏”者，即人身神识之所封藏处也。故名本穴为“灵墟”。其所治症略同于“神封”，使神有所归，而不外散也。

神　藏

本穴与任脉之紫宫穴平。胸腔为清虚之府，故有“玉堂”“紫宫”之名。譬如人居清静之地，则神识为之清朗。本穴在紫宫穴之侧，灵墟穴之上，犹神灵内守，得其安居也，故名“神藏”。

《淮南子》云：“神者，人之守也。”又“神者，智之渊也”。《道藏》称“胸廓为洞天福地”，喻人苟能清心寡欲，则随地清凉自生。若以为清凉世界在九霄之上，西天之西，则迷中之迷矣。

以上三穴治症略同，均以神识为主。以本经此段经线，行于横膈以上，即《灵枢》所云“其支者，从肺出，络心，注胸中”者也。故膈上诸穴虽远出足下，亦关神识，以其经络行径，通过胸腔清灵境界，与心肺接近，非直从下腹而来。故其经俞取名之义，清而不浊。

彧　中

彧，繁华茂盛也。本穴平任脉之华盖穴，且居神藏穴之上。神明内藏，彧乎其中矣，因名“彧中”。所治多为痰喘满闷之症，亦即病气彧于中也。

俞　府

俞，输也；府，内也。本穴平任脉之璇玑穴。“璇玑”具转动灵活之意。本穴藉血气灵运，而促本经之气，输之内府，故名“俞府”。简言之，即有关内府之俞穴也。治嗽而不得息，及诸胸满之症，用以输达内郁之气，及有关神识意志作用者。

心主手厥阴心包络之脉

《灵枢·经脉》云："心主手厥阴心包络之脉，起于胸中[①]，出属心包络[②]，下膈[③]，历络三焦[④]。其支者，循胸出胁[⑤]，下腋三寸[⑤]，上抵腋[⑥]，下循臑内[⑦]，行太阴、少阴之间[⑧]，入肘中[⑨]，下臂行两筋之间[⑩]，入掌中[⑪]，循中指，出其端[⑫]。其支者，别掌中[⑬]，循小指次指，出其端[⑭]。"（经脉循行见图23，腧穴见图24）

天　池

穴在胸廓。胸廓，为人体清虚境界。本穴与天溪、乳中穴相平。承足少阴内行络心之气，转注而来。穴近乳房。乳房为储藏乳汁之所。故喻之为"池"。以其在胸，故名"天池"。"天池"亦含清凉解热之意，治胸满热郁之症，如腋下肿、上气、寒热、目䀮䀮、臂痛、痎疟等症。

天　泉

本穴承天池穴之气，接近手少阴之极泉穴，及手太阴之天府穴，因名"天泉"。治症与天池穴略同。多用泻法。取极泉之"泉"，天府之"天"，因名"天泉"。

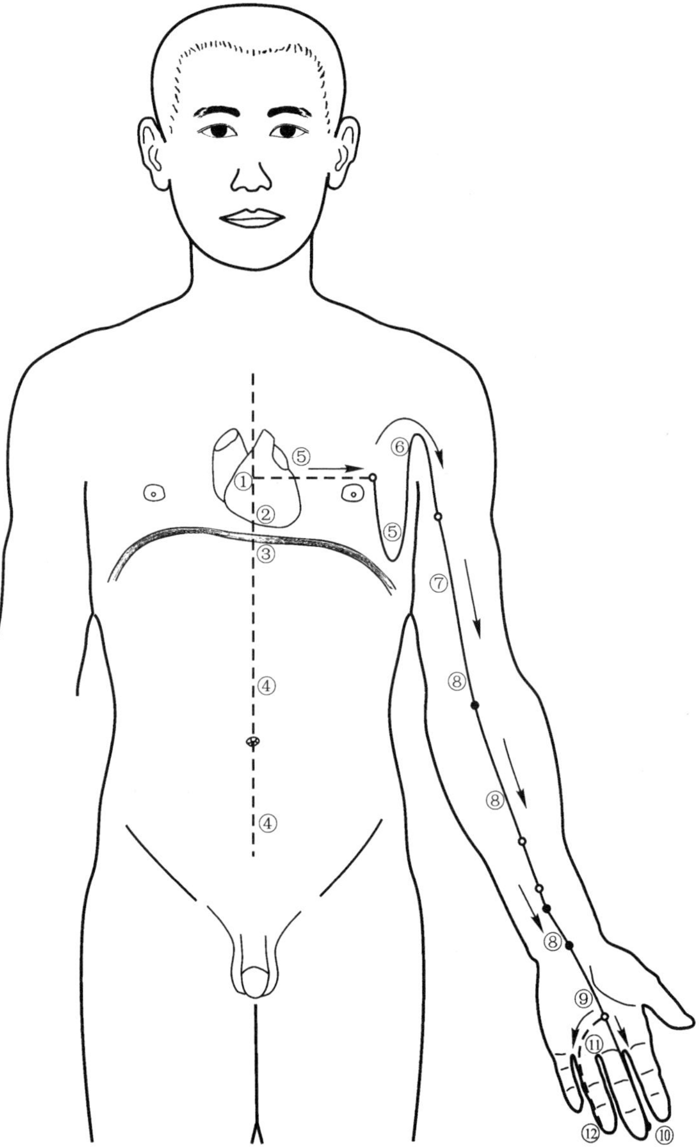

图 23　心主手厥阴心包络之脉循行图

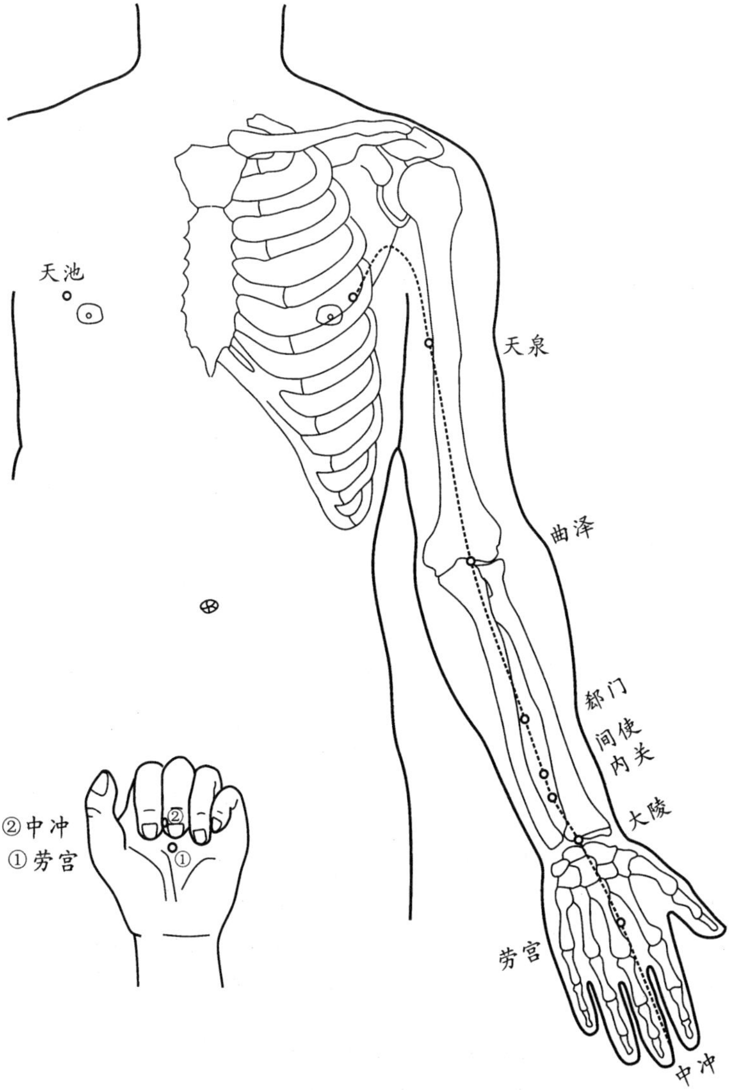

图 24 心主手厥阴心包络之脉腧穴图

曲　泽

本穴在曲肘横纹正中凹陷处。平于曲池及尺泽穴，故名“曲泽”。治时疫、热证、呕逆、风疹，及手臂振颤诸症。凡治急症，多取此放血。

观本经此数穴，由天池而天泉，由天泉而曲泽。以有形之水，喻无形之气，譬气得流通而解瘀热也。

郄　门

本穴为手厥阴之郄。穴在前膊两筋间，掌后去腕五寸处。两筋夹隙中，其穴深大。故称“郄门”。治诸虚不足、吐衄、呕哕，宜用补法。凡穴之名门者，以其司开阖也。

间　使

间，夹隙之中间也，又间隔也。使，使令也，又治事也。《内经》谓“心包络为臣使之官”，与膻中之称臣使之官小异。张隐庵谓：“心主血，心包主脉，如君相之相合也。故此之曰间使者，君相兼行之使道也。”因名“间使”。治心胸如饥、呕沫、少气、中风、气塞、霍乱、干呕、心痛、多惊、久疟、客忤、昏危不语、卒死等症。《医宗金鉴》谓“如鬼神使其间”，治症虽符，词意则浅俗。

内　　关

《灵枢·终始》云："溢阴为内关。内关不通，死不治。"按症之曰"内关"者，即内格也，即溢阴而上犯症也。盖以阴气闭塞于内，不与外阳协调，致阴气逆行上犯，而为胸中各病，本穴可以治之。故名之为"内关"，犹内脏之关隘障碍也。所谓协调者，使阴阳升降偕作也。

本穴为手厥阴之络穴，与手少阳之脉相互沟通。且近于候脉之"关"位。"关脉"命名定位之义，其或取意于此也。

本穴为开胸胁郁闷之主穴，以治胸腹胁肋诸般胀痛。如胶痰积块、面热目昏诸症，均可取之。

大　　陵

大阜曰陵。古代帝王葬处曰陵，尊其死曰寝息，谀其墓曰寝宫，谀其葬仪曰奉安，总之，即长眠安息也。刺此穴可使人寐。穴在掌根阜起处，亦陵丘之象也。故名"大陵"。

本穴治喘咳、呕血、心悬如饥、悲泣惊恐、心胁痛等症。其功能主治为催眠。

又大陵为星名，主死丧陵墓之事。在积尸星下。考大陵、积尸二星名，与其应征事物之义，则星名大陵，正与本穴应症之意合恰。其或古人有参星象，而命此穴之名也。

劳　　宫

劳，操作也；宫，中室也。手任劳作，穴在掌心，因名“劳宫”，即劳动中心主力也。

本穴治喉、咽、胃肠及心脏诸病。凡外症之关于内因者，亦可取之。本穴又名“五里”，谓能治多经病，以功能言也。

推究穴名称号，古人亦曾逐步改善。本穴曾名“掌中”，无乃过于涉显。名“五里”，则迂隐费猜，且与他经“五里”雷同，终不若“劳宫”二字为佳。

本穴又治胸胁满痛、不可转侧、大小便血、吐衄、呕逆、口臭、烂龈、中风、疸热、汗不出等症。总言之，血热太过宜泻也。

中　　冲

本经之气，中道而行，直达手中指之端，故名“中冲”。其所治症为身热、烦渴、舌强、耳鸣，总宜泻热也。又治头痛如破、身热如火、心痛、烦满、热血攻心、掌热烦闷、舌肿痛、痰涎壅盛、牙关紧闭、心气郁、暴仆等症，均以放血为佳，常有血出立解之效。

按中冲、劳宫二穴，居本经之末，下接手少阳之经，本经属心包络。心包络，中医称为阴血之母。本经行径，直冲而进。凡经络直冲之处，较迂曲处行动为速，则血气因之充盛。血气盛，则旋泻之力大，病理物理，同此一理。故于各经末端之穴，多用泻法。所云本经末端血行速者，可验其中指根动脉，较其他指根动力独大，可证也。刺十宣，取指端放血，即取其速于宣散也。

三焦手少阳之脉

《灵枢·经脉》云："三焦手少阳之脉，起于小指次指之端[①]、上出两指之间[②]，循手表腕，出臂外两骨之间[③]，上贯肘[④]，循臑外[⑤]，上肩[⑥]，而交出足少阳之后[⑥]，入缺盆[⑦]，布膻中[⑧]，散络心包[⑨]，下膈[⑩]，循属三焦[⑩]。其支者，从膻中上出缺盆[⑪]。上项[⑫]，系耳后[⑬]，直上出耳上角[⑭]。以屈下颊[⑮]，至𩓐[⑯]。其支者[⑰]，从耳后[⑰]，入耳中[⑰]，出走耳前[⑰]，过客主人前[⑰]，交颊，至目锐眦。"（"交颊"二字可删）（经脉循行见图25，腧穴见图26）

关　冲

《灵枢·经脉》曰："手厥阴心包络之脉……其支者，别掌中，循小指次指，出其端。"本穴承手厥阴之脉，由劳宫穴分布支线，直出无名指外侧端，循手表腕，出臂外两骨之间，即外关穴也。故本穴治症多与外关穴同，犹如外关之副穴也。穴在少冲穴、中冲穴之夹间，故亦名之以"冲"。故曰"关冲"。意其与内关、外关通也。治口干、喉痹、胸中气噎、目昏、掌热、烦满、目翳、臂痛、小儿惊厥等症。

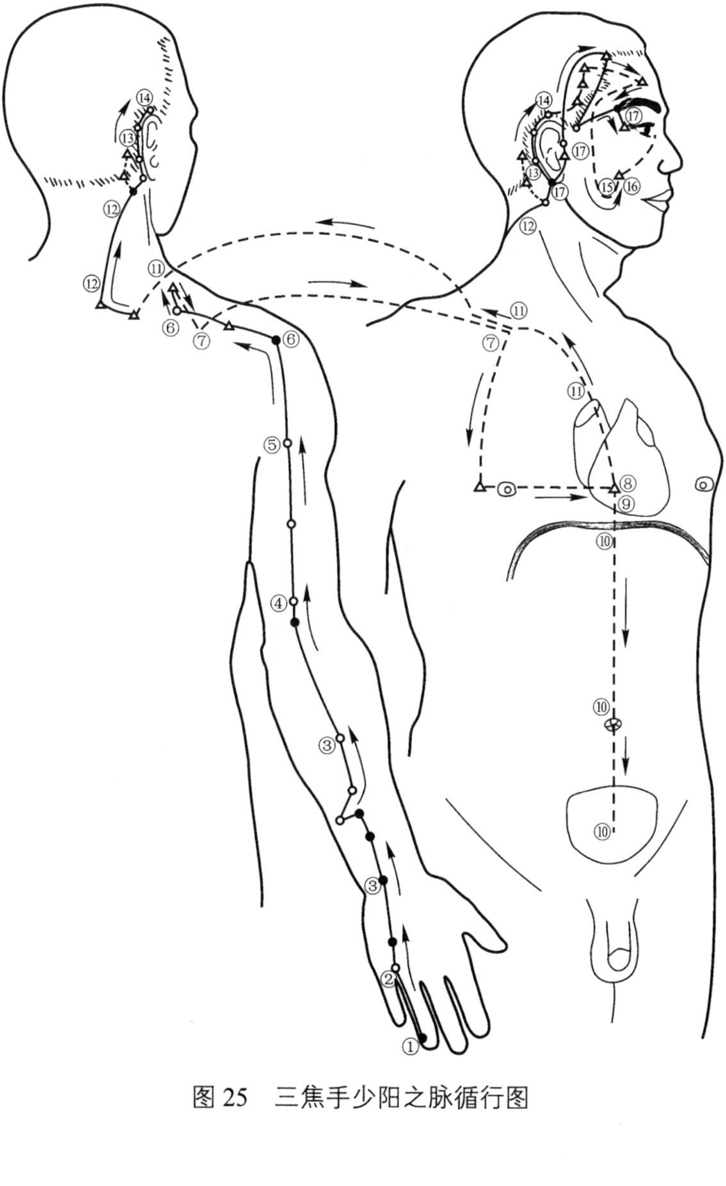

图 25　三焦手少阳之脉循行图

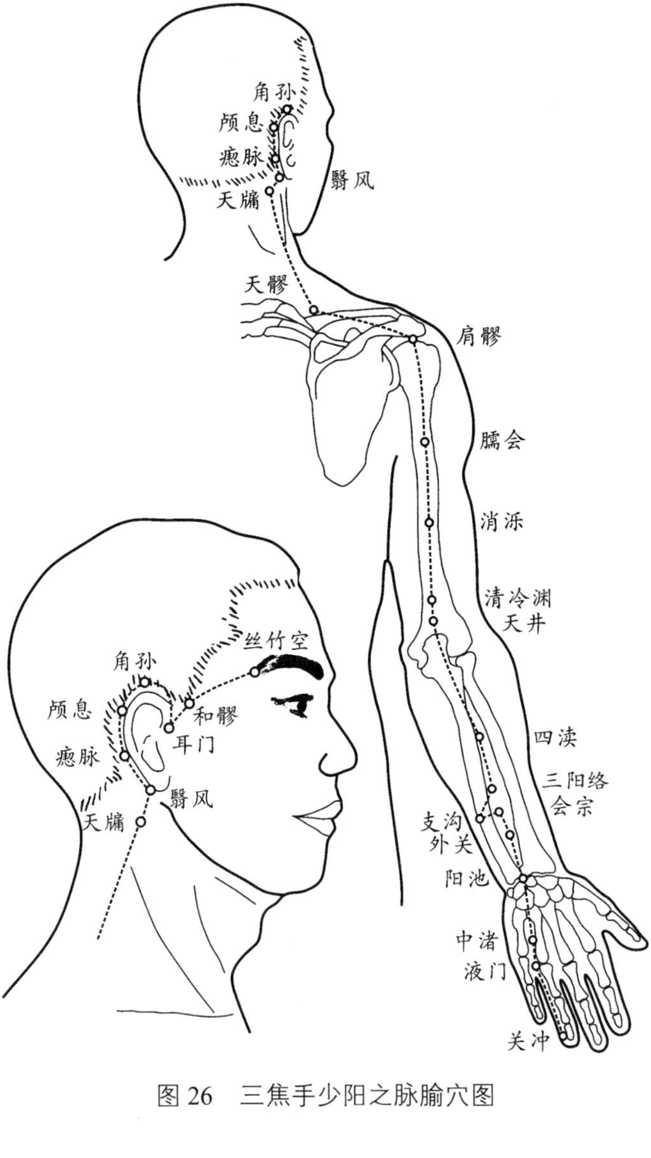

图 26　三焦手少阳之脉腧穴图

液　门

本穴治咽痛、目涩、耳聋、齿痛、寒热、狂疾，及伤津而致干燥之症，均可取之。俾生津液，有刺本穴而液立生者，故名“液门”。治臂痛、手背痛肿等症。均宜泻法。

按汗、尿、唾液，均液也，液出及门，刺而促之，以助其发动之力。于理则可，故曰“液门”。若使枯井生泉，则恐未必。于此穴可试用之。

四十年前，余治一战汗，将出未出之际，其人抖擞呻吟，全家惊惧，夤夜扣门，延余诊治。一针甫下（合谷）汗立出，战立止。此症若待其汗自出，亦可痊愈。由此观之，谓“液门”能生津润燥则可，若谓其针下立即生津，或即刺合谷得汗之类也，适逢其欲汗将汗之会耳。

中　渚

渚者，水歧也，又小沙洲也。本穴在小指无名指掌骨间，循手少阳之脉，由关冲穴通此，上走阳池穴，犹流水绕洲而成渚也。手三阳之脉，顺行手背，而本经居手三阳经之中间，故名“中渚”。

凡水流成渚之处，其溜较缓，能遏水势留连。故本穴治症，略同液门穴。

阳　池

本穴在腕关节阳侧正中陷中，承中渚穴之气，而停潴之，因名“阳池”。与手太阳之阳谷穴、手阳明之阳溪穴，意义相同，治症亦略同。

外　关

本穴与内关穴相对，因名“外关”。又本穴为手少阳之络，得手厥阴过经来会之气，盎溢于无名指之端，是为“关冲”。关冲穴治症，多与本穴略同。治肘臂不得屈伸，五指不能握，及耳聋等症，此经络之所过也。

支　沟

本穴在前膊外侧肉陷中。本经之气循而上行，本穴在尺桡二骨夹隙中，喻犹上肢沟渠也，故名“支沟”。

又名“飞虎”，以取穴手法而得名也。人张手量物，由大指尖至中指尖，名为一虎口。以虎口中指向前跪屈，食指尖迈进一步，中指尖至食指尖，名为一飞。取此穴，由手背中指尖向上量起，一虎口加一飞，正当腕关节上三寸许，正当阳池穴向上一飞之处，因名“飞虎”，即一虎口加一飞也。

本穴治热病汗不出、肩背酸重、四肢不举、霍乱呕吐、口噤卒心痛、三焦火炽、产后血晕、胁肋痛等症。以其贯彻三焦，故其治症较为复杂。

会　宗

宗，本也，聚也；又流派之本源为宗。凡事物之系统，必先有宗主，而后有支别。本经居三阳之中间，而本穴挨次之下穴，为三阳络穴。而三阳络穴即三阳经之络脉相互沟通之处，犹系统之支别也。本穴居三阳络穴之前，犹会聚别支而宗主之也，故名“会宗”。主治五痫、耳聋、肌肤痛等症。禁针，宜灸。

三阳络

手三阳之脉，并列上行，行至本穴，三经经线更较接近，两旁二经之络脉，当有与本穴关通之处，因名“三阳络”。与“三阴交”“地五会”命名之意相同。意其应症，定有关于手三阳经也。其所治症为暴喑、耳聋，及四肢懈惰诸症。

四　渎

渎，为沟渠之大者。本穴前穴为三阳络穴，则犹汇细流而为巨川也。古称江、淮、湖、济四水为四渎，以其有通润之力也。本穴治症，多以润通为务，故名“四渎”，即犹滋灌溉，通航运也。治呼吸气短、暴耳聋、下齿龋痛。治症与三阳络亦略同。

又“四渎”为星名。凡四星，在东井星之南，轩辕星之东，为江淮湖济之精，其占为流水泛溢、津梁舟楫之事，与本穴功能润通之用相符。俗云此星过明，恐有水灾，未必。

天井

穴在肘后屈肘陷窝中。此穴颇深，可向上刺（沿皮下），故名“天井”。古法治瘰疬，有天井透肩贞之说，即沿皮向上刺之也，非必刺至肩贞穴位也。若由本穴向腕平刺，可促使发汗，有天雨沛然灌溉全身之势，因名“天井”。治五痫、风痹、耳聋，及嗌、颊、肘、臂诸处肿胀发肿。以其治症繁杂，又可意为市井之井。会“井”字之意，四通八达也。

清冷渊

玩味此穴名三字，富有寒泉凛冽之意，思之使人肤栗。凡诸热毒之病，可以取此。古法种痘，取清冷渊、消泺两穴，以其兼能透解郁热之毒也。主治肩臂痛，臑肿不能举。

《庄子·让王》曰：北人无择非舜，因自投清冷之渊。盖古时先有此渊之名。道家修养，借此渊名，名此穴位。前人复取其功能，用以治疗热证，故喻此穴为“清冷之渊”也。

消　　泺

消，放散而消化也。泺（《集韵》音历，即药名“贯仲”也），此药善能解热，功同本穴，故名之为“消泺”。

按“泺”字，音义尚多。于此可依《集韵》音历，为佳。或音烁亦可。以上三穴，功用略同。本穴主要功能在于消解。至于消解寒凝，或消解灼热，则在术者手法变通耳。但用以解寒者少。后世进步钻研，专有解热穴位（如五十九穴泻热之类，及生寒生热手法），此穴多不见用。本穴在臑会穴下二寸。

附记数语：“九一八”之乱，余逃难完达山中。闻山居老人云：溪渠中有贯仲者，其水可饮，无贯仲者，须防有毒。此常识山外人多不知之。

臑　　会

穴在臂臑穴之侧，臑俞穴之下。三臑穴位傍近，因名“臑会”。治肩项瘿肿、臂酸无力等症。推“臑会”之意，为三臑之会穴。如臂臑穴属手阳明经，为手足太阳、阳维之会；臑俞穴属手太阳经，为手太阳及阳维之会；

臑会属手少阳经，为手足少阳及阳维之会。故治症广泛，但俱关于臑，故名“臑会”。穴在肩头下三寸。

肩　髎

穴在肩后髎隙间，因名“肩髎”。治臂痛肩重，不能扬举，取局部也。抬臂肩胛凹陷处是穴。

天　髎

本穴在胸腔极上。胸腔在人身为天，故名“天髎”。治肩重不能扬举、胸中热满、颈项引痛。

以上三穴，治症略同，均着重局部，因经络之所过也。穴在肩井内一寸，后八分许。为手足少阳及阳维之会穴。

天　牖

窗开旁墙曰牖，所以助明也。本穴与“天窗”意同。穴在颈侧，有如旁墙之窗，故名“天牖”。以文义揆之，其所治症，当为头面耳目颈项之疾，意在通也。穴在风池穴下微外许。禁刺灸，可按捏。

翳　风

穴在耳后陷中，四周隆起，且平于风池穴。能治风疾，故名“翳风”。翳，遮蔽之也，犹云翳处之风穴也。按气动为风。本穴能开气郁之闭，又以其接近于耳，故兼治耳聋之因于气闭者尤效。

瘛　脉

《素问·玉机真脏论》云：“筋脉相引而急，病名曰瘛。”按瘛为痫类，小儿多患之。本穴在耳后青筋动脉处。人在惊风癫痫病发时，或三焦火盛时，则此处横筋色变青紫，连及全耳灼热，此即狂热之表现也。故名此青筋处为“瘛脉”穴。小儿患惊痫时，则此处青筋特显。《针灸大成》经穴歌云“天牖翳风瘛脉青”，是古人对此穴以青筋为特征也。治惊痫刺之多效，点之放出微血。

颅　息

息，休息也，又气息也。穴在颅侧睡眠着枕处。以其有关于息，故名“颅息”。有云：穴下有动脉，与呼吸相应。考之未确，或临病时乃现欤？愿针道同志随时留意。所治为耳鸣、喘息、瘛痫、胸胁痛、吐呕等症。

角　孙

穴对耳上角，细络旁通，故名“角孙”。细络为孙络。《灵枢·脉度》云：“支而横者为络，络之别者为孙。”又世俗称鼻为祖，称耳为孙。本穴在耳上角稍前处，和髎之上。《针灸大成》谓“耳廓中间”，开口有空。治龈肿、目翳、齿龋、项强等症。余常遇此症，即在耳尖处放血多效。凡咽痛、咽肿，则此穴发现赤热症状，可捻痛侧耳尖放血，特效。

丝竹空

丝，细络也；空，孔窍也；眉犹竹叶。本穴在眉梢外侧端，穴下孔窍，细络旁通，故名“丝竹空”。治目疾、头风、小儿惊痫，取其通达透彻也。《针灸大成》谓“宜泻不宜补”。小儿天吊，取眉上三针，此其一也。

和　髎

穴在耳门穴稍上，陷中。有关听觉。《老子》曰：“声音相和。”故名“和髎”，以其能治耳病也。本穴治耳鸣、口僻、项肿、瘛疭、牙车引急等症。与耳门、听宫、听会穴同功。

耳　门

穴在耳前上切迹微前陷中。本经经线其支者，从耳后入耳中，由本穴出走耳前，故名“耳门”。治耳聋、耳疮、齿龋、唇强等症（详前文手太阳经“听宫”解）。

胆足少阳之脉

《灵枢·经脉》云："胆足少阳之脉，起于目锐眦[1]，上抵头角[2]，下耳后[3]，循颈行手少阳之前[4]，至肩上[4]，却交手少阳之后，入缺盆[5]。其支者[6]，从耳后入耳中[6]，出走耳前[6]，至目锐眦后[7]。其直者[8]（'直'原作'支'，误。改'直'），别锐眦下大迎[8]，合于手少阳[8]。抵于䪼下[9]，加颊车下颈[10]，（'循'原文'加'，难理解。改为'循'）合缺盆[10]。以下胸中[11]，贯膈[12]，络肝[12]，属胆[13]，循胁里[14]，出气街，绕毛际，横入髀厌中[15]。其支者[16]（'支'原作'直'，误。改'支'），从缺盆下腋[17]，循胸过季胁[18]，下合髀厌中[19]，以下循髀阳[20]，出膝外廉[21]，下外辅骨之前[22]，直下抵绝骨之端[23]，下出外踝之前[24]，循足跗上[25]，入小指次指之间[26]，循小指次指出其端[27]（八字补）。其支者[28]，别跗上[28]，入大指次指（二字补）之间[29]，循大指歧骨内，出其端[30]。还贯爪甲，出三毛。"（直属本经脏器为直，不属本经脏器为支）（经脉循行见图27，腧穴见图28）

瞳子髎

目之精华在瞳子，故称目珠为瞳子；穴在目外角，骨隙中，因名"瞳子髎"。一名"太阳"；又名"前关"。

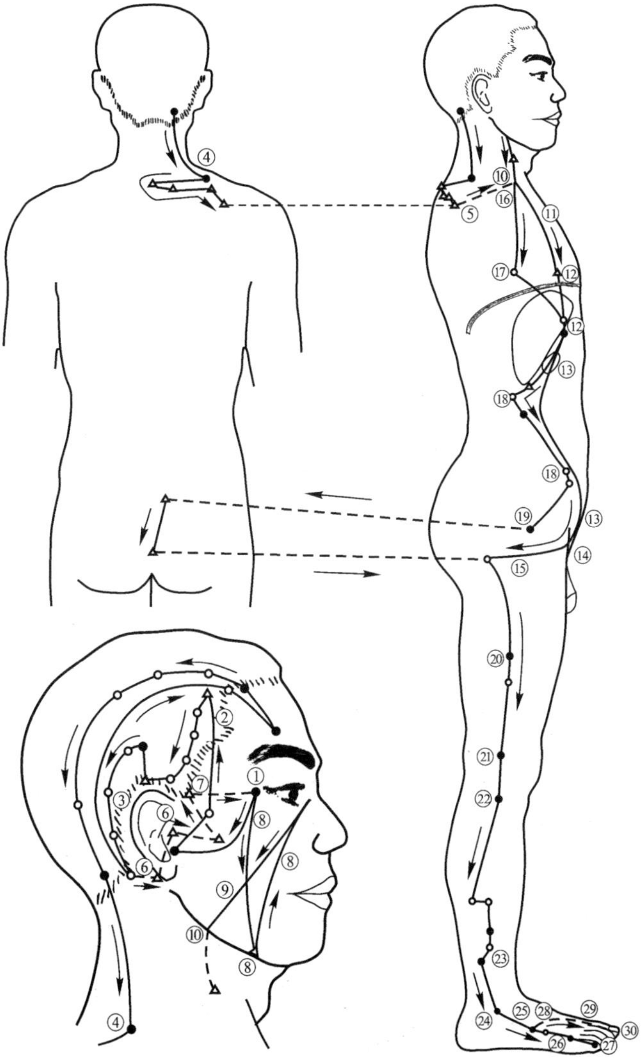

图 27　胆足少阳之脉循行图

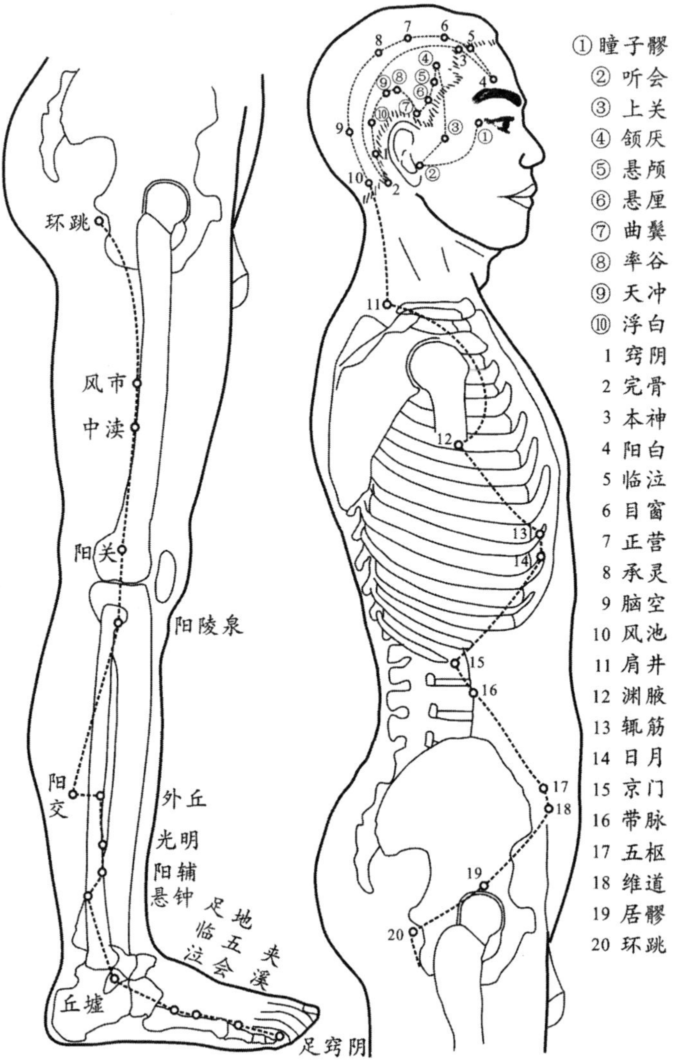
环跳
风市
中渎
阳关
阳陵泉
阳交
外丘
光明
阳辅
悬钟
足临泣
地五会
夹溪
丘墟
足窍阴
① 瞳子髎
② 听会
③ 上关
④ 颔厌
⑤ 悬颅
⑥ 悬厘
⑦ 曲鬓
⑧ 率谷
⑨ 天冲
⑩ 浮白
1 窍阴
2 完骨
3 本神
4 阳白
5 临泣
6 目窗
7 正营
8 承灵
9 脑空
10 风池
11 肩井
12 渊腋
13 辄筋
14 日月
15 京门
16 带脉
17 五枢
18 维道
19 居髎
20 环跳

图 28 胆足少阳之脉腧穴图

为手太阳、手少阳及足少阳三脉之会穴。治青盲、目翳、风泪、眦痒、头痛、喉痹等症。《道藏》曰：“目，童子也。童子，心神也。”

听　　会

本穴之上有和髎、耳门、听宫穴。本穴与之挨近。故本穴为司听之汇，而名之为“听会”。治口㖞、耳聋、齿痛、瘛疭等症。

上　　关

曰“上关”者，与“下关”相对而言也。下关穴在颧骨弓下，本穴在颧骨弓上，故名“上关”。古说禁针。或问：既然禁针，何须设此穴位？答：正谓使人注意，以防粗工之不慎也。其他可灸可刺之穴，误取之不过无效。若禁刺禁灸之穴，误取之，则危害殊甚。旧说本穴近于“太阳”，为至尊至贵之处，故又称为“客主人”。“客主人”者，亦君主之换称也。

本穴内通脑系，脑为全身君主，即君主之官，神明出焉者也，犹中央正统，天下之共主也。古时天子巡狩，所至之国，诸侯待以主人之礼。故《礼记》有言：“天子无客礼，莫敢为主焉。”故天子至处，忝然以主人自居。虽在客情，犹主人到来也。本穴禁灸、禁刺，示人不可冒犯君上也。不得已，以毫针轻取之。在专制时代，不敢以君王皇帝名其穴，故制造隐语称之“客主人”。又以本穴傍近太阳之位，亦即天日之象也，更有以本穴穴位为“太阳”者。余则以为，太阳为片，“上关”乃片中之点。又以其近于听会穴，故治症略同于听会穴。但治以按摩为主，或以毫针轻取之。

颔　厌

人当嚼咽食物时，颔下与颞颥俱动，是颔下与本穴有牵合也，因名“颔厌”。古“厌”与“餍”通。又引也，意即颔动引及本穴亦动也。以其近于上关穴，故所治略同于“上关”。

悬　颅

本穴在颞颥动脉处，承颔厌穴之气下行，即犹头上经气悬行于颅侧也。沿皮刺之，可治悬晕，此症如人在悬空晃动，病者自觉两足无根，头晕如身悬也。故名“悬颅”。所治为头痛、牙痛、身热、烦满等症。穴在颅侧，因治病功能而得名也。

悬　厘

扬雄云：“荷天冲，提地厘。”言犹荷天之道，提地之理，则而效之也。又悬者提也，厘者理也，含有纠偏矫正之义。后人纠正事物之差，多曰厘正。凡头侧之穴，多治偏风、头痛、㖞僻、烦心、耳鸣之症。循经取效也。本穴之上，有天冲穴。故本穴取地厘之意，以与相对。因名“悬厘”。

曲鬓

穴在鬓发曲处，因名“曲鬓”。穴近颞颥，故治颊、颔、牙车等处之症。

率谷

本穴在侧头骨与颞颥骨合缝处。其缝犬牙交错，曲如蛇行。《孙子兵法》云：“夫用兵者，譬如率然，率然者，常山之蛇也。”谷，喻两骨之合缝也。因名此合缝为“率谷”。即以为穴名。其所治症为偏头痛、烦满、呕逆、胃寒等症。

天冲

天冲，为星名。岁星之精，流为天冲。冲，通也。本穴又名“天衢”。衢，四达也，与“冲”意同。《易·大畜·上九》曰：“何天之衢。”注曰：“何其通达之甚也。”可知本穴功能在于通也。所治为头痛、癫疾、风痉、龈肿、善惊，及诸头脑之病，而以通法为主。故名“天冲”。亦《扬子》所谓“荷天之冲”也。

浮　白

本穴治足蹒跚不能行，及耳聋、耳鸣不能听，胸满、咳嗽、吐痰、喉痹、瘿肿、齿痛、吐涎沫等症。病者宛如醉人状态，喻患者如曾浮大白者，本穴可以治此，因名为“浮白”。

按：“浮白”典故，出于战国之初。魏文侯与诸大夫饮酒，使公乘不仁行觞政（酒令）“饮不釂者，浮以大白”。后人以“浮大白”为罚大杯酒。浮者，满而溢也。今取为穴名，意谓病者如有醉态，似曾浮大白者，取此穴以治此病，故简称此穴为“浮白”。以简简两字，表出穴位功能、患者状态，相互情况不言而喻矣。中医理论，要以针道为深，早在《内经》成书以前，已有“黔首共食余”之感，殊为可惜（见《素问·宝命全形论》全元起注）。由此穴名义推之，针灸术起于《内经》成书以前。不断整理，在战国以后，大为发明。

（黔首者，平民也，平民以黑布包头，故曰黔首；士以上者，各有等级衣冠也。食余者，古时人民，饥则觅食，饱则弃余，而不知惋惜。于此感慨针道失传而不顾惜，弃如食余也）

窍 阴

头为诸阳之会，何本穴名为“窍阴”？盖以五脏属阴，而开窍于头也。心开窍于舌；肝开窍于目；肾开窍于耳；脾开窍于口而通于咽；肺开窍于鼻而通于喉。本穴治耳鸣、目胀、口苦、喉痹、咳逆、舌强出血等症，针之以通脏阴之窍，名为“窍阴”。实即阴窍，不曰“阴窍”而曰“窍阴”者，盖隐之也。

完 骨

完者，全而整也，如事功完成，守备完固，皆是也。在人身，头骨为脑之宫城，最宜高坚完固。穴在耳后高骨后缘，相人书称此处为寿台骨。其处高坚，仅次于强间穴。当头侧外卫之要冲，最须坚固。故名“完骨”。治口㖞、面肿、头项摇、牙车急、齿龋、目眩、癫疾、头风等症。

本 神

本穴在前额发际，内应于脑，与神庭、临泣穴相平，故善治有关神识诸病，如惊痫、癫风、神不归本等病。故名“本神”，犹云“神之本”也。

本穴又为本经与阳维之会，亦神之本也。《皇极经世》曰："天之神棲于日，人之神棲于目。"足太阳起于目内眦；足少阳起于目外眦；足阳明之承泣穴在目下；足少阳之阳白穴在目上；手少阳之上关穴在目外；手太阳由目锐眦入耳中，又由目内眦斜络于颧；手阳明止于迎香穴，接近四白、承泣穴，是手足三阳经气俱会于目也。又目之精气为神为光，亦神之本也。

本穴傍近之穴，为临泣、目窗、正营、承光，均治目病、惊痫。故本穴治诸有关神识之病。且为治有关神识诸病之本，故名本穴为"本神"也。

《黄庭经》云："何为死作令神泣。"注曰："房中不慎，伤精失明，故神泣也。"按泣为哭无声也。神而曰泣，义近于玄。余意"死作"之"作"字，应读平声，音柞，字义滥行不节也。"泣"，古与"濇"通，义滞涩而不灵也。原神本灵，肾损则脑伤而不灵，伤精失灵，故神濇也，而健忘、失眠、目昏诸症生矣。本穴俱能治之。（泣，应音濇，神不灵也）

阳　白

本穴在前额眉发之间，直瞳子。其处平白，显见，与足阳明之"四白"义同。本穴为本经与阳维之会穴，即阳经之汇也。白字之义，明以显也。本穴有关于目，故治目疾多效。取用时，可与足阳明之四白穴参照。本穴在目上，平明四白之处，故名"阳白"。

临泣（头临泣）

泣，哭无声也。人当哭泣之先，必先鼻腔连额酸楚，然后泪下。本穴在前额发际，正当上液之道。酸楚临此，而涕泪乃下，故名“临泣”。以治目疾多泪生翳者颇效。

本穴为足太阳、足少阳、阳维三经之会。取之以调阳神，使之振奋也。故《内经》称此诸穴处为上液之道。《内经》曰：“液者，所以灌精濡空窍者也，故上液之道开则泣。”当此“临泣”穴酸楚时，正上液之道将开未开时也。及其泪下，则上液之道已开也。其处稍有干涩，则目病立生。故诸孔窍宜时时濡润之。凡器官之最灵敏者，其罹病亦最急，如暴哑、暴聋、暴盲等症均是也。

目　窗

人当回忆往事时，多目睛上视，凝神注脑，则旧时情景历历如见。本穴四周之穴，为承光、本神、临泣、正营诸穴，命名取意，皆关于目。而本穴处四者中间，更为目力精华上达会粹之处。故本穴治目赤、青盲、白膜覆瞳子诸症，犹开窗通明也。

正　营

《内经》谓：营主血，目得血则明。又室之向明者为正室，天子之离宫别馆为营室。人之神智在脑，脑为一身之主宰，犹人世之君主也。本穴有关于脑，犹天子之营室也，故名“正营”。其所治症为头项偏痛、目不明等有关于通明者。

承　灵

本经经气，承目窗、正营穴而来；与通天及百会穴傍近。凡此诸穴，俱关神识。故名“承灵”。误针伤脑，令人记力消退，而脑为之不灵，故在禁针之列。

承，继也，迎也，又佐也。顶为元神所在，本穴能益神识而佐之，亦承于灵也。人之灵在脑，故本穴治脑风、喘息、鼻衄、鼻窒诸病，以复其灵运之能。但须浅取为宜，守禁针之戒也；按之掐之较佳。

脑　空

谚云：“胃常空则病少，脑常空则智多。”吾人运用脑力，必先消除杂念，使脑海澄清，意念乃得专一。本穴内应大小脑之夹间，即脑之间隙处也。脑宜常空，故名“脑空”。治头重、头项强、目瞑、癫风、心悸、头风等症。

风　池

本穴在脑后，与风府穴相平。为风邪入脑之冲路。池，喻水之汇储也。本穴为风之所汇，故名“风池”。治症颇多，如寒热病、汗不出、偏正头风、目眦赤肿、目昏耳塞、痎疟，凡属外风内火头项诸痛，俱可取之，多用泻法。

肩　井

穴在肩上凹处，故名“肩井”。古有井田之法，“井开四道，而分八宅”，即四通八达也（见“井”字象形）。又古时日中为市，交易者汇集于井，后世称为赶集；又谓通衢为市井。本经通肩部，与诸阳经交会，其所治症极为复杂，有如各病之市集也，故名“肩井”。所治以风症居多。如中风、头风、痰喘、风痹痛、劳伤、气逆，以及产后风等症之涉及于风者，均可用之。以风为阳邪，症从其性也。《针灸大成》谓：“针深闷倒，急取足三里解之。”

渊　腋

本经起于头侧，注于风池穴，下肩井穴，行于腋下，由身侧下行，结穴于腋下。

本穴于位则腋，于用则渊，在人身，犹腋下有渊泉也，故名“渊腋”。本穴与天泉、极泉、天溪等穴傍近，故又名“泉腋”。本穴虽浅，所关则深。所治为胸胁满闷、四肢无力。但宜浅刺，而不宜灸，以其近于心肺也。伤及肺脏，造成结胸；伤及心脏，则痌而少气；伤膈则呃也。

辄　筋

穴在肋骨隙间。《针灸大成》谓：“横直蔽骨旁七寸五分，垂直两乳。”（原文作“平直两乳”，误。按“横直”二字，即是平也。故应改“平”为“垂”）观肋骨并列连排，有如辙迹，故名“辄筋”。《针灸大成》谓：“本穴为胆之募。”故又名“胆募”。主治胸中暴满、不得卧、太息、善悲、小腹热、多唾、言语不正、四肢不收、吞酸、呕宿汁。

本穴位置，诸书颇不一致。余意蔽骨中行，既云“横直蔽骨七寸五分”，是本穴横平之线定矣。又云平直两乳，则与横直蔽骨之说重复。故疑“平直两乳”应是“垂直两乳”之误。若作“垂直”观之，则垂直之线，正是本穴纵线，纵横交点，正在七八肋骨之间。本穴在第八肋骨上缘内侧端。本经日月穴，在第八肋骨下缘外侧端。两穴相对，只隔一条肋骨。是两穴穴底同在第八肋骨下也。

余又考：凡属募穴，其脏器均在本募穴之下。本募穴与本脏器内外相对。如肺之中府，肾之京门，脾之章门，心之巨阙（虽不直对，亦相距不远），肝之期门。五脏如此，六腑同然。若指辄筋在乳旁（横膈上），则与胆募之说，远不相及矣。

又考：凡两穴穴底挨近者，则两穴治症略同。如手太阳之阳谷穴，与手太阴之阴郄穴。两穴虽不同经，而两穴穴底则在一处。故其所治症多有相同之处，但不完全一致耳。观此辄筋、日月两穴所治之症，亦所差无几。故余认为两穴穴底既然相同，穴面自应挨近。未知广大同业以为如何？

日　月

《道藏》曰："日、月者，左右目也。"本穴善治目病，因名"日月"。又名"神光"，神之光，日与月也。又以本穴挨近期门穴，针灸家经验，本穴能佐期门调月信。更知"日月"之义，不仅取意目之光明，且寓意朝夕朔望之期也。日月意义颇大，用途亦广。要推其义，而扩用之也。若拘限字义，则用途狭矣。本穴治症，主治太息、善悲、小腹热、多唾、言语不正、四肢不收。与辄筋穴所治，大致相同。

京　门

穴在第十二肋骨前端，第十一肋骨下缘，俗称蜷窝，以其处蜷卧成凹也。该处四周隆起。凡四周隆起之处为京，故称"京门"。其所治症，为大肠、小肠、膀胱、肾、肩、背、腰、胯、髀诸处之疾，得通而愈。又本穴为肾之募穴，故治水道为尤效。肠鸣洞泻亦效。

带　脉

本穴为足少阳经与带脉之会。带脉为奇经八脉之一，在人身匝腰一周，如束带然，故名其经为带脉。本穴属于带脉，故亦名本穴为“带脉”穴。治腰腹缓纵，溶溶如坐水中，及妇人小腹痛，及里急后重之症，及经带、瘛疭之症。

五　枢

枢，为致动之机。本穴当人身长度之折中，人当扭转身躯，或跪拜五体投地时，本穴正当腰部转折之处。又五者数之中。“五枢”即中枢之意也。本穴为足少阳经与带脉之会，故治寒疝、卵缩、里急、小腹痛、瘛疭、女子带下，以其涉及带脉全部也。

维　道

本穴为足少阳与带脉之会。带脉在人身有束缚之用。维者，系也，束也。《诗经》曰：“絷之维之。”道，具通达之意。故名“维道”。本穴治症为水肿、三焦不调、不嗜食、呕逆等症。

按带脉、五枢、维道三穴，俱为足少阳与带脉之会。带脉在人体如约束诸经之带。五枢穴在约带之下，具灵运转动之力。本穴参与维系，且具转达之力。三穴虽各分工，而有互助之用。即“维”之意也。

居　髎

居，端坐也。本穴在章门穴下四寸处。人当端坐时，则此穴位置在凹隙洼中，以其居则成髎，故名“居髎”。治腰痛引腹、胸背挛急等症，循少阳之经也，此谓循经取治。

环　跳

穴在肠股窝中，股骨嵌接之处。侧卧取之，膝微屈，腿微抬，此穴乃现。每见人当跳跃时，必先蹲身，屈其胯膝，则本穴形成半环形之凹隙，因名“环跳”。治半身不遂、腰胯痛、偏风、脚气等症。为用在于通利。

风　市

本穴为治诸风之要穴，如偏枯麻痹、湿痒、中风不语等症，均可取此。犹治疗诸风之市集也，因名“风市”。但限于外侵之风。若治内生之风，须兼取解热之穴。用针同于用药。

中　渎

渎，巨川也。本经自瞳子髎穴起始，分支于头，屈折于肋，至环跳穴而下，足三阳之经并列顺行，如川渎之就下者。故喻之为“渎”。本经在足太阳、足阳明两经之中间，因名“中渎”。治筋痹不仁，及寒气客于肉膝之间，痛攻上下者，使之顺行通利而愈也。

阳　关

本穴当膝关节外侧，因名“阳关”。示意阳侧之膝关节也。治风痹膝痛不可屈伸。取此以为通也。

阳陵泉

穴在膝下外侧，腓骨上端，髁突下，孔穴甚深，可透阴之陵泉。本穴即《内经》所谓“阳之陵泉”也，因简称“阳陵泉”。

《素问·脉要精微论》云：“膝者筋之府。”故后人以本穴为治筋病之会穴。凡治筋病，多先取本穴，后取他穴。本穴主治偏风、半身不遂、足膝冷痹不仁、脚气、筋挛。

阳　交

本穴为本经与阳维之会。又本穴挨近足太阳、足阳明，故《针灸大成》谓本穴“斜属三阳分肉之间，为阳维之郄”，喻犹足三阳与阳维之交会也。故名“阳交”。

本穴与外丘、丰隆、飞扬穴，俱在外踝上七寸许。又本穴治症为寒热痹、喑、噤、惊、癫、瘛疭等症，及膝足处病，与丰隆、飞扬穴多有相同。因思本穴近旁，或有微细支络，为足三阳之络，以为三阳经脉相互沟通作用。故谓为阳之交也。

外　丘

穴在下肢外侧，人当努力时，肌肉隆起之处。与足阳明之丰隆穴，同在一条肉棱，腓骨之后，故与足阳明之丰隆穴，丰满坟起之含意略同。名“外丘”，意其外凸如丘也。

本穴治头项痛、胸胁满，循其经也。兼治痿痹，取局部也。灸猘犬毒，强胆府功能也。可灸可针，须求适用，效能之妙，有不可思议者，灵活变通，妙用在人。

光　明

本穴功在于目，能治目痛、夜盲，故名“光明”。目者，神之汇也。《道藏》曰："左目神字英明，右目神字玄光。"合二目之神名，则名之为"光明"。光明穴为本经之络穴，与足厥阴之蠡沟穴相通。"光明"喻珠光之放，"蠡沟"犹蚌壳之收。两穴相契，母子攸关。故肝胆二经，俱关于目也。肝开窍于目，本经起于瞳子髎穴，又接近足之阳明，阳明为两阳合明之经，故本穴治目赤、目痒。又以其穴位在腿，故亦兼治胫、胻、足膝之疾。兼能通郁解热。综此诸意，穴称"光明"，有余义矣。

阳　辅

腓骨为胫骨之辅，古称辅骨。本穴傍于辅骨外侧，外为阳，故称"阳辅"。所治多属寒性之阴症，即扶阳以抑阴也。循全经上下风痹肿痛俱可取之，如偏头痛，目外眦痛，缺盆、腋下、膝下等处筋挛节痛，痛无常处，主要治下肢外侧，及腰痛溶溶如坐水中，寒热疟疾，均可取用。

悬钟（绝骨）

《白虎通·五行》云："钟者，动也。"注曰："阳气动于黄泉之下，动养万物也。"养生家称为"黄钟"。本穴位于下肢，而能兼治上焦各症。犹《周易·乾》所谓乾德之隐，得时飞跃，发挥钟聚之用也。本经沿人体外侧向下循行。本穴位置，未及于足，有如悬象，故名

"悬钟"。又名"绝骨"。谓"绝骨"者，盖以本穴在胫腓二骨合并不着之处，中间隔绝，故名"绝骨"。此名义较"悬钟"为显，故后人呼"绝骨"者多，而唤"悬钟"者少。本穴治腹胀、胃热、胻膝挛痛、足不收、咳逆、喉痹、颈项强、二便涩、手足不遂等症，循经以为治也。

丘　墟

踝突如丘，踝前跗肉漫凸如墟。穴在二者之间，故名"丘墟"。治目翳、胸满、胁下肿、久疟、胸肋腹胀坚满，及髀枢腰胯胻胫卒病转筋等症。循经以为治也。

足临泣

泣，通涩，即凝滞也。故名之以"泣"。以其在足，故曰"足临泣"，示别于"头临泣"也。

凡患身体不爽，觉有郁塞涩滞之感者，可取此穴以通之。有患乳疮者，乳汁淤塞，刺本穴遂通，须同时抚摩揉按全乳，或用大孩吮咽之。针入稍停，捻转提插之，颇效。

旧有传说：两足紧并而立，于两足外围画一周圈，恰与面廓相等。在此轮廓中，添画口鼻眉目，本穴适当所画两目之外眦。又说：人当直身而立，哭泣泪落，适滴本穴位处，亦穴名"临泣"之意也。此等传说，近于荒唐，不足为据。不若取"涩"字之义，刺以通之为妥。

本穴治症亦多，主要在于通彻，故治喘满痹痛、血气瘀塞，目肿亦效。

地五会

凡两经相交处之穴，曰会。本穴为足少阳之气与其他五经之气会合处也。以此之一，会彼之五，足方象地，故称“地五会”。

凡穴之曰“合”曰“会”者，皆与他经之穴会合为用也。如头之“百会”，腿之“合阳”，手之“合谷”，尻之“会阳”，以及“臑会”“会宗”等皆是也。其所治症，亦多有与他经之穴联合奏效者。如《天罡秘诀》云：“耳内蝉鸣先五会，次针耳门三里内。”即取他穴协助生效也。

《内经》云：“阳气起于足五指之表。”少阳为一阳，由头至足为降。厥阴为一阴，由足至腹为升。阳不降，则阴无以升；阴不升，则阳无以降；阳之降，阴引之也；阴之升，阳促之也，六经皆然，借少阳、厥阴以启之也。故阴阳之动，永无弛缓，亦不紧急。缓急违常者为病。

夹　溪

穴在足小指次指趾间夹隙中，故名“夹溪”。治胸满、颔肿、耳聋、目眩、伤寒、热病、汗不出等症，须酌与攻补也。

足窍阴

少阳之气，下至于足，止于小指次指之端。其支者，别跗上，入大指，循大指歧骨出其端。贯爪甲出三毛。其精气过跗上，斜走阴经，隧而通之。以传精气于足厥阴也。本穴之名“足窍阴”者，以其治症与“头窍阴”大致相同也。

本穴所治为心烦、喉痹、舌强、目干、目痛、耳聋、咳而汗出、头痛不可动、月信不调、汗不得出，亦多关于阴脏之窍。但头窍阴穴之治症，多调之于局部；足窍阴穴之治病，多导引下行。

又凡阳经末穴多取名阴象，以其下接于阴经也。如足太阳经之“至阴”，足阳明经之“厉兑”，及本经之“窍阴”，同此一义。古人于经穴命名照及全面，形同经络巨网，非只一点一线已也。

肝足厥阴之脉

《灵枢·经脉》云："肝足厥阴之脉。起于大指丛毛之际①。上循足跗上廉②，去内踝一寸②，上踝八寸③，交出足太阴之后③。上腘内廉④，循阴股入毛中过阴器⑤，抵小腹⑥，夹胃⑦，属肝⑧，络胆⑨，上贯膈⑩，布胁肋⑪，循喉咙之后，上入颃颡⑫，连目系⑬，出频上⑬，与督脉会于颠⑭。其支者⑮，从目系下颊里⑮，环唇内⑮。其直者⑯（其直者，原作误为'其支者'），复从肝别贯膈，上注肺⑯。"（以与手太阴相接合）（经脉循行见图29，腧穴见图30）

大　敦

敦，厚也，有聚而未发之意。与少阳之气会于人身最下（穴名地五会）。由一阴（厥阴）生发之气，萌动于下，而资全生。故动养万物也。

本穴当厥阴之初，承少阳交与之气，聚于足之大指。凡阴气之萃于下者，至博至厚，博厚配地也。故名"大敦"。

《素问·阴阳离合论》云："少阳根起于窍阴。"又曰："厥阴根起于大敦。"亦即阴阳互根也。本穴治淋、疝、崩、厥、鼓肠、遗尿、喜寐，兼治少腹痛、脐中痛、情志悒悒等症。推阴阳互根之义，经穴命名当在《内经》成书以前。

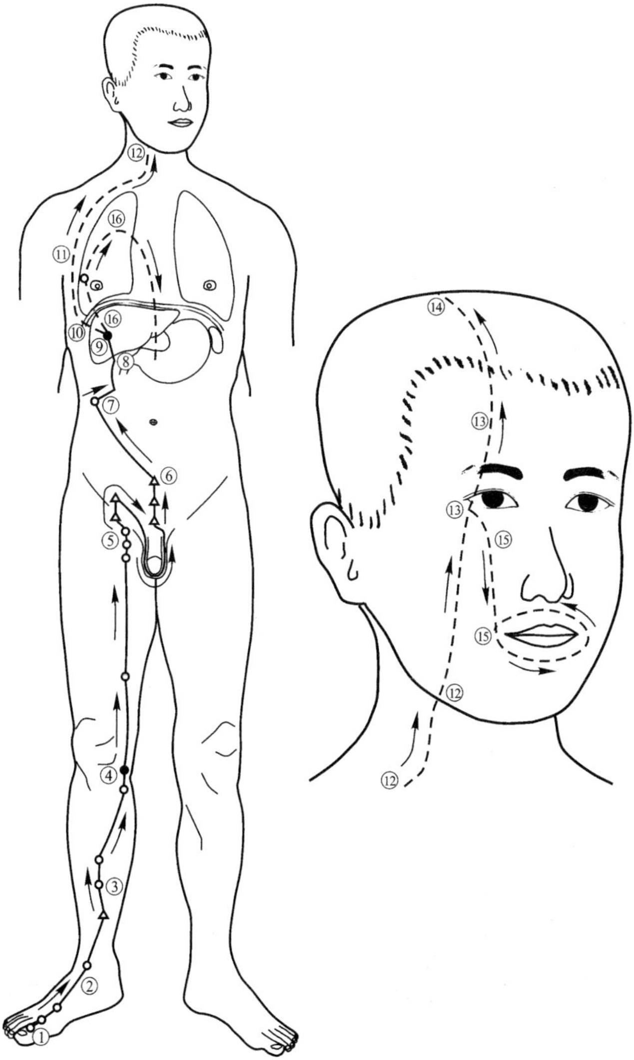

图 29　肝足厥阴之脉循行示意图

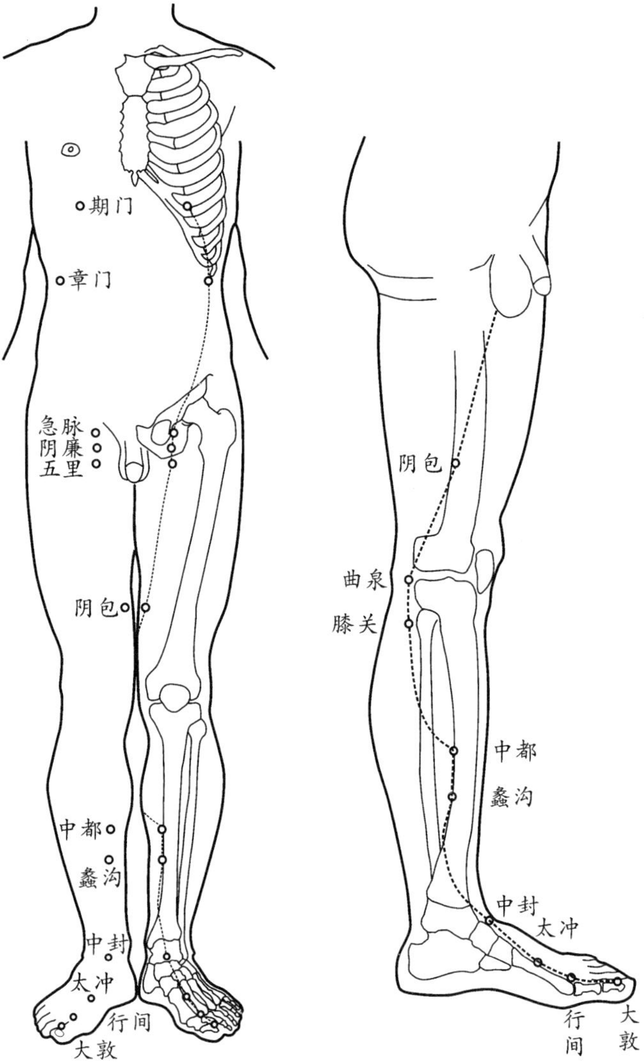

图 30　肝足厥阴之脉腧穴图

行　间

行，足之用为行。气得行而通，滞得行而解。本穴为行走着力之处。在治疗上多用泻法，泻之俾使郁气通行也。

间，俗称病愈为病间，即病得通而告愈也。犹云：气得行，而病得“间”也。故曰“行间”。

本穴所治，呕逆、遗尿、胸胁胀痛、腹满转筋、肝膈气痛、肢冷气短、瘛疭、㖞、疝、月经多，治症极繁，均以得通行而为愈也。

太　冲

本穴与冲阳穴傍近，进步抬足首当其冲，故名之以“冲”。穴在跗上足大指次指歧骨间，以其近于大指，故名“太冲”。太，大也。

《素问·水热穴论》云：“三阴之所交，结于脚也。踝上各一行，行六者，此肾脉之下行也，名曰太冲。”王注：“肾脉与冲脉并下行循足，合而盛大。”故曰太冲。太冲穴底与涌泉穴相对。涌泉穴属肾。本穴所治多同于涌泉穴。临用可与肾经诸穴互参之。

中　封

聚土成凸为封，又土在沟上曰封。《灵枢·经筋》

云："厥阴之筋……结于内踝之前。"即商丘、丘墟二凸之间，故名"中封"，犹云中立于两封之间也。

按两凸之间，其象为阴，具中虚之离象。能治五淋、寒疝、痿厥、筋挛、失精、阴缩入腹、体不仁、痎疟、行步艰难等症，应以补泻手法调之。

蠡　沟

蠡，水族之阴类也。沟，凹渠之阴象也。本穴在胫骨与腨肠肌之间。为足厥阴经之络。与足少阳之络光明穴相应。喻光明犹明珠，腨肠肌俯覆如蠡（蚌壳），故名为"蠡沟"。"光""蠡"二穴，谊犹子母。用于治疗，取其和协。诊症时两穴（光明、蠡沟）可以互参。

本穴治胀满、疝痛、癃闭、暴胀、小便不利、脐下硬、阴痒、带下、卒睾痛，等等阴沉之症，即"蠡沟"之意，治以扶阳而抑阴也。

中　都

都，聚也，丰也；又泽中有丘曰都。足厥阴之筋，上循胫上，结于内辅骨之下，其处肌肉丰起。本穴直上有足太阴之阴陵泉穴，下有本经之蠡沟穴，后有漏谷穴，前有足阳明之条口、巨虚穴。四周诸穴，具有凹下如泽之意。本穴当其正中，犹泽中之丘也，颇合"都"字之义。更以本穴位于踝膝折中之处，故名之以"中"，而曰

“中都”。治崩中、肠澼、疝气、产后恶露诸症。

膝　关

穴在膝关节处也。治膝关节病，调其屈伸。后汉刘熙《释名》云：膝，伸也。可屈伸也。膝为人身关节之最大者。故名“膝关”。屈膝取之。治膑膝引痛、湿寒历节、咽痛、风痹等症。

曲　泉

穴在阴谷穴之前，曲膝横纹内侧端凹处。故名“曲泉”，犹臂之“曲池”也。主治男子失精、女子疝瘕、少腹肿痛、阴器诸病，以及喘、衄、风痨、目䀮䀮等症。

阴　包

包，与胞、脬俱通。本穴在膝上阴侧。治腰尻引小腹痛、遗尿、失精、小便难，诸病之涉及脬者，在女子则有关月经不调，子宫精室者。本穴以功能而得名也。故名“阴包”。

五　里

五者数之中，里与理通，即理其中以应于外也。凡肢体病之关于内脏者，本穴可以理之。外因症，多不取此。《针灸大成》谓：治风劳嗜卧、肠中满、热闭不得溺、四肢不举等症。即治五内病之关于外者，故名“五里”。

凡穴位之名三里、五里者，均以其能治多经病也。《甲乙经》谓：灸五里，左取右，右取左。想其内部经线有交叉也。本穴近旁无正确标的可指，故不能以一寸一里计之也。

阴　廉

廉，侧也，隅也，又边际也。其处有筋核如羊矢，穴在筋核下方。妇人求子可灸之。月经不调、腿股痛，可以取此。《铜人腧穴针灸图经》载：针八分，可灸之。

急　脉

急脉与阴廉同一穴底，其实则一穴也。急脉穴在筋核上方，阴廉穴在筋核下方，后人强分之耳。核下有脉，其动滑促，因名“急脉”。此乃厥阴之大络，为睾丸之系带，治癞疝可灸之，不可刺。治阴挺、少腹痛。

章　门

章，障也。《礼记》云：“四面有章。”犹云：障碍之也。本穴治癥、瘕、疝、痁，及脏气郁结之症。取之，犹开四障之门，以通痞塞之郁气也。故名“章门”。

期　门

本穴为治血症之要穴。血症以月经为最，月信有期，故名“期门”。

期，时也，会也。门，开也，通也。考肝经诸穴，多治疝气、阴茎痛，及妇人经血诸病。其脉行径，循股际入毛中，过阴器，抵小腹。其内循行者，夹胃属肝络胆也。

本经之气，循内行支线，从肝贯膈，上注于肺。而复出于中府穴，再作循行。周而复始，循环无端，寐寤不停，犹如期与会者。

《释名·释疾》云：“厥气从下厥起，上行入心胁也。”本穴为厥阴经之末穴。本经起于足指，终于胁下。颇合《释疾》之论。故厥气之为病，得其循回来复，则愈也。

《伤寒论》厥阴篇云：“凡厥者，阴阳气不相顺接，便为厥。厥者，手足逆冷者是也。”又曰：“下利后脉绝，手足厥冷，晬时脉还，手足温者生，脉不还者死。”如此两条经文，可与针灸厥阴经各穴症治互参。

自 跋

余旧写此稿，伤于鼠啮，包裹残屑，不忍遽弃，每拣旧书，必把玩长叹，意谓十年之功费于一旦也。

回忆三十年前，余在哈尔滨市针灸学研究所，业余任教时，对于针灸腧穴名义开始研究。历数年之久，解出二百余则，同道契友李西园、王希圣、张绘五见而喜曰：针道荒芜已久，近百年来，摧残尤甚，对于穴名含义，从无过问，只有昆山陆瘦燕《针灸正宗》中，有穴道释义之撰。余闻言搁笔，乃购陆书，冀增新得。惜其书不全，仅释任督两经耳，多方搜求，未得全豹。遂又奋然命笔曰：前人未了事，有待后人补也。继续勉强，竟此全工。因古人术语，多有涉及释儒，不恰一时时宜，藏掷床下，至遭鼠啮也。

一九七三年余退休无事，复将残稿整理，以为不急之需，行行止止延八年之久，乃得稍清眉目。中医同道又促余速作传播，俾免保守之讥。

一九七八年余得复职，在佳木斯针灸学术讨论会上，提出任督两经，计五十余穴。因此受知异地，且有远道函索者。因乃极力攻此，侈想广泛交流，俾得高明鉴阅，赐以教正耳。今拙稿粗定，余心颇觉不安，希同道同志临床观察，证诸实践，在草创上修饰润色，期达致用，余之愿也。

一九八三年六月再退休中医高式国

编末信笔（寄调西江月）

四十年前起草。三十年前誊清。
而今粗竣此工程，博得私心自庆。
主观杜撰成册。闲来翻拣抒情。
飘送十方指顾中，希望高明订正。

附

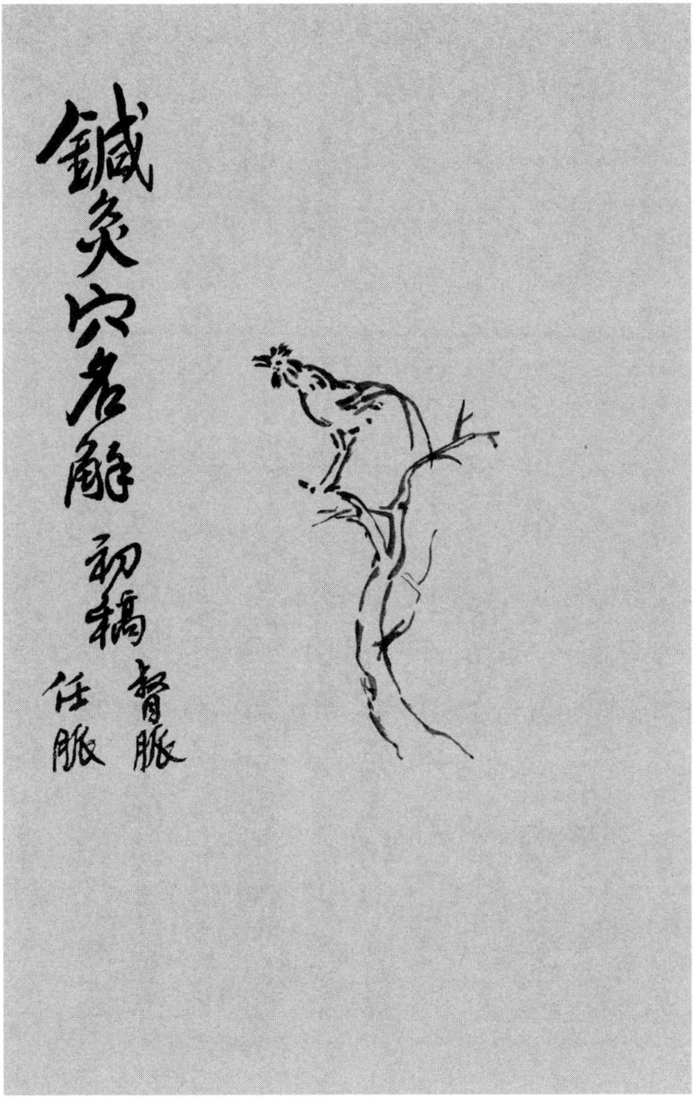

鍼灸穴名解　高式國，退休後整理殘稿，復職後重抄。

（先言）欲言穴名，先言經絡；欲言經絡，先言經筋。經筋壁立而言之，經筋猶山脈，經絡猶河川，穴位則沿兩岸之城鎮耳。別而言之，直通之幹綫為經，橫通之支綫為絡，人體則於不規（經筋及）律之地球也。

（經絡）人體機構，極為唯物，經絡雖然形質可見，而確有實在作用。即老子所云：無之以為用也。愚竊度之，經絡產自經筋，由兩條經筋夾成一條經絡。猶兩山夾成一谷，兩岸夾成一川也。在解剖上只能提出經筋，而兩條經筋夾隙間之經絡只提之不出。譬之如房之墻壁有裂縫，外可入風，內可通氣，內外交通，作用顯然。人皆知之，人皆見之。若將其房拆毀，則磚石若干，土木若干，俱有形質可考。而在未拆房以前，有目共

經筋則確有形質可考，新圖本書之更詳。

在但而經絡是起早有記載，當近代生理解剖

睹之墙缝，何以解剖不出。經絡之於人身，即猶是也。不見針灸學循經取穴位，均在兩筋夾隙中乎。向刺之有痛、有麻感覺不同者，何也？曰，古猶建房時先設鐵筋木板為之模型，刺中鐵筋則金聲，刺中木板則木聲也（刺中土坯則土聲也）。故曰，欲知經絡，先識經筋，經本一般。中醫急於救療，（故研究）經絡者多，講求經筋者少。致使後世學者，罕於經絡學說，信其當然，而不糾其所以然也。

（余又考觀）生理學，胚胎初形，形如圓珠，漸（逐）而成長，狀如蝌蚪，即頭部及脊柱先成形也。考針灸學術，我國開創最早，相沿以（僉）手太陰為首諸經之首，故泰（不揣）還之。竊觀此見，擬以督脈為首，任脈次之，其他陰陽各六之十二經，又次之。猶乾坤兩卦（先定）為大父母，陰陽易卦，三陰三陽太少明厥之六經，則猶震巽坎離艮兑之六子卦也，此為學說（易通論言之最詳，茲不贅述）。

（因思經絡十四，應以頭脊為始。又近又有擬以手少陰心經為首者，是均以為未洽。）

督脉

人身经脉十四，要以督任二脉为主。以督脉为阳，行人身之脊。任脉为阴，行人身胸腹。各统其所属阴阳经络而循行也。

又以督脉在人身背部正中，故又曰督者中也。中而间两旁，若衣之背幅之青缝也。

又督如行军，以元帅为主。其督全部，故名都督。都督理所部，促使其进也。

奇经者，督为阳脉之总纲。故是定督脉为十四经之首。

而以长强穴为督脉诸穴之首。然此为全身督统诸穴之首穴也。

（长强）循环无端之谓长，健行不息之谓强。养生家调运任督，以意导气，起自尾闾，循脊背，上百会，下龈交，衔接任脉，下颐，循胸，过脐腹，以抵会阴。又复上行，会于督脉，再作由旬。即庄子所謂"務實以為經"也。以其升降輪迴循還不息，終而無休，故名"長強"。不然，行程萬里，終有息時；力扛千鈞，終有倦時。總歸有限，何長強之有？古人对于人身穴位，命名取义，岂偶然者哉。願我同道同志，于古人創名深意，加以審思，施于臨床，不無小補。鄙曾見（并張錫純言）本穴治愈經閉見數年者。即促其循還助其健運之力也。即他如人体氣息之出入，血液之流行，飲食便溺之交替，凡諸新陳代謝，均在循還運行之中。然論寐寤，其運行變化，無少休止。即閉目養神，所謂"營衛之行，無頃刻止"者也。吾人經常處于長強之中，又經常行其長強之功，而竟不自覺。其中庸之道，所謂難能可貴而未曾須臾離也。愚冒昧放膽，对針灸穴名強作解釋，創其抛磚之舉。希同道予以明，莫吝珠玉，对愚遺誤多加指謬，免誤將來。

（腰俞）俞，為腧之简。腧，為输之变。输者，通達傳遞也。《素問·骨空論》謂：督脉起於少腹以下骨中央，本穴乃其外循行之初步。由長強上行，通過尾閭，透出於脊骨之下，而為全腰之俞。試將腰部扭轉，本穴如户下樞軸。（腰脊諸節，皆具樞動之能，本穴居下，代表全部）以功能而論，本穴能疏（解）腰部攣閃滯之氣，故名腰俞。凡腰疾之扭轉不利者，可以取之。他如沉滯痠楚之痛症，則非所宜，當求其罹病之本也。

本穴又與腎經接通。腰部有疾，多影之於腎。故俗稱腎為腰子，而本穴又名腰户。本穴功能，治陽痿有效，是其有關於腎之明證也。

養生家盤膝運腰時，以本穴為全腰柢礎，左右前後反復盤旋，可使兩腎生熱，藉添命門之火。由此觀之，坐功乃養生健身之道，用以卫生，可代医药。彼迷信者，认为静坐可成仙佛，是自欺也。

（阳纲）本穴两旁，平足太阳之大肠俞。灸此穴，觉大气直入腹中，分布内脏，即由阳关横过通入者。由其功能，证明本穴与大肠俞之间，定有横络以为督脉与太阳两经交通之隧道，故名"阳纲"。

中医病理，大肠有燥粪，则谵妄头昏，有如癫狂症状者，名燥屎症。即大肠热邪，由大肠俞横传阳纲，循督上脑也。不然，大肠为贮粪之器，与脑何关。在治疗上，刺本穴而泻之，可愈此症，是明证也。

（命门）中医称两肾之间，为生命之门。简称"命门"。此就内景言也。若自外景观之，本穴两旁平於肾俞穴位，而本穴居其中间，比拟内景命门地位，在两肾脏之间也。故亦称本穴为"命门"。

问曰：足少阴行于腹部，督脉何以得通？因现在针灸图形，较早年倍加精详，何以不不曾提出？答：

本穴又横通督脉经之门户（足少阴经为兼通）。《素问·骨空论》："督脉者……合少阴上股内後廉，贯脊属肾。"观此句经文，可知督脉由本穴合入阴经，由肾俞穴透达内经，分属两肾。但与阳关穴之通大肠略同而小异。阳关之通大肠，经由足太阳经而入。本穴之通督经，则由足少阴而入。缘因足少阴由经自"涌泉"上行，至"阴谷"横交会于"长强"，合併足太阳经路线，而行于足太阳之表层。上抵"肾俞"穴，又与督脉横通交会。故内经于督脉有贯脊属肾之文，而少阴之经由"肾俞"穴与太阳经分道（不再叠併上行，以少阴经由此）横行入内，属肾络膀胱矣。内经此节原文零乱失序。虽整理内经时，发现及此，但偏私之见，不敢自信。特为提出，希同道所指审正是荷。

《灵枢·根结篇》："太阳根于至阴，结于命门。命门者目也。"乃是另一命门，非本穴也。乃指两目之间而言。养生家称两眉两目之间，约方

（究，应作突。盖谓行功家使令其处有跳动也）寸之地，称为寸田。《参相经》谓"究于畜门"者，或即指此。按畜字从玄从田。田即寸田之意。畜门二字（连用）去"田"字，则为玄门。默示寸田之处，即玄牝之门也。（老子云：玄之又玄，众妙之门。）研究针灸，可与调息导引诸术互参，俾收增益疗效，勿以佛老之术有似迷信，而深恶之也。要在人之善用耳。

（悬枢）枢为致动之机，悬为托空不着之处。本穴治腰（脊）强直，不得屈伸背痛，故名以"枢"。人当仰卧之时，腰脊处约有数寸悬空，可以探手通过，本穴适当悬空处之上端，两条膂脊之间，故名之以"悬"。而曰"悬枢"。（小儿仰卧，悬空处较显，老弱疲瘦者较微）

（脊中）本穴当（背部）第十一椎之下，为脊椎全部之折中，故名"脊中"。主治腰脊强直，不得俛仰，与"悬枢"穴功用略同。《铜人》禁灸，灸之令人偃偻，因其处肌肤薄浅，易于深灼也。髓灼则偻矣。

（中枢）穴在第十一椎之上，亦属脊骨中部枢要处。本穴古书多不记载，后人增之。与"脊中""悬枢"名义略同，功用亦同。其或采"脊中"之"中"字，及"悬枢"之"枢"字，两字结合，而名"中枢"也。

（筋缩）本穴旁平"肝俞"。肝主筋，诸风掉眩皆属于肝。本穴治瘛疭、脊强、天吊、诸般抽搐、筋瘛挛之疾，因名"筋缩"。又以本穴正当大方肌下角，适渐狭缩之下。亦筋缩命名之一意也。凡治经筋缩之病，可以取法。

（至阳）至，到达也。又极也。如四时节令，夏至为夏之至极，冬至为冬之至极。背面为阳，而横膈以下为阳中之阴，横膈以上为阳中之阳。阳中之阳，即阳之至极也。本穴为其初步，故名"至阳"。又可意为至于阳极之处也。又以本穴旁平"膈俞"，则其内通膈肌可知也。即督脉之气，上行至此，乃由阳中之阴，达於陽中之陽，即背部陰陽交關處也。凡屬寒熱之交爭之症，多先取此穴，以拔正氣之陽，而卻病邪之陰，俾收汗出而解之效。既言以陰陽交爭，勢均力敵，各不相下，而陽方突其生氣增熱之助，猶生力軍突其增援，則陽之為勝，必可知也。故治瘧疾多取之。

（靈台）古代國君有靈台之設，為君主宣德布政之地。在醫學上，心為君主之官。本穴內應神志。《莊子》桑庚楚注文："灵台者，心也。"即神志之心也。凡屬有關神志之病，可取本穴，俾以加強感通之力，而調性灵之能。故喻本穴為"灵台"。《大成》禁針，可以多灸，治氣喘不得臥者，火能使氣，蓋以興奮其陽也。但虛人或多寒濕以及精神不振者宜之，不致助熱而陽亢矣。故醫之於病，先須認証。

（神道）氣之伸者為神，行之通者為道。督脈之氣升而上通，行而直达。又以本穴旁平"心俞"，心藏神，因名"神道"。其所治症与"灵台"略同。顾名思义，知其功用在于神识，而非用于气化及形质之为病者也。《大成》禁针。

（身柱）本穴承"神道"之气，籍督上行，正而且直，故名"身柱"。观本穴所治，因脑力不足而眩晕，因中气不足而喘息，因心神衰弱而癫痫，因大气下陷而脱肛。均属正气先虚，则督经之气上升无力，以致产生腰脊肩背痛诸症。宜取本穴以兴奋之，使督脉气得充，正立直行，功同砥柱，诸症可愈矣。问其能治风者，何也？曰：本穴旁平"风门"，与人体内热生风有关，故所治多属摇摆眩瞑之风。若以治外侵之风及湿滞作痛之疾，非其所宜。犹抵御外侮，良相不如良将也。

（陶道）本穴与任脉之"璇玑"前后相应。"璇玑"在星象为北辰之枢。督经之气，笔直上升，上巅顶，下前额，循鼻入龈，衔接任脉。又复回環運行，由旬不已。在古代觀點，物體旋轉最速者，莫過於陶鈞。《史記》鄒陽傳："獨化於陶鈞之上。"中國古代謂天與地運行，爲運轉鴻鈞。即大化轉運，陰陽迭更之意也。本穴取喻於"陶"者，即法陶鈞之居中旋轉，行運而常動四旁也。旋轉則必生風，故其傍下之穴名曰"風府"。三十年前余見賈堃亭先生取"陶道"治眩暈極效，以其調諧於人體大氣循還也。又見有人用本穴治愈瘧疾，亦本其斡旋大氣之理，調其陰陽偏盛也。考其所治諸症，均屬全身疾患。如時疫感冒，發熱惡寒，四肢勁，百節痠痛，煩躁瘛瘲，亦皆有效。是其所司者大，所及者普也。譬如旱潦不均，得大氣斡旋，則風雨調順矣。故其治症多關於整體，非僅限於局部也。故取譬陶鈞之旋轉，而名之以"陶道"。

陶鈞：即古法製造陶器之轉盤機也。其機上設平板，下有機輪，踏動機輪，牽引上板平轉。置陶泥於板上，工人以手揩摸之，泥坯隨盤轉動，可使隨意光匀。凡諸盘碗壶盂，埏埴以為器者，皆取製於此。當時同道王哲曾問，此穴與“長強”無別乎？答曰：“長強”言其自然性能，本穴則言其人為之動。

（大椎）即第七頸椎也。為脊骨椎骨之最大者。古人排序，以此為椎諸椎之長。岐伯謂：“脊中大腧，在杼骨之端。”本穴在此大椎骨之下，因名“大椎”。

本穴位於背部極上，背為陽，本穴為陽中之陽，為督脈經諸穴之在横膈以上者，調益陽氣之總綱，為督脈與手太陽、手陽明、手少陽四經之會，為手之三陽經，左之右，右之左，交經過綫處也。故凡陰陽交爭，一方偏勝，不得其平者，多取本穴以調之。

（啞門）本穴內應舌咽，主治瘖瘂，刺之俾使發音，故稱“啞門”。為回陽九针之之，凡诸瘖痖俱可取之。《大成》禁灸，灸之令人哑，以其近於脑也。故不宜火攻。凡取经穴治疾，可针则针，可灸则灸，针灸俱不宜，则按而摩之，此为经穴之用。

〈风府〉《灵枢·岁露篇》风无常府，卫气之所应，必开其腠理，气所舍节，则其府也。本穴在脊椎关节之最上，与风池、翳风相平，而本穴居其正中，以形势论之，犹统领风穴之衙府也。以病理理言之，则风邪内侵之门户也。缘风邪中人，多先舍於腠理。腠理，内应三焦，三焦为六府之之，卫气之所应也。凡治疾之关于风者，均及风邪着人大体者，均可取本穴为主，故名风府。诸风穴多忌灸，以火入风穴，则走窜愈烈也。慎之为要（犹炉火之得风则旺也）。《铜人》禁灸。

〈脑户〉督脉上头通脑，本穴为其入脑之门。更考足太阳之脉，起于目内眦，上额交巅，入络脑，还出，别下项，……当由本穴透出下行也。

因名"脑户"。又以足太阳经与督脉于此处交会，故本穴又名督脉与足太阳两经之会穴。《铜人》禁灸，灸之令人哑。《素问》刺脑户中脑立死。盖谓针之过深，伤及脑髓也。揆观此穴大意，针灸俱不宜也。

按脑喜清凉，养生家按摩后脑，并以搓敲，能使头目清爽。即按摩手法由脑户穴放出头部之郁热也。~~即前针灸俱不宜者，按而摩之也。~~愚则以为针灸俱不宜者，按而摩之为佳。

或问既然不宜针灸，又有云能治头目癫痫等症，为针医者将何以措手？答：诸书禁灸，未言禁针。《素问》之说戒人浅刺慎用也。

《强间》穴在后头硬骨下缝，故名"强间"。功同"脑户"。有云主治头目癫痫诸疾，以其功能多在脑也。《铜人》未言禁灸，盖以此穴头骨坚强也。然少灸则有益，多灸则不宜，不如勿灸为佳。此等穴位均可用于按摩。

《后顶》穴在巅顶之后，故名"后顶"。以与"前顶"相对而言也。其所治症，与头项强急、颜颅上痛、偏头痛、恶风、目眩、鼻塞。但前顶偏于治颅，后顶偏于治项也。

（百会）穴在人身正中至高之处。《大成》云：犹天之极星居北，手足三阳之会也。故曰：头为诸阳之会。《道藏》云：天脑者，一身之宗，百神之会。故名百会。所谓天者，以其居人身之最上也。所谓神者，有关全身之神识也。该者又喻头为昆仑。盖以中国地形西高而论，境内群山，多以昆仑为主。所有山脉河流多由此山拔迤而下。故又别称本穴为昆仑。更因足太阳跟后外侧另有昆仑。故本穴昆仑之名，不传。又本穴处人身最上，四围各穴，罗布有秩，大有百脉朝宗之势。犹地理学之为世界屋脊。且其人身则总摄诸阳穴之宗也。名以百会，最为妥洽。故本穴为治疗头部诸病之总穴。惟其位居最高，不免有（亢亢九之义故）有时难用泻法，反能升提。何则，因人身气血有压力，亦有浮力。热邪与浮以如用药寒者不寒、热者不热之义也。

力结合，故有附降之力下也。故针家治头部诸病，用穴多兼取列缺、昆仑以及其他下行之穴以引之，俱用泻法，助其降下之力，乃克有济。即上病下取之义也。有谓中医理论不切实际，盖以术者未言其理也。至若右病取左，左病取右，循其经也。寒因寒用，热因热用，顺其势也。用寒远寒，用热远热，避其强也。诸般大法，相亦多不注意。

（前顶）穴在囟顶之前，故名前顶。与后顶相对而言也。治症略同后顶，以其是前顶偏于囟，后顶偏于项耳。

（囟会）囟，从頁，从思。思从心，从囟。人当思虑之际，神识会于囟门，故名囟会。胎儿诸窍静闭，唯以脐吞吐以为气，促动脑肌为之鼓荡，颇云以为之小窍。是为胎息。胎息又名先天之气。迨既生之后，则鼻司呼吸，是为后天之气。而囟乃渐合。《铜人》谓八岁之后，乃可针、凡阙头脑之病，以上各穴均可酌用。昔唐高宗患头胀目昏，诸医守至尊头上莫刺之戒。故治之不痊。独秦鸣鹤不顾，会故出血云效。此症实盛，云刺百会出血。凡刺此穴须先扪之，觉手下实实灼热方可刺之。虽浅刺出血涌出。扪之不热者，勿刺。乃虚证也。术者慎之。後人多取上星以代。

（盖隐囟顖会，云百会。防粗工滥用有失也，是以为）

（上星）人当审思之际，多先反目上视，俾意与脑会，而後虑之能得。本穴旁平承光，有如光辉朗耀。当其审思之时回光内照，闭目凝神，则往事历历如见。喻犹黑夜之有明星也。穴在头上，因名"上星"。

凡属风热上冲，鼻窒、鼻衄、风眩、目不远视，如雾迷蒙，一切上焦阴沉头目不清之症，悉可取和。详玩"星"字之义，则知本穴作用矣。

（神庭）本穴在脑海前庭，为神识所在。且居面王上部。《续博物志》"面者神之庭也"，故名"神庭"。顾名思义，则知其功用在神也。

《淮南子》："神者智之渊也。"凡治有关神识之疾，皆可取此。应知医者所载之神，乃自身神识之神。非迷信想像赤发獠牙之神。须先识此，不至于混也。凡属治疗神识之穴位，灵敏窍致成败总因之窍速。刺灸此等穴位，均须慎审。

（素髎）髎为骨隙之狭小者。本穴在鼻尖正中缝隙中。鼻尖曰准头，以其中立不倚，而为面王，中正之标准也。凡属物体之素于其位者，必中正乃佳。故称本穴为素髎。又名面王。其名之以素者，以鼻为肺窍。肺于五行属金，金于时为秋，于色为白，白属素色，秋属素令，金属素象，故名之以素也。又肺恶热而喜清，窍宜清冷静洁，取名于素，意义深长，且富有调和肺气之意。病有准头赤者，火克金也。本穴治之最效。亦取用于素也。

（水沟）穴在口鼻之间，养生家闭口藏舌，舌舐上颚，运送口中津液、

（下行）俾以滋润喉咙。本穴正当口水吞咽、向上翻转之路，故名"水沟"。乃指口内功用而言。若自外表观之，则仅涕水之沟渠耳。于义则浅。

〔人中〕本穴又名"人中"。盖以鼻通天气，口通地气，本穴在口鼻之间，故名"人中"。所谓通天气者，即吸则取之于天，呼则还之于天，藉人心肺鼓荡、胸肌升降，而作吐纳。是与天气作循还也。故亦喻胸廓为天。所谓通地气者，即饮食水谷动植等物，皆取之于地，入之于口，经胃肠消化吸收，排出便溺，还之于地，合于土壤，又复产生五谷动植，以供口腹。是与地气作循环也。故亦喻腹腔为地。"人中"之名，较"水沟"之义较大。故后世多（呼本穴）曰"人中"，而不言"水沟"。意以"水沟"之字，用为针灸名词，有似粗俗，不知者，易于误会"水沟"为外表（涕水）渠道耳。近今"水沟"之名，已（觉自然淘汰）不常用矣。

又本穴为督脉与手阳明经左右交通之会，故治口眼喎僻。又以穴位在唇，故治唇动如蠕行，又以手阳明之经，内属大肠。大肠能吸收水分，本穴既为督脉与大肠经之会穴，故亦治失水致燥而成之消渴症。

（兑端）《易》兑，为泽，为口，为舌，为刚中外柔（象唇柔齿刚之意，端正也，绪也，又称万物之尽头为极端），穴在上唇之端而正中，又为督经之末穴，故名"兑端"。本穴所治病，于鼻腔口舌诸症，以及有碍发言之症，均可取之。

（龈交）《灵枢·经脉篇》"手阳明之脉，出夹颊入下齿中"，"足阳明之脉，循鼻入上齿中"。本穴有二，在上下门齿正中缝中，上者属督，下者属任，两穴均为任督二脉之交会，故名"龈交"。上下齿缝虽不相连接，由"人中""承浆"两会穴，加以手足两阳明经左之右，右之左，（手阳明于"人中"交叉（上至鼻旁），足阳明于承浆交叉，上至额角）循口环唇，为任督两脉之连系，由口角两旁之缐接引交会，而任督两端藉以相连也。本穴功用，主要为调头部督脉之气。能治口齿鼻目巅顶颈项诸处之疾，但不及于耳耳。

任督二脉，于口齿处如何连系，愚初学时颇有疑问。故再探出处，及读《灵枢经脉篇》大肠手阳明之脉……其支者，从缺盆上颈，入下齿中。还出挟口交人中，左之右，右之左，上挟鼻孔。胃足阳明之脉……下循鼻外，入上齿中，还出，挟口环唇，下交承浆。却循颐后下廉，出大迎……参观此段经文，则任督相交不难理解矣。三十年前愚提出此语，质诸李西园同道，得其首肯，後见内经此条文，因服李君之见。儒者韩言"青春作赋，皓首穷经"，愚于医者亦然。愿与同道共勉之。

一九八〇年三月十三日

附 五禽戏

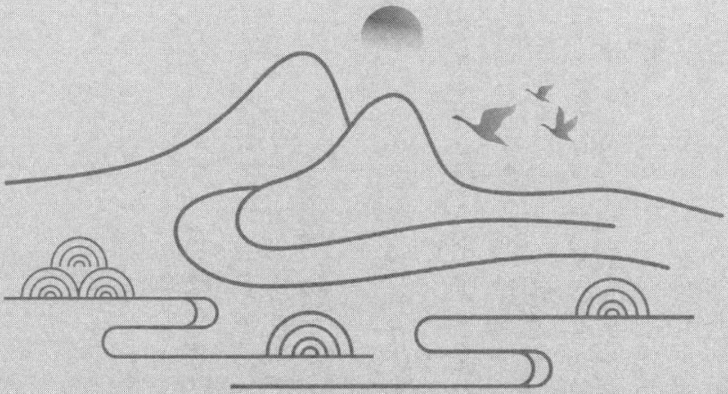

序言

按五禽之戏创自华佗。见后汉书华佗传。吾有一术，名曰五禽之戏。一曰虎，二曰熊，三曰鹿，四曰猿，五曰鸟。亦以除疾，兼利蹄足，以当导引。然虎熊鹿猿何得曰禽，按白虎通云：禽为鸟兽之总名。又阴符经，禽之制在气。故道家以五禽为史高康气之升节语。兹复授其练法。强康形骸运动。其于筋力调度，则在于气。气息导引。必由于宣。盖气功吐纳之道，寓于其中矣。

序 言

统五禽之戏创自华佗，见后汉书《华佗传》：“吾有一术，名曰五禽之戏。一曰虎，二曰鹿，三曰熊，四曰猿，五曰鸟，亦以除疾，兼利蹄足，以当导引。”然虎、鹿、熊、猿，何得曰禽？据《白虎通》田猎云：禽为鸟兽之总名。又《阴符经》禽之制在气，故道家有禽为火畜属气主升等语。兹更揆其练法，虽属形体运动，其于筋力调度，则在于气，气息导引，则由于意。盖气功吐纳之道，寓于中矣。

余幼年多病，祖父令習金術，從師較晚，一[illegible]
并未成。廢學後得華氏五禽戲之圖與解，圖
僅五式。後又得五禽戲案，戲人著（原簽[illegible]），
戲仁著，或後人誤抄也。其圖不佳，其說不詳，[illegible]
又得[illegible]老師所贈《華佗五禽之戲》
較為[illegible]詳明。余匯三者為一冊，並參以己意，
[illegible]整理。[illegible]為老年[illegible]之助。[illegible]
[illegible]之珍，唯手[illegible]。詎意遭九一八之亂，
此冊與藏書俱亡矣。惜哉！
今余年漸衰頹，厥於[illegible]。為健[illegible]

余幼年多病，祖父令习武术，从师较晚，一事无成，废学后，得章氏五禽戏，有图无解，图仅五式，后又得“五禽戏”，章越人著（原签为章越仁著，或后人误抄也），无图不佳，有说不详，最后又得吕泰交老师所赠《华佗五禽之戏》，较前者详明。余汇三者为一册，并参以己意整理。意在备为老年所疾之助，意为希世之珍，唯吾仅有也。记遭九一八之乱，此册与藏书俱亡矣。惜哉！

今余有渐衰颓，厌于踢跃。而健运之心

未尝稍辍。追念经手编写子书数种、如式。尚欲默习校概。同道契友、李君西园，促余制表图传世、以供同好。余性狷懦、怯于创进。又苦无善本集正。倘有讹误、贻害世人。兹一再犹豫、未竟实现。方今党政维新、提倡百花齐放。此虽末技、亦中医分内事也，彼顽者廉、懦者可不以之学。于是奋拟稿本。不计工拙、不顾毁誉、遂演字图、于家短期间促其实现、脱稿之日、共室婴欣。但仓卒之促、错谬当多、毫厘之差、所失何止千里。倘博雅之士指正瑕疵。纠改谬误。免余贻误之咎。是未常稍抑。追意经手编写五禽戏各式。尚能默习梗概。同道契友，李君西圜，促余制图传世，以供同好。余性狷懦，怯于创进。又苦无善本参正，倘有讹误，则有负古人。故一再犹豫，未克实现。方今党政维新，提倡百花齐放。此虽末技，亦中医分内事也。彼顽者廉，懦者可不有以立乎？于是奋然操笔，不计工拙，不顾毁誉，边演边画，于最短期间促成实现，脱稿之日，兴意矍然。但仓卒之作，错谬当多，毫厘之差，其失何止千里。倘博雅之士，指正瑕疵，纠改谬误，免余遗误之咎，何所以也。又惜原册乃係抄本。图式仍係僧装。抄我出自少林宗脉。原册既失，兹由楷式摹揣原样，未能毕肖。又原图设略之处，则参以己意补充之。原文含混之处，则参以己意说明之。而原式仍为保留，以供读者考校。冀我引出金玉，则古人珍宝之增光也。

一九五八年五月四日重抄

辑述人中医师高式国

是所愿也。

又忆原册，乃系抄本，图式俱系僧装，抑或出自少林宗派。原册既失，无由楷式，摹揣原样，未能毕肖。又原图从略之处，则参以己意补充之。原文含混之处，则参以己意说明之。而原式仍为保留，以供识者考校。冀或引出金玉，则古人珍宝有增光矣。

一九五八年五月四日重抄

辑述人中医师：高式国

五禽戏名类姿式目录表

虎之戏 姿式名称

原名	现名	附记（原名有似粗俗，余参己意酌改）
洞门踞坐	踞坐式	原作二式一踞坐、一模窥。
	模窥式	计二式，仍其旧名各加一式。
发威猛	威猛式	原为二式一曰摔尾、一曰吞食，俱以意念名之。
单探爪	探爪式	
双探爪	搏鬥式	
蹿跳	扑跳式	俗名窜跳。

鹿之戏 姿式名称

搭桥	挺身式	俗名铁牛耕地。

五禽戏名类姿式目录表

原名	现名	附记（原名有似粗俗，余添己意酌改）
虎之戏、姿式名称/259		
洞门踞坐	踞坐式/261	原作二式，一踞坐，一横窥。
	横窥式/263	计二式，仍其旧名各加一式。
发威猛	威猛式/267	原为二式，一曰掉尾，一曰吞食，俱以意念为之。
单探爪	探爪式/269	
双探式	搏斗式/271	
蹿跳	扑跳式/275	俗名虎跳。
鹿之戏姿式名称/279		
搭桥	挺身式/281	俗名铁牛耕地。

滚地	翻身式	
探海	探身式	原在鳥類。因此式合于練筋，故移志。
野馬搖鬃	搖身式	俗名野馬搖鈴。
野馬遊躔	遊躔式	
麒麟回首	回身式	即道人拔劍式。
熊之戲姿式名稱		
蹲俯尋食	蹲俯式	
立身行道	靠擺式	
	摟撥式	
搖山撼海	撼運式	隨即坐地[illegible] 下附十式。

滚地	翻身式／285	
探海	探身式／287	原在鸟类，因此式合于练筋，故移此。
野马摇鬃	摇身式／291	俗名烈马摇铃。
野马超骧	超骧式／291	
麒麟回首	回身式／295	即道人拔剑式。
熊之戏姿式名称／299		
蹲俯寻食	蹲俯式／299	
立身行道	靠掼式／301	
	按拔式／303	
摇山晃海	撼运式／305	随即坐地，下附十式。

推木拨林	推拨式	
撞墙倒壁	抗撞式	
猿之戏姿式名称（原本猿字作猨字。）		
双攀	翘望式	
学攀	摘桃式	
勾挂脚	献果式	原本脚字作角字。按猿无角，故应作脚。
夺索	夺索式	按献果之后、老猿踢果后缠攀。应作夺果式。
逃藏	逃藏式	按猿猴喜动，原系猿心。意其夺得果食而逃藏也。故改为藏字。（附四式。）

鸟之戏姿式名称

推木拔林	推拨式／317	
撞墙倒壁	抗撞式／321	
猿之戏姿式名称（原本猿字作『猨』字）／323		
双攀	翘望式／323	
单攀	摘桃式／325	
钩挂脚	献果式／329	原本『脚』字作『角』字，按猿无角，故应作脚。
夺索	夺索式／331	按献果之后，老猿赐果后辈，应作夺果式。
逃禅	逃藏式／335	按猿猴喜动，原无禅心。意其夺得果食而逃藏也，故改为藏字。（附四式）。
鸟之戏姿式名称／339		

鷄行鶴立	鷄行式	原作二式、一鷄行、一鶴立，去式字。
	鶴立式	
燕飛	掠翅式	原作二式、一掠翅、一斂羽，去式字。
	斂翅羽	原作斂翅羽，應改斂翅乃宜。
鳶飛	振翮式	原作振翮、翱翔，去式字。
	翱翔式	
探海		前禽戲中之探海，原在立勢，余以其式合於練筋，且似鷂鷹出頸飲水之象。余因擅改移於禽戲類中。
斜飛	鷹翻式	俗名鷂子翻身
	鷺鴻式	

鸡行鹤立	鸡行式／341	原作二式，一鸡行，一鹤立，无式字。
	鹤立式／343	
燕飞	掠翅式／345	原作二式，一掠翅，一敛羽，无式字。
	敛翅式／349	原作敛翅羽，应改敛翅乃宜。
鸢飞	振翮式／351	原作振翮，翱翔，无式字。
	翱翔式／351	
探海		前鹿戏中之探海，原在此，余以此式合于练筋，且似驴马垂颈饮水之象。余因擅改移于鹿戏类中。
斜飞	鹰翻式／353	俗名鹞子翻身。
	惊鸿式／357	

右表所列原名，系原册旧名，所列现名，乃余所增改者，原有歌词六首，但系七言。余记不详细，本其原意另作六首，以补之。鄙俚之处，希阅者哂正。

五禽戏总歌（原歌每句合动作五式，余改[illegible]之）

虎坐窥威爪跳狂。鹿挺翻摇扫回骧。熊身踞立撼拔撞，猿手攀双挂攫藤。鸟式立行飞斜滚，五禽动戏护康强。

虎戏歌

踞坐且横窥。掉尾发威猛。爪伸思同搏。跳跃如扑影。

鹿戏歌

右表所列原名，系原册旧名，所列现名，乃余所增改者。原有歌词六首，俱系七言。余记不详细，本其原意另作六首，以补之。鄙俚之处，希阅者哂正。

五禽戏总歌

（原歌每句含动作五式，余敢颦为之）

虎坐窥威爪跳狂，鹿挺翻摇探回骧，
熊身蹲立撼拔撞，猿手单双挂掳藏，
鸟式立行飞斜滚，五禽勤戏体康强。

虎戏歌

踞坐且横窥，掉尾发威猛，
爪伸思斗搏，跳踯如扑影。

鹿戏歌

挺身前仰起。翻身伏探身。接身趋跃疾。回首看足跟。

熊戏歌

蹒俯任低昂、立行致进退。跌坐摇运频、拔摇抗撞动。

猿戏歌

双手好攀援。拔援似缠绕。献桃勾挂脚、拿果（索）讨逃花。

鸟戏歌

鸡行足慢落、鹤立翼先扬。燕翅飞舒敛。鸾鹏奋翱翔。

斜飞翻滚式、习练常通畅。

第一虎之戏

练虎之戏、为掌势要刚猛、且盛为凌人之意。不可有一毫畏怯心、要练其骨。

挺身前后起，翻身复探身，
摇身超奔疾，回首看足跟。

熊戏歌

蹲俯任低昂，立行能进退，
趺坐撼运频，拔掳抗撞劲。

猿戏歌

双手如攀杠，扳援似縋缰，
献桃勾挂脚，夺果计逃藏。

鸟戏歌

鸡行足慢落，鹤立翼先扬，
燕翅飞舒敛，鸢翮奋翱翔，
斜飞翻滚式，习此气通畅。

第一虎之戏

练虎之戏，气势要刚猛，具盛气凌人之意，不可有一毫畏怯心，其练在骨。

起式

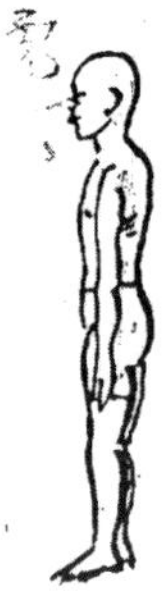

(附式)

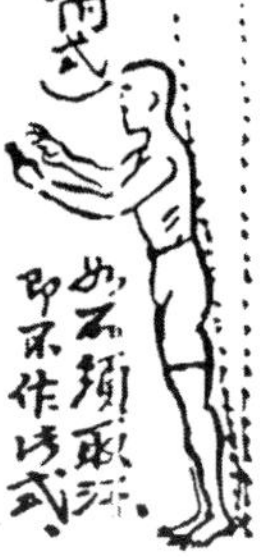

如不预取汗，即不作此式。

图1.

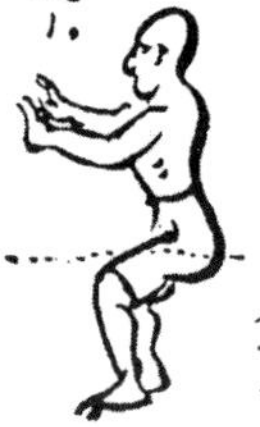

并足、垂手、正立、平视、凝神、(精神集中)调息、身心俱静、意注丹田、呼吸和缓、深细匀长、

(附式)直身正立、两手弯曲、俯之站立、以稳为度、指端平以手心相向、如合手扶棋之様、呼吸深匀、此乃用太阳经之法、少时即汗出。

踞坐式。承前式、两腿蹲平、臀宽与两肩齐、臀部渐渐下落、双手渐渐上举、(如太极拳起式)腰背直、股与手、两目平视、两手加力、两足顺正、两手偏斜、(如武术之骑马式。(见图二)务使小腹坚实、胸部要扩张、意守中相合、念由尾闾上夹脊、至循两肩下至两膊、直至两手指端。

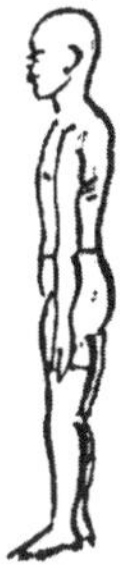
虎一起式

起式

并足，垂手，正立，平视，凝神（精神集中），调息，身心俱静，意注丹田，呼吸和缓，深细匀长。

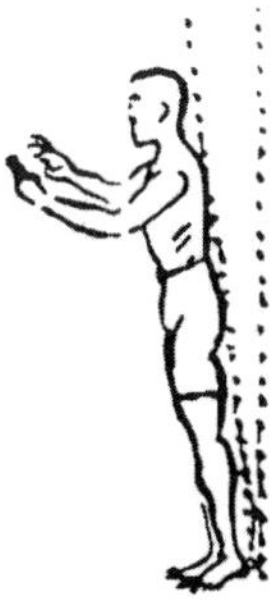
附式：如不须取汗，即不作此式。

（附式）直身正立，不可弯曲，倾至站立不稳为度。指端平口，手心相向，如合手扶柱之样，呼吸深匀，此乃开“太阳经”之法，少时即汗出。

踞坐式

承前式。两腿蹲平，裆宽与两肩齐，臀部渐渐下落，双手渐渐上擎（如太极拳起式），腰求直，股求平，两目平视，不可努力，两足顺正，不可偏斜（如武术之骑马式，见图1），务使小腹气实，胸部要扩张，意气相合，念由尾闾上夹脊，气循两肩至两膊，直贯指端。

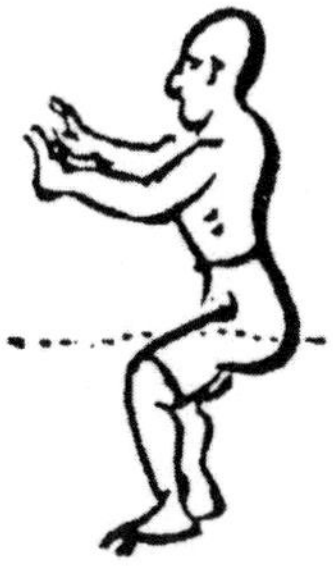
图1

两足指（趾）向下抓撮。如此坚持三十六息（一呼一吸为一息）（可酌减）、再换下式。

横窥式

承前式。两臂随意（上抬）扬手过顶，左右分开（平）、由两侧徐徐落下，搁手至腹，又徐徐上擎，两臂交叉（左臂在前，右臂在后，）如此轮换反复至十数次，稍息，又两手徐徐上擎至胸（见图一）

承前式。两手由小腹上擎时，吸气。徐徐注于丹田。两手当胸交叉时，徐徐呼气。在呼气时，左手向左平推，右手扬起（拱）、近右侧耳旁。手心向（前），肘与肩平（见图二）

图一

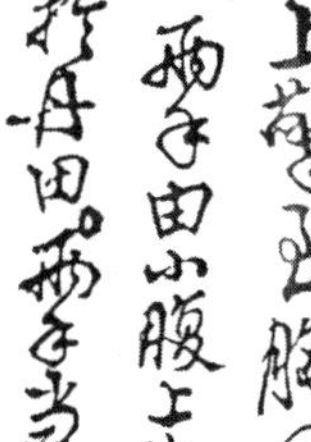

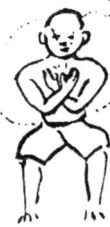

两足足趾向下抓搦，如此坚持三十六息，可酌减（一呼一吸为一息），再换下式。

横窥式

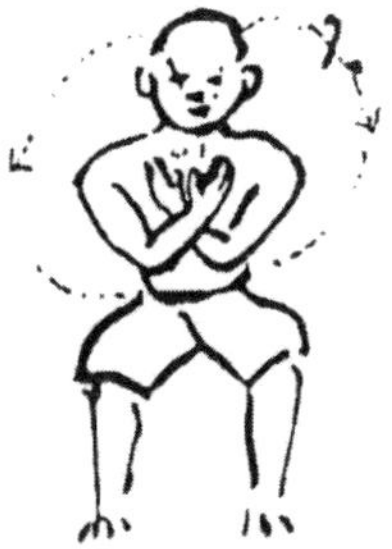

图 1

承前式。两臂随意上抬，扬手过头顶，左右平分，由两侧徐徐落下，抄手至小腹，又复上擎，两臂交叉（左臂在内，右臂在外），如此轮换数次至十数次（量力而行），稍息，又两手徐徐上擎至胸。（见图 1）

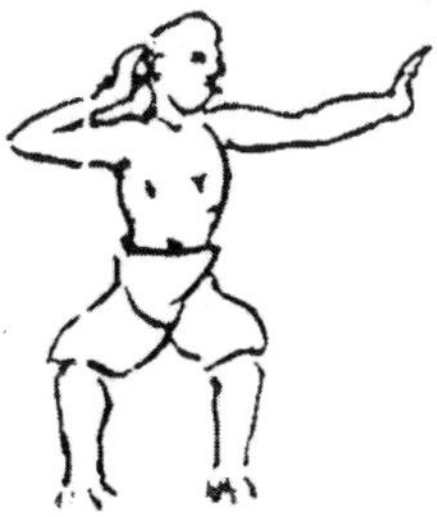

图 2

承前式。两手由小腹上擎时吸气，徐徐注于丹田，两手当胸前交叉时，徐徐呼气。在呼气时，左手向左平推，右手扬起，挨近右侧耳旁，手心向前，肘与肩平（见图 2）。

图二

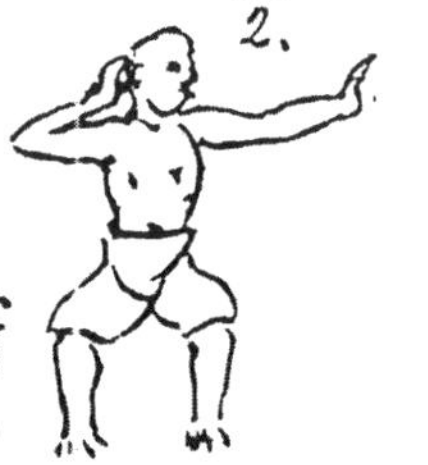

同时面向左顾，（如八段锦之左右开弓式）调息精息，两臂徐徐下至，吸气至小腹。又复抄手至胸，两臂交叉，呼气，右手向左手推，左手撤近左耳，肘与肩平，手心向前，面向右顾，如法左右交换行之，如法至十数次。左右开弓时，以意行气，贯至十指端。如法如次，进行下式。

承前式，两手徐徐下至，附於两膝。身向前探，探身、左右摆，提，瞪目，延颈，强项，身向右摆时，左肩与右膝上下相对，身向左摆时，右肩与左膝上下相对。不能作到者，不必勉强，见图三。

图三

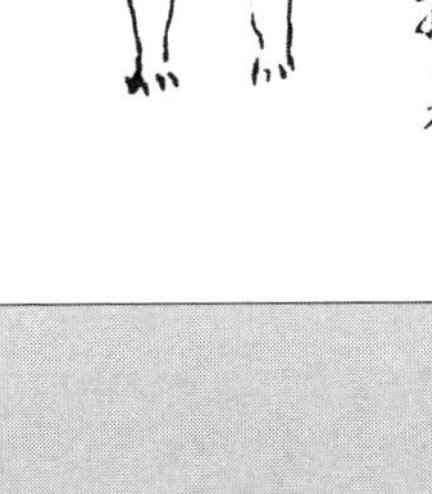

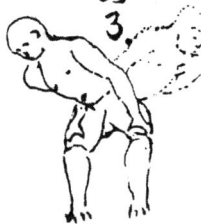

同时面向左顾（如八段锦之左右开弓式），调息稍息，两臂徐徐下垂，吸气至小腹。又复抄手至胸，两臂交叉（呼气），右手向右平摊，左手挨近左耳，肘与肩平，手心向前，面向右顾，如此左右交换行之，数次至十数次。在左右开弓时，以意行气，贯至十指端，如此数次，进行下式。

承前式。两手徐徐下垂，扶于两膝，身向前探，探身左右摆晃，瞪目，延颈，强项，身向右晃时，左肩与右膝上下相对；身向左摆时，右肩与左膝上下相对，不能做到者，不必勉强（见图3）。

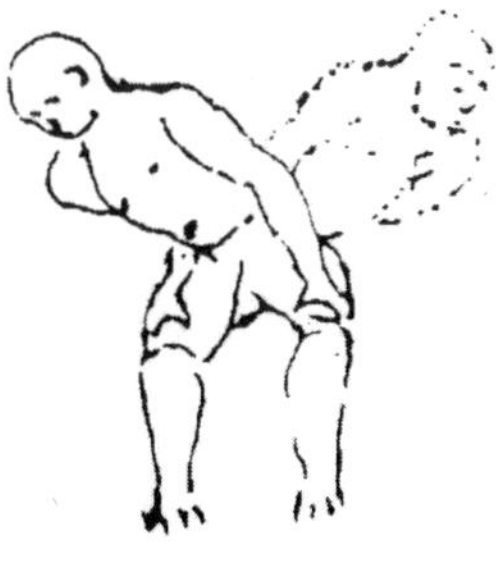

图 3

右三图式，当两手扪膝时，意注丹田，气息调匀。昂首左右探伸时，徐徐呼气。由左右反回正中时，徐徐吸气。摆过正中，又行呼气。摆幌要慢，呼吸要深长而匀细。如兔之左顾右盼觅食也。

威猛式。承前式（左右探窥停止）两手仍扪於膝上，将臀由下部轻微向上下左右旋转五七次或十数次。意为兔之示威掉尾者。当掉尾时，呼吸深长匀细，全意注在尾闾处，如兔示威之状，提气由左右上下旋转三十六次◎再反转三十六次◎名曰掉尾式。

承前式，摆尾停止。将下颏向前挺伸。颏颈随之向前送伸，随即下颏向下压，随即颏颈随之向後缩，下颏由右三图式，当垂手扶膝时，意注丹田，气息调匀，昂首左右探伸时，徐徐呼气，由左右返回正中时，徐徐吸气，摆过正中，又行呼气，摆晃要慢，呼吸深长而匀细，如虎之左顾右盼寻食也。

威猛式

承前式（左右横窥停止）。两手仍扶于膝上，将臀部轻微向上下左右旋转五七次，或十数次，意为虎之示威掉尾者。当掉尾时，呼吸深长匀细，全意注在尾闾处，如忍大便之状，提气由左右上下顺时针旋转三十六次，再反转逆时针三十六次，名曰掉尾式。

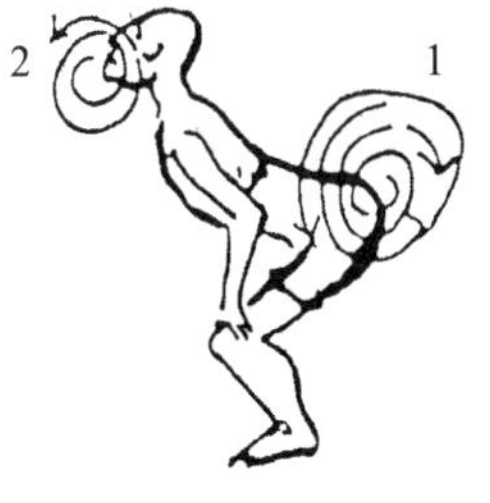

1 掉尾（先练）左右反复。
2 吞咽（后练）前后伸缩。

承前式。摇尾停止，将下颏向前挺伸，脖颈随之向前延伸，随即下颏向下压，随即脖颈随之向后缩，下颏由下颏后向上提，随（即下颏又）向前向下向后向上提、左续如此画圆。◎如虎狼吞噬食物者。如此行之二十六次。名为吞噬式。练此式下颏前伸时呼气、下颏后缩时吸气（俗称龟吸。）演练之后、垂手、调息、平视、凝神、并足、正立。名曰收式，前节收式即后节起式。

1. 掉尾 左右反复、（先练）

2. 嗜噬（后练）前后伸缩、

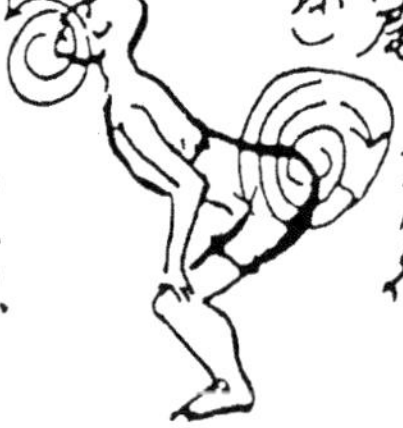

探爪式

起式（即前节收式）

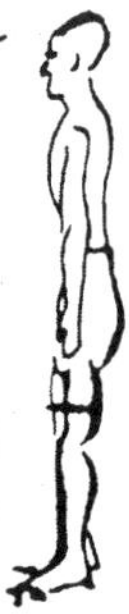

承前收式、即本节起式）右足上步、成武术弓步、同时右手由后向上

下向后向上提，随即下颏又向前向下向后向上提，连续如此画圈（如图2吞咽）。如虎狼吞咽食物者，如此行之三十六次，名为吞咽式，练此式下颏前伸时呼气，下颏后缩时吸气（俗称龟吸）。演练之后，垂手，调息，平视，凝神，并足，正立，名曰收式。前节收式即后节起式。

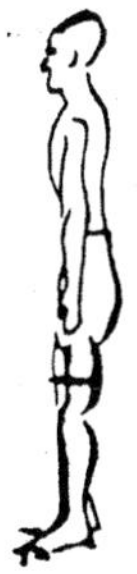

图1 起式
（即前式收式）

探爪式

承前收式（即本节起式）。右足上步，成武术弓步，同时右手由后向上

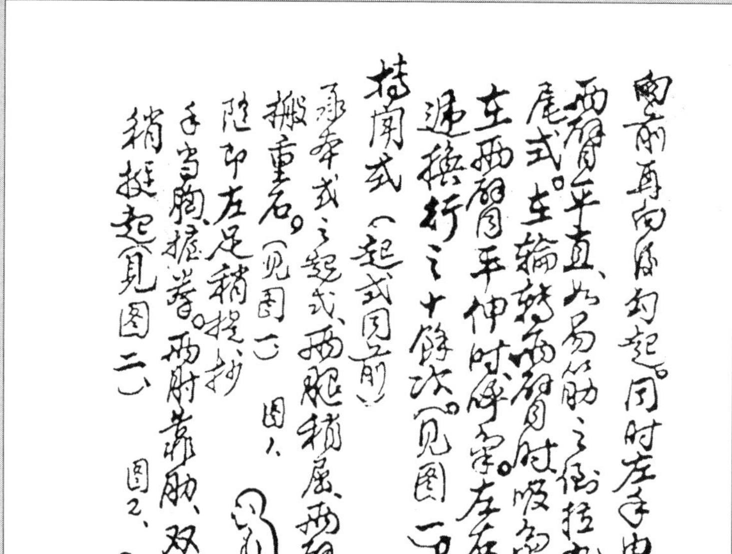

胸前再向后勾起。同时左手由后向上向前，手指捏拢。两臂平直，如易筋之倒拉九牛尾式。左轮转两臂时吸气，左两臂平伸时呼气。左右递换行之十余次。（见图一）

拮開式（起式同前）

承前式之起式，两腿稍屈，两臂垂於小腹之前，两手如搬重石。（见图一）随即左足稍提，抄手当胸，握拳。两肘靠肋，双手举於胸前，拳仰，分稍挺起（见图二）

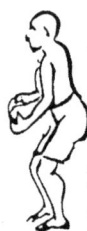

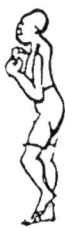

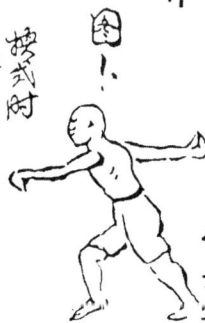

向前再向后勾起，同时左手由后向上向前手指捏提，两臂平直，如《易筋经》之倒拉九牛尾式。在轮转两臂时吸气；在两臂平伸时呼气，左右递换行之十余次（见图1）。

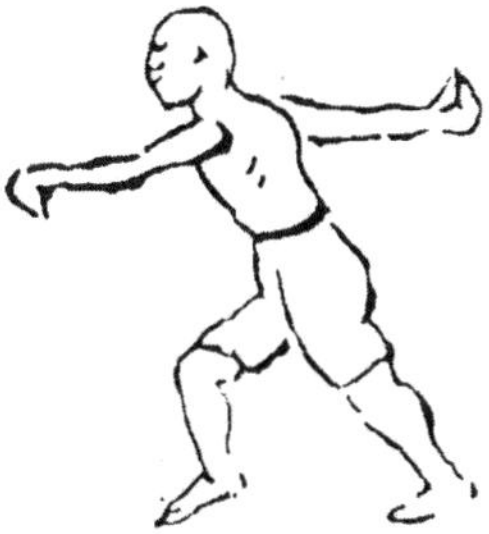

图1 换式时迈左步

搏斗式（起式同前）

承本式之起式，两腿稍屈，两臂垂于小腹之前，两手如搬重石（见图1）。随即左足稍提，抄手当胸，握拳，两肘靠肋，双手擎于胸前，拳仰，身稍挺起（见图2），

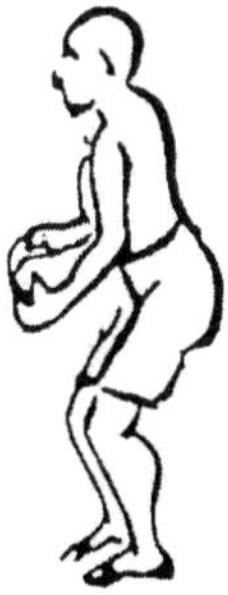

图1

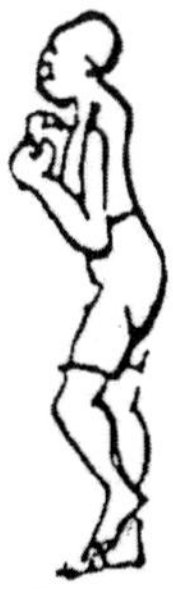

图2

随即左足上步，擎拳至右方稍向右斜，腰背稍挺起，两爪前伸，下按后撤，向上擎起，脊背上下摇摆，手指向下勾屈，（在胸前划一小圈）（拳变为爪）见图三。

随即右足上步，双手向下扑按，手与乳平，身向前稍倾。当两手下按时，右足正直落地。如猫捕鼠，与形意拳之虎形略似。（见图四）

当两手如搬重石时，徐徐吸气，同时丹田气上提。当擎手当胸时，稍稍闭气，两手扑按时呼气。与捕食相应。同时丹田气徐徐下降。定式二后，稍停，退右

图三

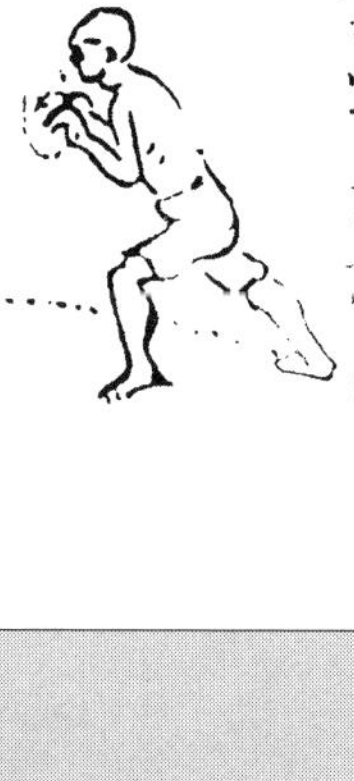

图四

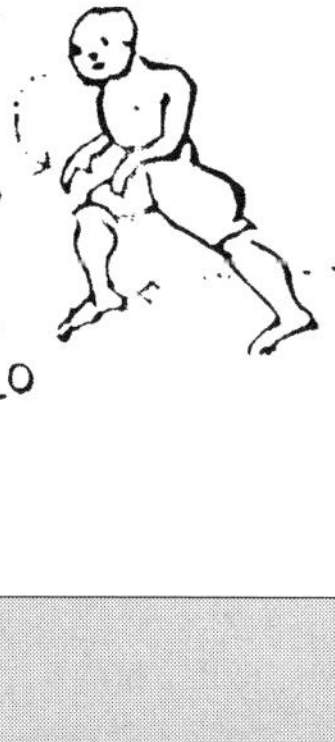

随即左足上步，擎拳平口，拳变为爪，身稍向右斜，腰背稍挺起，两爪前伸下压，后撤，向上擎起，手指向下勾屈（在胸前划一小圈）。（见图 3），随即右足上步，双手向下扑按，手与乳平，身向前稍倾，当两手下按时，右足正在落地，如猫捕鼠，与形意拳之虎形略似（见图 4）。

当兜手如搬石时，徐徐吸气，同时丹田气上提，当擎手当胸前时，稍一闭气，两手扑按时呼气，与捕手相应，同时丹田气徐徐下降，定式之后，稍停，退右

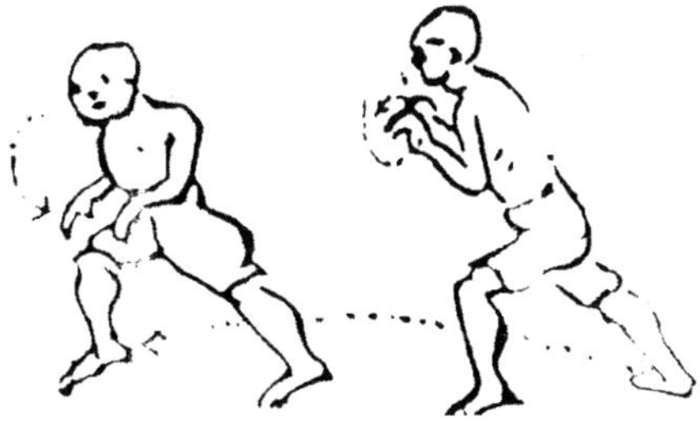

图 4　　　　图 3

步，并足正立，又复进行换式。双手由前方兜起握拳，拳仰，拳与乳平，两肘紧肋，同时右足跟起起（与图2，左右相反）随即提腰，着进左足，两掌俯按。面稍偏左（与图3左右相反）随即左足进步，两掌交叉。向前方扑按，身面稍向右斜，（与图四左右相反）至扑下尽。则收手时吸气，放手时呼气。如此演练十数次。撤步并足正立作收式。

扑跳式。承前收式，用作本节起式。（见起式图）。双手由腹部提至胸前，握拳扣乳，同时右足跟提起。（见图一）

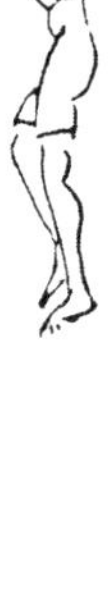

图1.

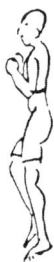

步，并足，正立，又复进行换式，双手由前方兜起握拳，拳仰，擎与乳平，两肘靠肋，同时右足跟翘起（与图 2 左右相反），随即挺腰迈进右足，两拳俯扣，面稍偏左（与图 3 左右相反），随即左足进步，两拳变爪，向前方扑按，身面转向右斜（与图 4 左右相反）。至于气息，则收手时吸气，放手时呼气，如此演练十数次，撤步并足正立做收式。

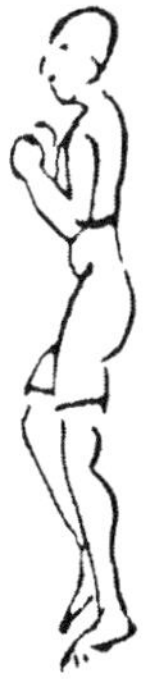
图 1

扑跳式

承前收式，用作本节起式（见起式图）。双手由腹部提至胸前，握拳扣乳，同时右足跟提起（见图 1）。

随即出双掌，上伸至口。同时右足向前大步迈进。双手向前拊地，昂首直视（仿佛易筋经之饿虎捕食式）（见图二）。

承前式，双手按力拄地，挺胸。随即两足一齐跃起，向后退落，仍是右足在前，左足在后，两足方式不变。上身稍向前倾俯，双手下垂（见图三）。

跳退之后，两足距离稍近，与本册熊之戏踏俯式略同。熊戏两足近于田横平，着力左腿。动作柔缓，此式两足前后相距较远，着力左足。

图2、

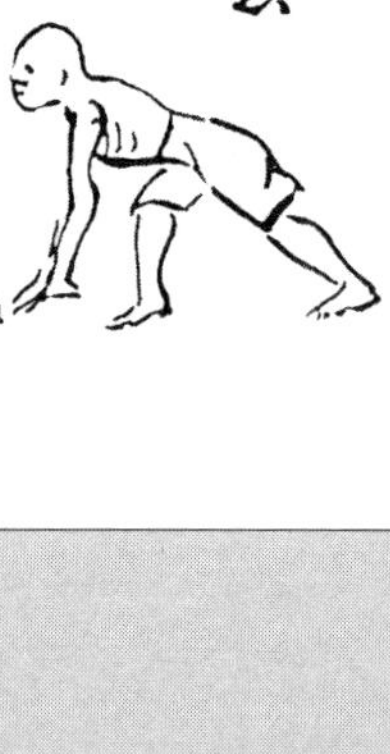

图3、

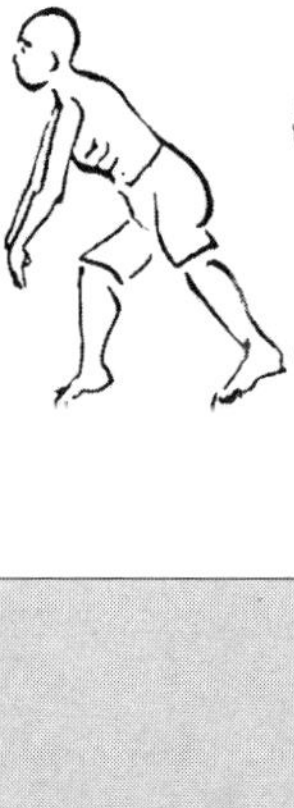

随即变拳为掌，上伸至口，同时右足向前大步迈进，双手向前拊地，昂首直视（仿佛易筋经之饿虎扑食式，见图 2）。

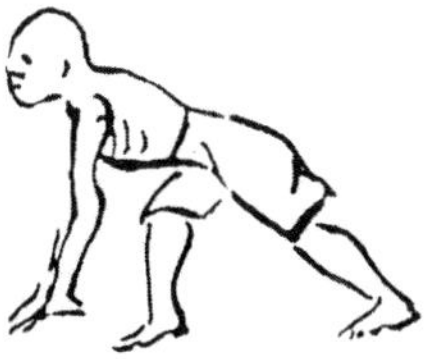

图 2

承前式。双手极力拄地，挺胸，随即两足一齐跃起，向后退落，仍是右足在前，左足在后，两足方式不变，上身稍向前倾俯，双手下垂（见图 3）。跳退之后，两足距离稍近，与本册熊之戏，蹲俯式略同，但熊戏两足近于横平，着力在腰，动作柔缓，此式两足前后相距较远，着力在足，

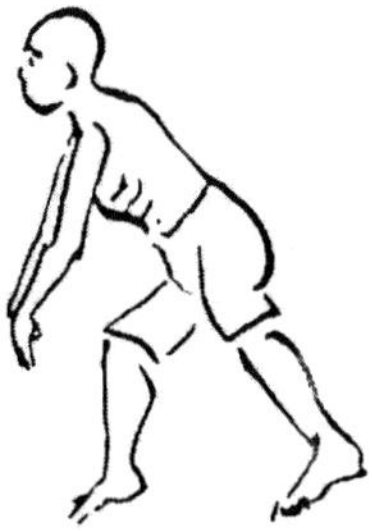

图 3

動作剛急。如此演練數次，或十數次。跳退後、並手（退右步）。（或進左步）兩手撫腹上擎至耳。（見圖四）。往後掄手進步向前撲按。

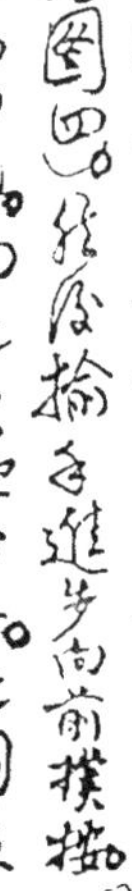
图十

成為第四式。兩足原地正立。挺胸扳背、兩手由耳側向前撲地，同時左足向前大步遞進、手足同時着地如第二圖。但左右相反。昂首直視如前。如此左右交替、演練數次、或十數次。退步收式（即起式）

練法：擎手時吸氣。前撲時呼氣。退跳時閉氣。跳躍半路時吸氣。向前撲時又行呼氣。

第二 鹿之戲

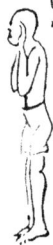

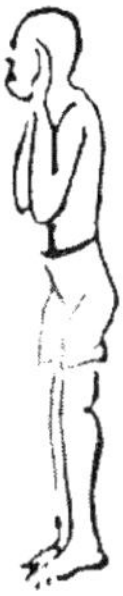
图 4

动作刚急。如此演练数次或十数次。跳退后，垂手，退右步（或进左步），两手抚腹，上擎至耳（见图 4），然后揄手进步向前扑按。

承此第四式。两足原地立正，挺胸拔背，两手由耳侧向前拊地，同时左足向前大步迈进，手足同时着地如第二图，但左右相反，昂首直视如前，如此左右交替，演练数次或十数次，退步收式（如起式）。

练法：擎手时吸气，前扑时呼气。退跳时闭气，跳毕半蹲时吸气，向前扑时又行呼气。

第二鹿之戏

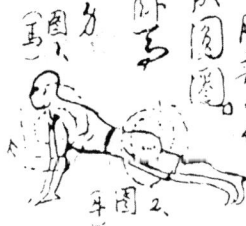

练虎之戏，手势要舒展。具有大昂扬之意。不可有一毫拘迂，其练在筋。

挺身式

起式

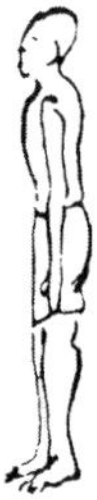

正立并足，垂手平视，凝神静想。

承前式。双手握拳，拳与膀平，同时左足进步，两手前伸，掬地。左足退回与右足相併。全身挺直，随即胸部下伏—前探—上举—后撤—下伏。全胸动作划成圆圈。臀部随之起落，如狸猫脑起挺胸腰之势。又如卧马起立，先起前身。如法演练十数次，进右步，起身正立。承起式之式，继续练下式（五禽

（五）图1、

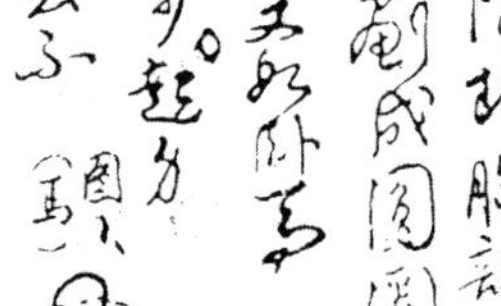

（五）图2、

练鹿之戏，气势要舒展，具高大昂扬之意，不可有一毫拘迂心，其练在筋。

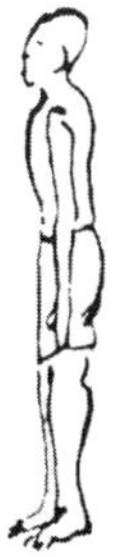

起式

图 1 马

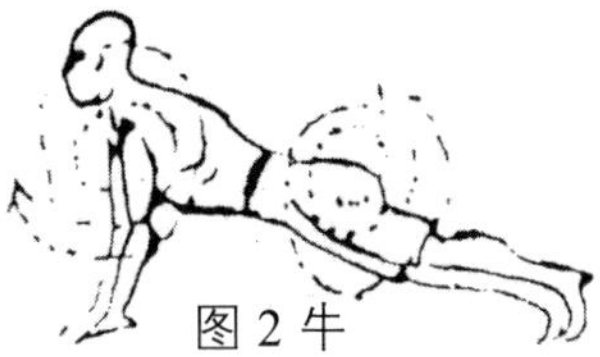

整理者按：实际是一个图，俯式：头部做图 1 马，臀部做图 2 牛

挺身式

起式：正立，并足，垂手，平视，凝神，调息。

承前式，双手握拳，擎与脐平，同时右足进步，两手前伸，拊地。右足退回与左足相并，全身挺直，随即胸部下伏—前探—上擎—后撤—下伏。全胸动作划成圆圈，臀部随之起落，如狸猫睡起挺胸伸腿之势，又如卧马起立，先起前身。如此演练十数次，进右步，起身正立。

承起式之式，继续练下式（或不

作起式）随即承继前正立之式、上左步、双手拄地。退回左步，两足相併。将胸部下伏，徐徐撤，擎起，前探下伏。如此演练胸部动作画圆圈。臀部随之起落。（即前式反绕循环）意如卧牛起立，臀部先扬者。当胸部下伏、徐撤时，吸气。当其前探、上扬时，呼气。当静立时匀息。撤手时吸气，两手拄地时呼吸调匀。（高起、先起前身，牛起、先起后身。）此式俗名铁牛耕地。一般多有练者。为运动腰背之简约方法。有人连续作此多次，只知用力努力，而不调息，反致成肺病。学练此法，要以调息为要。至此次数多作起式），随即承前正立之式，上左步，双手拄地，退回左步，两足相并，将胸部下伏—后撤—擎起—前探—下伏。如此演练胸部动作划成圆圈，臀部随之起落（即前式反绕循环），意如卧牛起立，臀部先扬者。当胸部下伏—后撤时吸气，当其前探—上扬时呼气。当静立时匀息，擎手时吸气，两手拄地时呼吸调匀。（马起，先起前身，牛起，先起后身）。此式俗名“铁牛耕地”，一般多有练者，为运动肺肾之简约方法，有人连续作数十次，只知闭气努力，而不调息，反能致成肺病，学练此法，要以调息为要，至如次数多此三姿式之肯否，均在次要。憶呂師之言。寧少勿多，寧柔勿刚。寧可肯勿勉强求似。則進功雖小。可以無害。

翻身式（起式如前）

承前挺身之式，伸腿挺胸，全身斜直。將身左右翻轉多次，胸腰膝臂肩胯諸部俱不着地，僅以手足支撑全身。左右翻轉若干次，或十若干次（此均用力支持）或全身滚地，仿驢馬卸套之後，就地打滚之意。当左仰面吸气。俯伏時呼气。面向兩旁翻轉時閉气。当

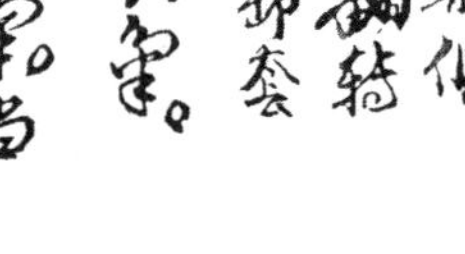

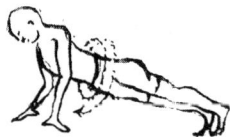

少，姿式之肖否，均在次要。忆吕师有言：“宁少勿多，宁柔勿刚，宁不肖勿勉强求似，则进功虽小，可以无害。”

翻身式（起式如前）

承前挺身之式，伸腿挺胸，全身斜直，将身左右翻转多次，胸、腰、膝、臀、背、胯诸部俱不着地，仅以手足支撑全身，左右翻转，数次或十数次，以此力支持，或全身滚地，仿驴马卸套之后，就地打滚之意。当在仰面吸气，俯伏时呼气，面向两旁翻转时闭气。当

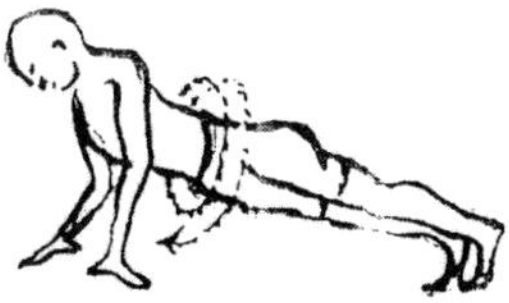

翻身式

在闭气时。须气贯丹田，务使小腹坚硬，乃不致伤气。

探身式。承前翻身式坐地。两腿直伸，两足相併。腰背挺直，两臂由两侧向上翻转。向前探伸，两手扳握两足尖，全身俯伏前探，两手指以摩至足心或足跟。身向下伏，但膝不得屈起。俾便掣动全身筋节。两手循腿摩擦，退回至膝股。腰背亦随之挺直。如是连续数次。端坐调息起立。此式于早起晚眠时练之最便。俗名扳罾。（见图一）

图1.

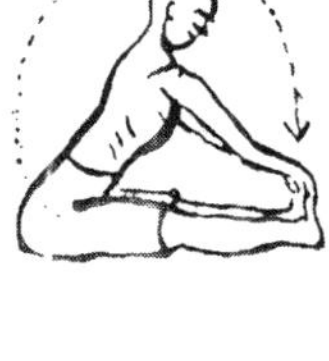

在闭气时，须气贯丹田，务使小腹坚硬，乃不致伤气。

探身式

承前翻身式坐地，两腿直伸，两足相并，腰背耸直，两臂由身两侧向上翻转，向前探伸，两手扳捏两足尖，全身俯伏前探，两手指求摩至足心或足跟，身向下伏，但膝不得屈起，俾便掣动全身筋节，两手循胫摩抚退回至膝股，腰背亦随之挺直，如此连续数次，端坐调息，起立。此式于早起晚眠时练之最便，俗名扳罾（见图 1）。

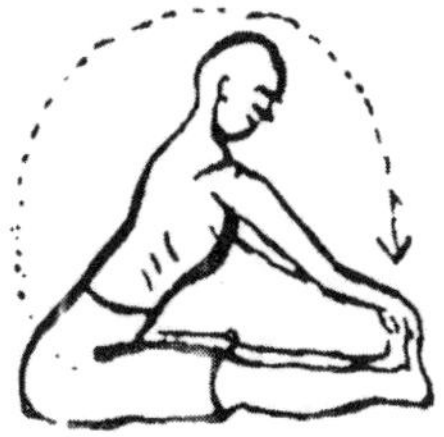

图 1

当左两手上绕时吸气。探身舒手时呼气。扳足时闭气。腰背挺直，两手垂回时调气。即徐徐呼吸。

探身附式。先作起式，两手上牵，随时向前俯地，直按移身躯向左右按地。渐渐移足稍远。如易筋经之打躬式。当两手按地时，可将两腿向后上方斜伸，如狸猫卧起伸腿者。按此附式，即前式之变象。探身两手如飞，原本为鸟戏类中。原名探海。余玩味此二式，可利于练气，乃利于练筋。故由鸟戏移于猿戏组内。本式可演二三次，不可多练，多练或使血上注。

练法：左牵手时吸气，俯地时呼气。但宜匀缓。本式演毕，去手，

附式图

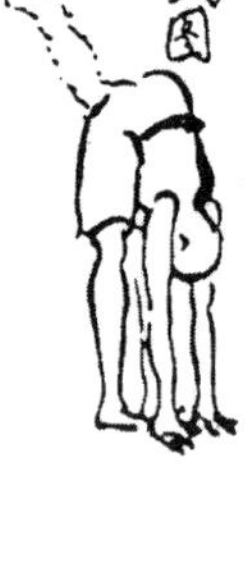

当在两手上绕时吸气，探身舒手时呼气，扳足时闭气，腰背挺直，两手退回时调气（即徐徐呼吸）。

探伸附式

先作起式，两手上举随时向前拊地，再扭转身躯向左右按地，渐渐离足稍远，如《易筋经》之打躬式。当两手按地时，可将两腿向后上方斜伸，如狸猫卧起伸腿者。按此附式，即前式之变象，探身两式原在鸟戏类中，原名“探海”，余玩味此二式不利于练气，乃利于练筋，故由鸟戏移于鹿戏组内。本式可演二三次，不可多练，多练能使血上注。

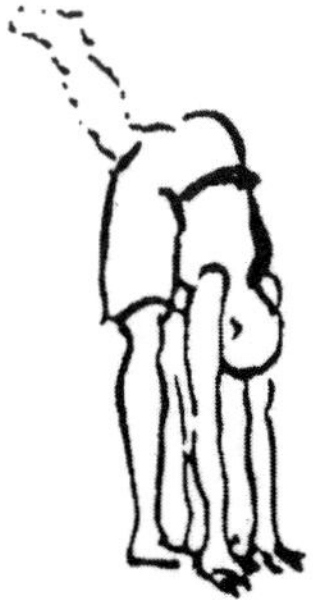

附式图

练法：在举手时吸气，拊地时呼气，俱宜匀缓，本式演毕，垂手，正立、平视、凝神、调息，待气息和平，继演下式。

摇身式 承前正立起式，徐徐下蹲，两手拄于两膝，背腰、求平直，身向两侧抖擞，抖擞时，鼻呼气作哼声。如驴马卸套、打滚已毕、抖擞皮毛、打响鼻之状。如是演练三五次，如法演练三五次，见下图。

当两手拄膝时吸气，当抖擞时呼气。呼气作哼声，则全身振动，内外舒通。

抖擞之后。深吸气，移意达于膝下。而后，于气补。

摇身图

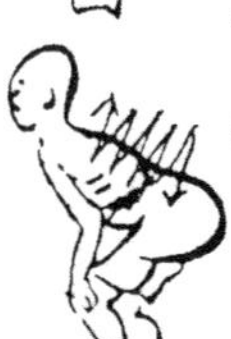

起蹶式 先作起式。

承前式，上左步，同时两手仰掌于胁下。努力以俾静、正立，平视，凝神，调息，待气息和平，继演下式。

摇身式

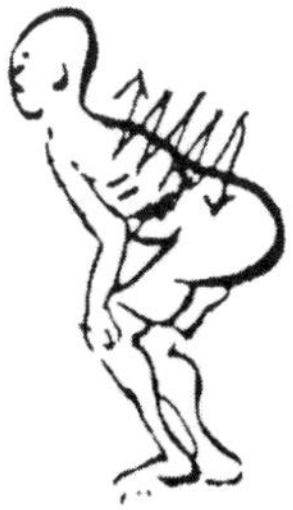

摇身图

承前正立起式，徐徐下蹲，两手拄于两膝，背腰求平直，身向两侧抖擞，抖擞时，鼻呼气作哼声，如驴马卸套，打滚已毕，抖擞皮毛，打响鼻之状，如此演练三五次。如此演练三五次见图。

当两手拄膝时吸气，当抖擞时呼气，呼气作哼声，则全身振动，内外舒适。抖擞之后，深吸气务要达于脐下，不然于气无补。

超骧式

先作起式。

承前式，上左步，同时两手仰擎于肋下，要身心俱静，

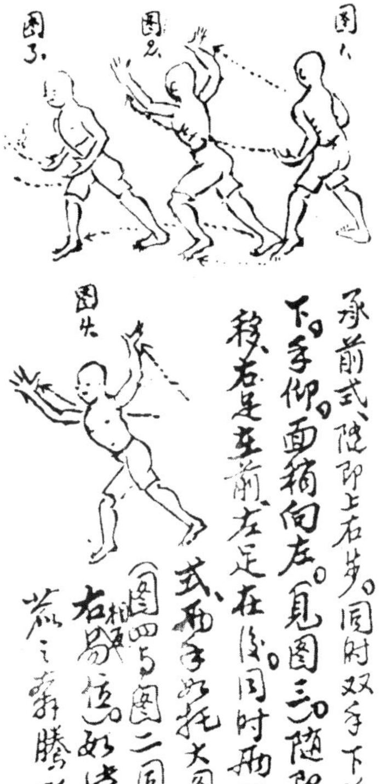

气息调匀。（见图一）随即两足蹬跃进、双手向上伸掌。若年老体弱乏力蹴蹬，则先进后步。前足随即蹴进半步。两臂上伸、左臂在前、右臂在后。两手心相向、十指松力舒张。身稍前倾、面稍向左。两手如托举大圆球（图二）。

承前式、随即上右步。同时双手下落、掌于胁下。手仰。面稍向左。（见图三）随即两足向前蹴移、右足在前、左足在后。同时两臂上举、如前式、两手如托大圆物（见图四）（图四与图二同、但手足左右相反）如此演十数次。仿燕之翻腾跳跃。演毕、气息调匀。（见图 1）随即两足一齐跃进，双手向上伸举，若年老体弱无力蹿跃，则先进后步，前足随即蹿追半步，两臂上伸，左臂在前，右臂在后，两手心相向，十指极力舒张，身稍前倾，面稍向右，两手如托举大圆球。（见图 2）

承前式，随即上右步，同时双手下落，擎于肋下，手仰，面稍向左（见图 3），随即两足向前蹿移，右足在前，左足在后，同时两臂上举，如前式，两手如托大圆球（见图 4）。（图 4 与图 2 相同，但手足左右相反易位）如此演练十数次，仿鹿之奔腾跳跃。演毕，

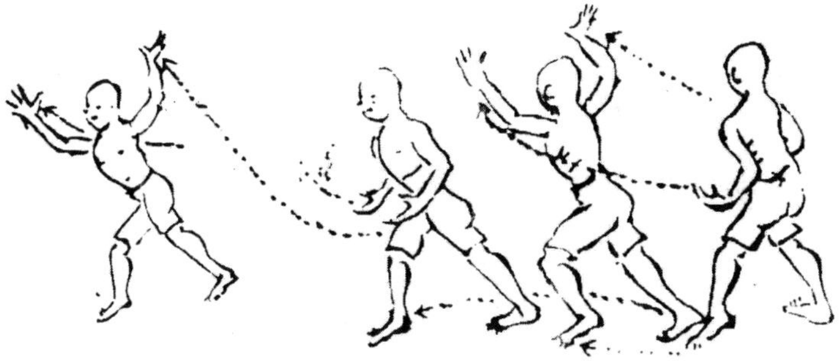

图 4　　图 3　　图 2　　图 1

正立、并足、平息、凝神

当两臂下垂时呼气。两臂上举时吸气。吸气时、气贯丹田、不能、徒耗气力。若呼吸停谬、则全身不爽、甚至出气。若能力蹤躍时、则前足迈一大步。后足跟进半步。

回首式。承前垂手正立之式。左足迈进、止于右足之前、跟趾相接、排成直線、

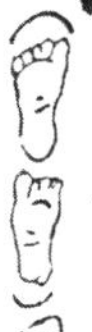

同时左臂在后垂直。手指横、平下按。小指挨近尾闾。右臂上伸、右手横掌上托。指端向左。头向右转、目视足跟。身背挺直。式定、稍停。再作下式。俗名仙人扳剑。（见图二）又名麒麟回首

承前式。左足不动、右足迈进。移步右足在前。排成直

正立，并足平息凝神。

当两臂下垂时呼气，两臂上举时吸气。吸气时气贯丹田，不然徒耗气力。若呼吸悖谬，则全身不爽，甚至岔气，若无力蹿跃时，则前足迈一大步，后足跟进半步。

回首式

承前垂手、正立之式，左足迈进，止于右足之前，跟趾相接，排成直线（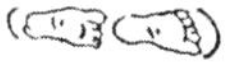），同时左臂在后垂直，手指横平下按，小指挨近尾闾，右臂上伸，右手横平上托，指端向左，头向左转，目视足跟，身背耸直，式定，稍停。再作下式，俗名“仙人拔剑”（见图 1），又名“麒麟回首”。

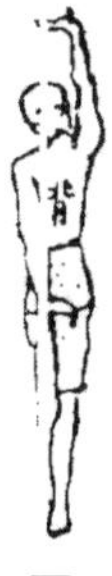

图 1

承前式，左足不动，右足迈进，移步右足在前，排成直线。（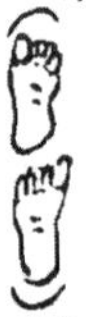）右臂曲胸肋下落。左手身后，横手下按，小指挨近尾闾，左臂曲左肋上附，左手横手上托，头向右转，目视足跟。（见图二）

图七

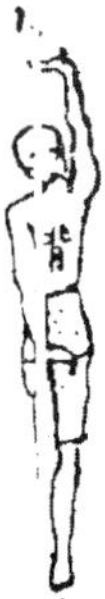

图八

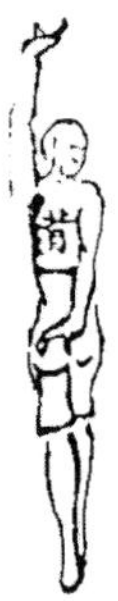

如法演练十数次，收式，调息，凝神。

練法，先要如前气息调匀。右手揚肘，徐徐吸气。手牵至肘吸气足满。回首时，宜息闭气。上手下落，下手上起时。徐徐呼气。若体弱行走法，不必强拘姿式，以下宜之手扶杖亦可。脚尖稍向外斜亦可。回首亦不到足跟亦可。但须稳缓，可使头上血液下降。（五十年前，余、患

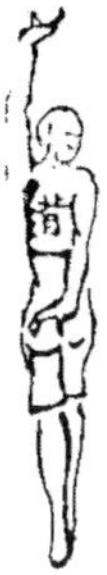

图 2

线，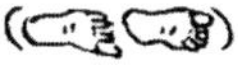，右臂由胸肋下落，垂手身后，横平下按，小指挨近尾闾，左臂由左肋上伸，左手横平上托，头向右转，目视足跟（见图 2）。如此演练十数次，收式，调息，凝神。

练法：先要气息调匀，当手扬时，徐徐吸气，手举高时吸气足满，回首时，定息，闭气，上手下落及下手上起时，徐徐呼气。老弱者行此法，不可强拘姿势。以下垂之手扶杖亦可，脚尖稍向外斜亦可，回首看不到足跟亦可。但须稳缓，可使头上血液下降。（五十年前，余告人人须练此法，血压下降极效。其人年过七十矣。

第三熊之戏

练熊之戏。学熊要浑厚，具憨态沉钝之意。不可专一重轻灵之心。其练在力。（吕师云：专练此式可以发胖者。）

蹲俯式（進）承前起式之式。两脚并前立，身向前倾。倾至将向前仆倒为度（见图二）。两腿徐徐下蹲，蹲至半蹲半立之状。身再前倾，两手（手）指微微着地。昂首延颈，左右慢慢向前摇动窥视。上半身极力前倾，吃力要全在指腹。两足横距尺许。左足前進半步，则面稍向左，手指挂地三四挂。陆即右足前進半步，则面稍向

演练此法，血压下降极效，其人年过七十矣）

第三熊之戏

练熊之戏，气势要浑厚，具濡憨沉钝之意，不可有一毫轻率心，其练在力。（吕师云：有练此式发胖者）

蹲俯式（进）

承前起式之式，两臂前垂，身向前倾，倾至将向前扑倒为度。（见图1）两腿徐徐下蹲，蹲至半蹲半立之状，身再前倾，两手手指微虚着地，昂首延颈，左右慢慢向前晃动窥视，上半身极力前倾，吃力处全在于腰，两足横距尺许，左足前进半步，则面稍向

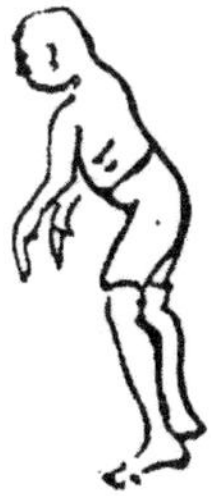

图1

左、右手指挂地三四次。（见图二）如是演练十余次。

练法：向前探身时。两臂下垂，徐徐吸气。左右换步向前进行时，身稍上举，将后腿向上蹬俯。俯至以手挂地为度。当在蹬俯之际，徐徐呼气。进步抬身时，徐徐吸气。当低身时，徐徐呼气。演练数次至十数次止立、调息凝神。

图1.

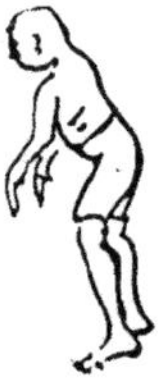

图2.

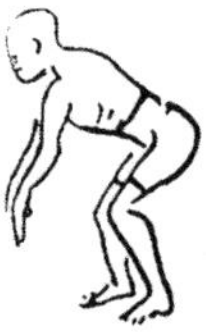

立行式（退步、原名立身行道，余分之为进退两式）。

图1.（紧揽式）

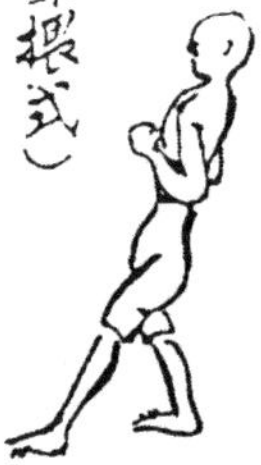

承前式。双手握拳扣乳。两肘靠肋。同时右足撤步，右腿稍屈。身稍下缩，右侧背向后，先将上身向后仰，倾至将倒

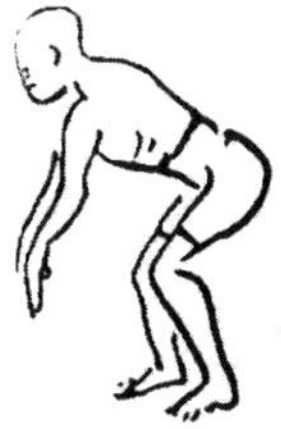

图 2

右，手指拄地三四拄，随即右足前进半步，则面稍向左，亦手指拄地三四次。（见图 2）如此演练十余次。

练法：向前探身时，两臂下垂，徐徐吸气，左右换步，向前进行时，身稍上擎，落步时，身随腿向下蹲俯，俯至以手拄地为度。当在蹲俯之际，徐徐呼气，进步抬身时，徐徐吸气，当低身时，徐徐呼气，演练数次至十数次，正立，调息，凝神。

立行式

（退步，原名立身行道，余分之为进退两式）

承前式，双手握拳扣乳，两肘靠肋，同时右足撤步，右腿稍屈，身稍下缩，右侧背向后靠，上身向后仰，倾至将倒

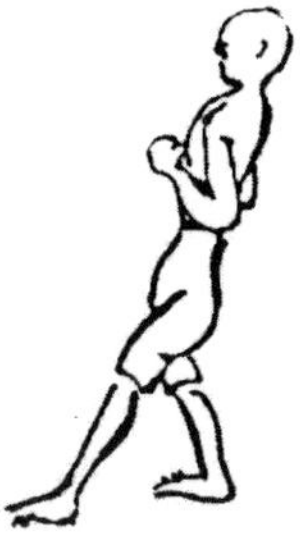

图 1　靠摆式

未伸之際。左足撤步。再以左肩向後靠捋、擠、擼。如是遞換行之、十餘次。正立收式。（見圖二、退左步、）左右相反。其式則同。練法：向前擠靠時吸氣。向後撤步時呼氣。動作要緩。腰背腿皆為使力。故曰體練力。

摟按式（進步）承前正立之式。兩足横距尺許。足指向下向抓。微起左足。同時左肩上聳、左手具按意、同時右肩下垂、右手具摟意。左右兩手起落作拮抗式。左右十指、俱作抓勢。起者提、落者按。上身求穩重。不宜左右搖動。兩足徐徐向前移動。徐徐呼吸。吸時氣達丹田。兩肋自然貫通。呼時丹田氣要下沉。左右替換行之。而肩頭自然形成劃圈。

未倒之际，左足撤步。再以左背向后靠偎，挤蹭，如此递换行之十余次，正立，收式。（见图1）退左步，左右相反，其式则同。

练法：向后靠时吸气，向后撤步时呼气。动作要缓，腰背腿最为吃力，故曰熊练力。

按拔式

（进步）承前正立之式，两足横距尺许，足趾向下勾抓，微起左足，同时左肩上耸，左手具拔意，同时右肩下垂，右手具按意。左右两手起落作拮抗式，左右十指俱作抓势，起者提，落者按，上身求稳重，不宜左右晃动。两足徐徐向前移动，徐徐呼吸，吸时气达丹田，两肋自然贯通，呼时丹田气要下沉。左右替换行之，两肩头自然形成划圈。

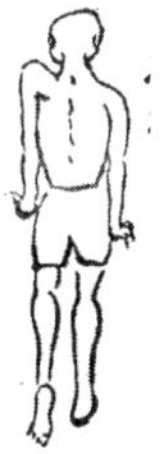

图 1　按拔背面

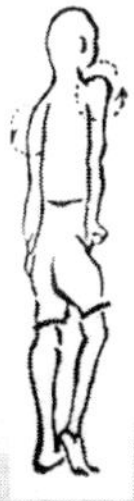

图 2　按拔侧面

图1

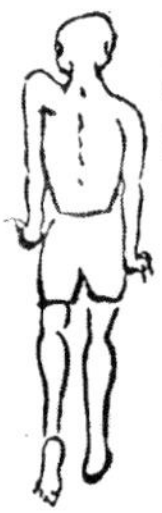

按拔背面

师云：练此式时腿稍屈蹲。要求不左右摇，则更能吃力。故曰能练出力。尤要不用蛮力。

图2

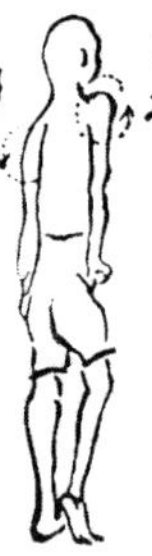

按拔侧面

撼运式：承前正立姿势之式，进右步，合我足，左步迈向左转身。两足位置不动，两腿交搭坐地盘膝。（但分落坐，以手不扶地为佳（见图二）

图1

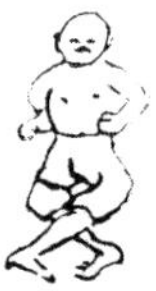

图2

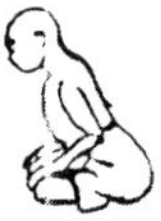

承前式坐地盘膝，两手附于两膝，身向前倾，腰脊向腹部挤压。由前方向左一周一右一周。作腰腹旋转。反复旋绕十次二十次。绕时小腹尽力下压（见图二）。俯时要头探过膝。仰时要观见足跟。

师云：练此式时腿稍屈蹲，要求不左右晃身，则更较吃力，故曰：熊练在力，无处不用其力。

撼运式

承前正立垂手之式，进右步（或退左步），向左转身，两足位置不动，两腿交扭，坐地盘膝（扭身落坐，以手不扶地为佳，见图 1）。

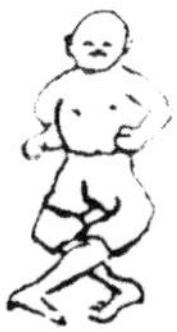

图 1

承前式坐地盘膝，两手拊于两膝，身向前倾，腰脊向腹部压挤，由前方，向左一后一右一前，作腰腹旋转，反复旋绕十次、二十次。绕时小腹尽力下压（见图 2），俯时要头探过膝，仰时要观见己脐。

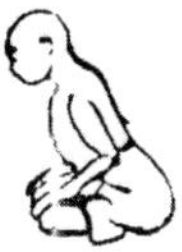

图 2

身前倾时呼气。身仰时吸气。（俗名搬山提海）

豕前式，盘膝端坐。身向左右倾跌。向左时，左手拄于背后。右手由头上绕，旋于左侧拄地。身向左侧拄转。（见图三）

图三

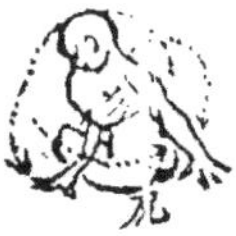

图四

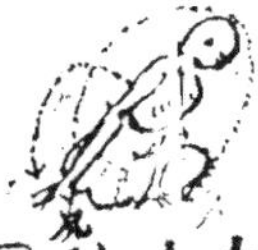

向右侧倾跌时，右手揄绕右手拄于背后。左手上绕，按于右侧，身向右摆。手拄地。（见图四）

如法演练十余次，收式，正坐调息。练法，于左右倾跌时呼气。左上身挺直时吸气。左呼吸气时，均以意念送至两肋。此法可用以舒肝。

以下十式原册未说明图。揆其意旨，似道家导引。10

身前倾时呼气，身仰时吸气（俗名：摇山晃海）。

承前式，盘膝端坐，身向左右倾跌。向左时，左手拄于背后，右手由头上绕，落于左侧拄地，身向左侧扭转（见图3）；向右侧倾跌时，抡绕右手拄于背后，左手由头上绕落于右侧，身向右扭，手拄地（见图4）。如此演练十余次，收式，正坐，调息。

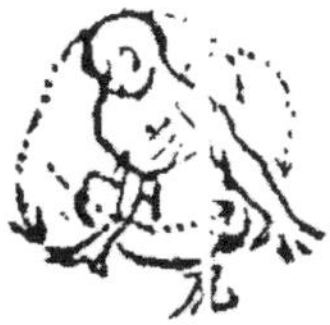

图3

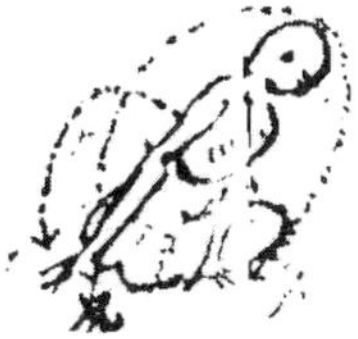

图4

练法：于左右倾跌时呼气，在上身挺直时吸气，在呼吸气时，均以意念送达两胁，此法可用以舒肝。

以下十式原册有说无图，揆其意旨，似道家导引。

附一、调心肺。端坐、手舒两臂、掌心向前、指尖向上、两手相距三四寸、两臂直伸、作进退伸缩挤抗行之。自觉膈上动荡、此法宽胸理气。人体以膈上喻天，膈下喻地。故比天心、地腹。

原名（虚天心）

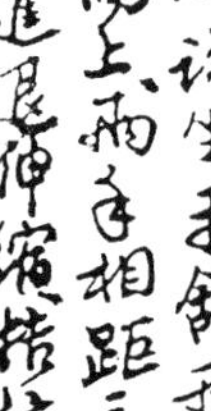

图1

（虚心、实腹、两法，两臂俱不可屈曲。）

附二、调胃肠。端坐、两臂向前平伸。手心向上、两手相距约三四寸，挤抗进退。自觉膈下胃肠振荡，用此法、开胃消食。练十余次、稍停。可多练次数。按虚心实腹乃道家成语。古人取以立名、甚为适宜。补入者系特为练气。练时呼吸、要匀。

原名（实地腹）

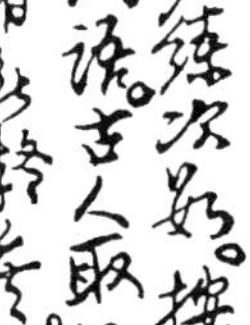

图2。

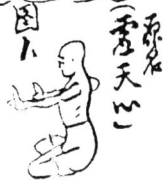

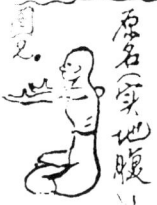

附一：调心肺

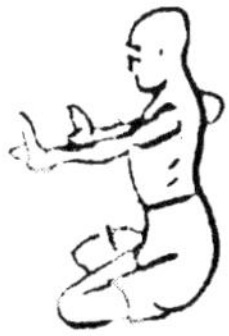

图1 中原名：虚天心，（虚心实腹两法，两臂俱不可屈曲）

端坐，平舒两臂，掌心向前，指尖向上，两手相距三四寸，两臂直伸，作进退伸缩，拮抗行之，自觉膈上动荡。此法宽胸理气，人体以膈上喻天，膈下喻地，故比天心、地腹。

附二：蠕动胃肠

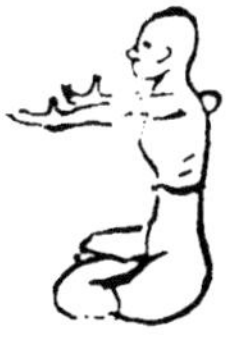

图2 原名：实地腹

端坐，两臂向前平伸，手心向上，两手相距三四寸，拮抗进退，自觉膈下胃肠振荡。用此法，开胃消食，练十余次，稍停。可多练次数。按：虚心实腹乃道家成语，古人取以立名，其为道家补入者无疑矣。练时呼吸要匀、缓、深、长，切勿闭气。两臂直而勿屈，若臂稍屈，则肉动立停。

附三、醒脑。端坐，以两掌掩耳，十指附于脑后，食指压中指，食指由中指上滑下，敲脑作响，连敲多次。（原名鸣天鼓）

图7.

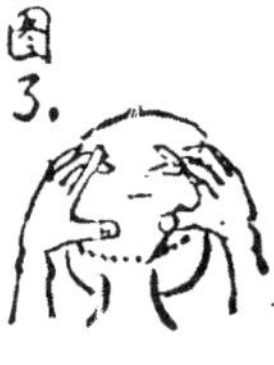

（原作三十六次）可于脑力疲乏时行之。练须拘紧。指手附，猛力急拔，觉耳中有声响为佳。

附四、叩齿。端坐，闭口，上下两齿相叩，作响。（原册三十六叩）用以固齿，清头目。（原名擎天磬）

附廿.

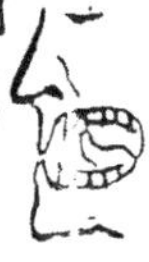

附五、饮舌下津。端坐，以舌搅口腔，则津液自生，以舌舐。即赤龙搅海。

缓、深、长，切勿闭气，两臂直而勿屈，若臂稍屈，则内动立停。

附三：醒脑

端坐以两掌握耳，十指拊于脑后，食指压中指，食指由中指上滑下，敲脑作响，连敲多次。（原作三十六次）可于脑力疲乏时行之。无须拘数，抬手时，猛力急拔，觉耳中有轰声为佳。

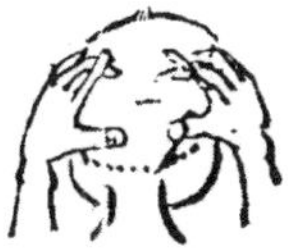

附图 3　原名鸣天鼓

附四：叩齿

端坐闭口，只用臼齿相叩，作响。原册三十六叩，用以固齿，清头目。

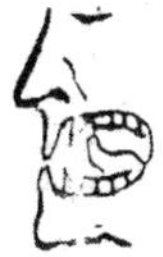

附图 4　原名击天磬

附五：饮舌下津

端坐，以舌搅口腔，则津液自生，即“赤龙搅海”。以舌舐

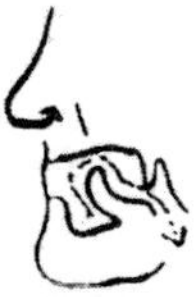

附图 5　原名饮天河水

上颚。送津入食道。徐徐下咽。即内经所谓饮舌下津也。或即扁鹊饮上池水也。古人取名，每每近玄虚，致后人多费揣测。（原名饮天河）

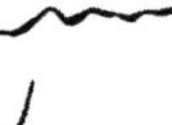

附5、

附六、运睛。端坐，闭目，不可用力。以两睛旋转，反复转之。左转五十周，右转五十周。久久演练，能使目力增强。肾虚目力弱者宜之。肝火目赤者不宜。总之利虚症，不利实症。（喜闭目为虚，喜开目为实）（原名转日月）

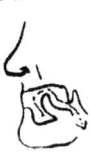

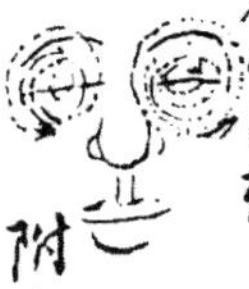

附6、

附七、温肾。端坐。以左手握左足胫，以右手搓左足心。以右手握右足胫，以左手搓右足心。以极热为度。（原上颚（腭），送津入食道，徐徐下咽，即《内经》“所谓饮舌下津也”，即扁鹊饮上池水也。古人取名，有近玄虚，致后人多费揣测。

附六：运睛

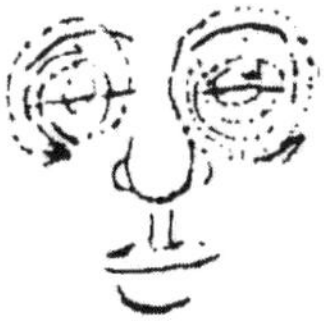

附图 6　原名：转日月

端坐，闭目，不可用力，以两睛旋转，反复转之，左转五十周，右转五十周，久久演练，能使目力增强。肾虚目力弱者宜之，肝火目赤者不宜。总之，利于虚症，不利实症（喜闭目为虚，喜开目为实）。

附七：温肾

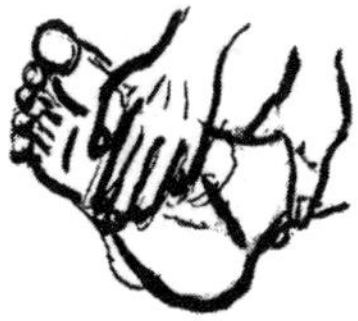

附图 7　原名：湿九泉

端坐，以左手握左足胫，以右手搓左足心；以右手握右足胫，以左手搓右足心，以搓至极热为度。（原

本节名曰搓三十六转）能引头火下之（原名温丸泉）

行之温煖肝腎。原瀉者宜之。行之日既久。可周身舒適。古法即熊於冬日藏於樹穴舔掌度生之意也。

搓足心時，呼息要匀细深長。

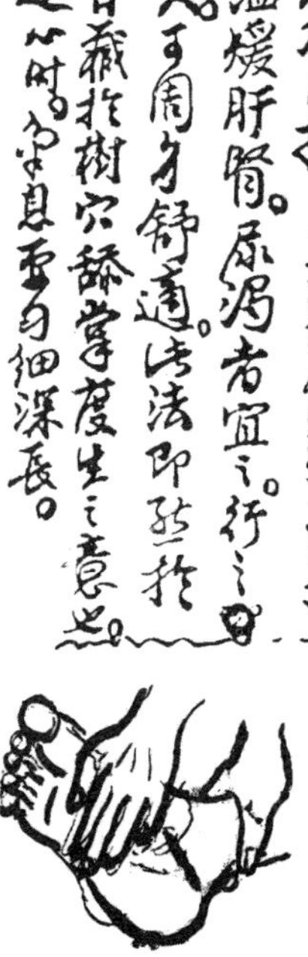

附八、揉膝。端坐或仰卧。左手壓右手、拊於膝上。由左—上—右—下旋轉為補，又以右手壓左手，由右—上—左—下旋轉揉按為瀉（原名運天根。圖式從畧）古法消積散结，又周过百日，以日百轉，而痞積者。虚宜補、實宜瀉。

附九、助命門。端坐，以双拳搓磨腰眼以究口家貼肉。上下搓本左右各搓三十六数）能引头火下行，温暖肝肾，尿浊者宜之，行之既久，可周身舒适。此法即熊于冬季藏于树穴舔掌度生之意也。搓足心时，气息要匀细深长。

附八：揉脐

端坐或仰卧，左手压右手，拊于脐上。由左一上一右一下旋转为补，又以右手压左手，由右一上一左一下旋转揉按为泻（原名运天枢。图式从略）。此法消积散结，有用过百日，每日百转，而痞积者，虚宜补，实宜泻。

附九：助命门

端坐，以双拳搓磨腰眼，以虎口处贴皮肤，上下搓之。以古热为佳。我以手掌加温液搓腰俞穴，三五搓即灼热如灸，功能强腰脊补肝肾。虚寒腹泻如次可愈。廿年前余患泻用之即愈。永未复发。（原名運三圈）

附十、运头。端坐，头向左右歪。同时延颈三摇（如头在穴中划圈）演练为欲，身不可动摇，目半闭。摇动不可太大。不可太速。摇之过急则反生晕。治落枕防头病。

按五禽之戏，本以防病为主。此十附式，可以疗疾。故仍其旧名为今用。可批判吸收。

推扳式

承前盘膝端坐之式。左手向左侧后方拄地。屈左膝，伸右足，右手扳左膝（见图二）。两足位置不动。拔身之，以发热为佳。或以手掌加唾液搓腰俞穴，三五搓即灼热如火，能强腰脊补肝肾，虚寒腹泻数次可愈。三十年前余患腹泻用之，即愈。永未复发。（原名：通三关）

附十：运头

端坐，头向左右歪，同时延颈上拔（如头在空中画圈），演练数次，身不可动摇，目半闭。晃动不可太大，不可太速，晃之过急则反生晕。治落枕，防头病。

按：五禽之戏本以防病为主，此十附式可以疗疾。故仍其旧，古为今用，可批判吸收。

推拔式

承前盘膝端坐之式，左手向左侧后方拄地，屈左膝伸右足，右手扳左膝（见图1），两足位置不动，挺身

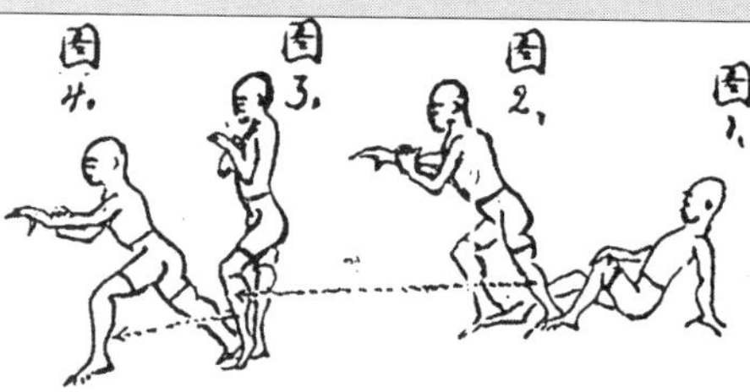

起立。随即右手向右侧拨擄、左手搭在右腕。助力向右侧横拨。意如欲之推拔林木者（见图二）。练法当在起身时吸气，达于胯下。当左两手横拨时、徐徐呼气。以意运气贯于两臂。

承前式、左足遂进。起足与右足相并、准备进步。同时两臂交叉、搭于胸前。左手在外、右手在内（见图三）。

随即左足上步。左手向左侧拨擄。右手搭于左腕、助力向左侧横推（见图四）。如此左右递换演练十余次。并足、垂手、调息、凝神，作收式。

起立，随即右手向右侧拨掳，左手搭在右腕，助力向右侧横拨，意如熊之推拨林木者（见图 2）。

练法：当在起身时吸气，达于脐下，当在两手横拨时，徐徐呼气，以意运气贯于两臂。

承前换式，左足迈进，翘足与右足相并，准备进步，同时两臂交叉，搭于胸前，左手在外，右手在内（见图 3）。

随即左足再上一步，左手向左侧拨掳，右手搭于左腕，助力向左侧横推（见图 4），如此左右递换，演练十余次，并足垂手，调息凝神，作收式。

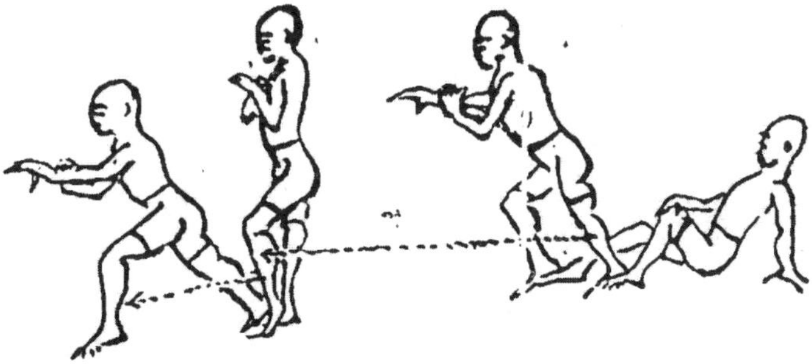

图 4　图 3　图 2　图 1

抗撞式

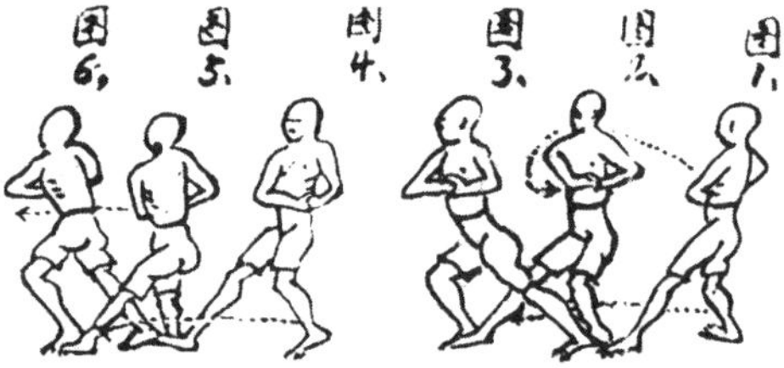

承前正立之式。右足進步，面稍向右。右手捲拳、左手把握右拳，搭膝右侧。（見图一）

隨即上右步，双拳仍互撤合，上绕至口，降落於左乳囊。面稍左侧。（見图二）

隨即左手用力推右拳，右肘向前抗撞。与武術之撞肘式同。同时右膝向前彀，作渐撞式。（見图三）

隨即身向後倚，但两足不動。双手上绕，至左乳房囊。

改为左手捲拳，右手把握左拳，左腿稍屈。（見图四）

隨即左足上步。身稍前傾。双手由左乳向上绕至口。降左右乳囊，同时面向右侧。（見图五）

隨即右手用力推左拳，左肘向左侧前方抗撞。

抗撞式

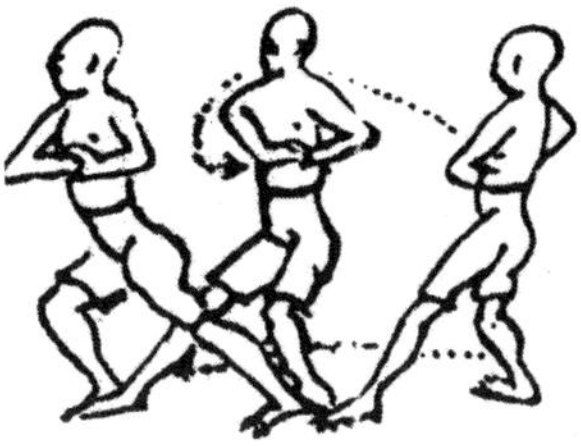

图3 图2 图1

承前正立之式，左足进步，面稍向右，右手握拳，左手把握右拳，搭脐右侧。（见图1）

随即上右步，双手仍在接合，上绕至口，降落于左乳处，面稍左侧。（见图2）

随即左手用力推右拳，右肘向前抗撞，与武术之撞肘式同。同时右膝向前躬，作抵撞式。（见图3）

随即身向后倚，但两足不动，双手上绕至左乳房处，改为左手握拳，右手把握左拳，左腿稍屈。（见图4）

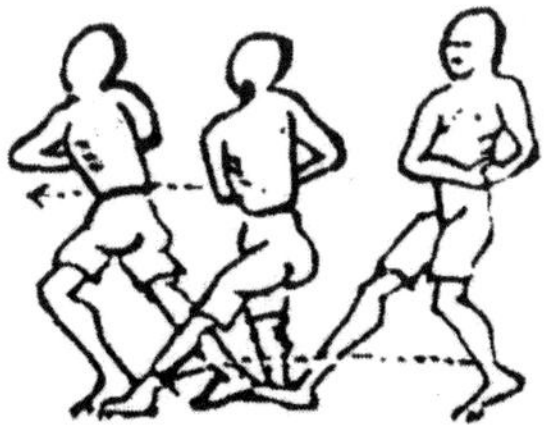

图6 图5 图4

随即左足上步，身稍前倾，双手由左乳，向上绕至口，降在右乳处，同时面向右侧。（见图5）

随即右手用力推左拳，左肘向左侧前方抗撞，同时左膝向前躬。作熊撞式。（见图六）。

左右替换连续行之十余次。出手正立手视调息凝神作收式。练法，抱拳出手至乳下时。吸气。转身继步绕手时。仍生吸气。至撞肘时。呼气。（左右递换，仍依此呼吸。）

退步出手作收式。

第四猿之戏

练猿之戏，动作要敏捷。具灵活机警之意，不可有蠢滞心及懈怠心，其练主血。

要练一式先作起式（并足、正立、出手、手视、调息、凝神）

起式

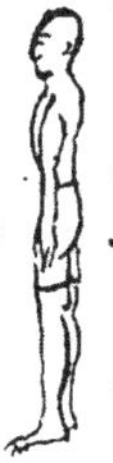

窥望式。承前式两足手稳站立。两手由腋下，向上舒，循颊过耳。遮手于目上。作瞭望式。见图一。

图一

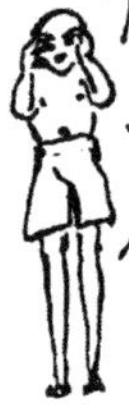

同时左膝向前躬，作抵撞式。（见图 6）

左右替换连续行之十余次，垂手，正立，平视，调息，凝神作收式。

练法：抱拳垂手至乳下时，吸气，转身进步绕手时，仍在吸气，在撞肘时，呼气，左右递换俱依此呼吸，退步垂手作收式。

第四猿之戏

练猿之戏，动作要敏捷，具灵活机警之意，不可有蠢滞心，及懈怠心，其练在血。

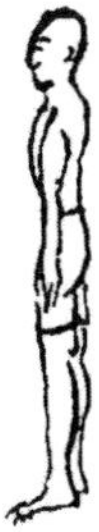

起式

每练一式先作起式。（并足，正立，垂手，平视，调息，凝神）

翘望式

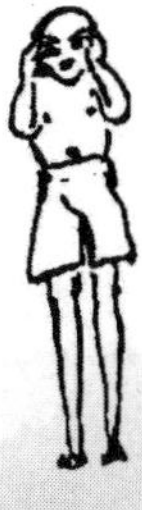

图 1

承前式，两足平稳站立，两手由腋下，向上舒，循颊过耳，遮手于目上，作瞭望式（见图 1）。

图2、

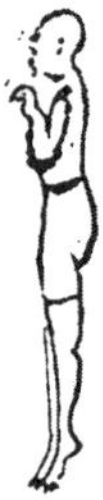

承前瞭坐式（两目向远方注视）

两手至目上作勾屈。猛力下攀，同时两足跟翘起。两手停与肩平。全身上提（伸头过手）。意攀横悬之式。两目向前注视。（见图二①）足跟提起时，两手下降与肩平，足跟落地时，两手上攀至目上，远观之，人体忽高忽低，手如攀横不动，演练十余次，两手徐徐由胸前至下，两足落平。作收式。

练法：瞭望时呼吸自然，要深长。两手下攀时，稍一闭气，随即徐徐呼出。随即吸入。足跟落地时，稍一闭气，随即呼出。（见图二图三）。

图3、

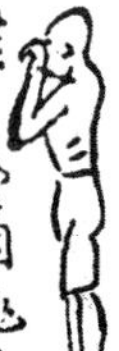

摘桃式（编者原意。载瞭望见桃林，而乃摘之以摘桃也。）

起式（见前各起式图）

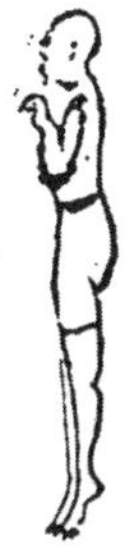
图 2

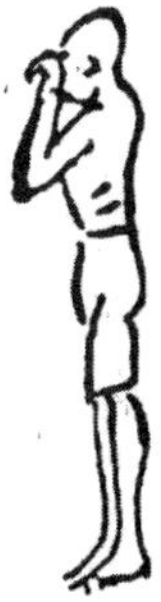
图 3

承前瞭望式（两目向远方注视），两手在目上作勾屈，猛力下攀，同时两足跟翘起，两手停与肩平，全身上挺伸头过手，意攀杠悬身之式，两目向前注视（见图 2）。足跟提起时，两手下降与肩平；足跟落地时，两手上擎至目上，远观之，人体忽高忽低，手如攀杠不动，演练十余次，两手徐徐由胸前垂下，两足落平，作收式。

练法：瞭望时呼吸自如，要深长；两手下攀时，稍一闭气，随即徐徐呼出，随即吸入；足跟落地时，稍一闭气随即呼出。（见图 2、图 3）

摘桃式

（编者原意，或瞭望见桃林，而乃继之以摘桃也）

起式（见前各式起式图）

承前式。两手仰擎、手於乳下（见图二）。左手由右侧上伸过顶。
手指向下勾曲。左手由左肋下伸、手指向上勾压、接近臂侧。
意为上伸之手摘果、下伸之手在采果、同时两足跟翘起。
仰面注视上手（见图二）。
承前式。两足跟落地。
左手下落至口、左手贴身擎指至腹。意如吃果扪腹（见图三）。
（上手握口、（作咀嚼状）下手扪腹揉按）。
随即左手上伸。指向下勾。右
手下伸。指向上勾。接近右臂侧、目注上手。两足跟翘起。
（见图四）。
练十余次、停式。
练法、翘足时吸气。落足时呼气。足跟起落及手指勾压。

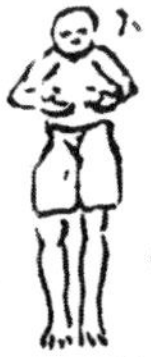
图八

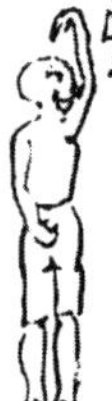
图六

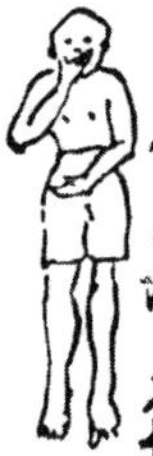
图五

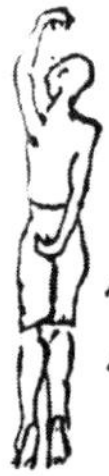
图七

承前式，两手仰擎，平于乳下（见图1）。右手由右侧伸过顶，手指向下勾屈，左手由左肋下伸，手指向上勾屈，挨近臀侧，意为上伸之手摘果，下伸之手藏果，同时两足跟翘起，仰面注视上手（见图2）。

承前式，两足跟落地，右手下落至口，左手贴身擎抬至腹，意如吃果扪腹（见图3）（上手握口，作咀嚼式，下手扪腹揉按）。随即左手上伸，手指向下勾，右手下伸，指向上勾，挨近右臀侧，目注上手，两足跟翘起（见图4）。练十余次，收式。

练法：翘足时吸气，落足时呼气，足跟起落及手指勾屈，

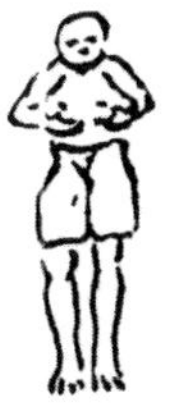
图1

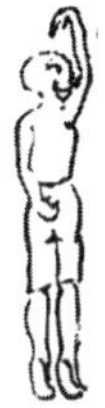
图2

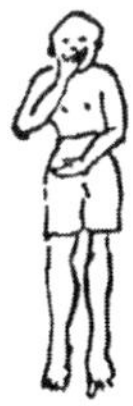
图3

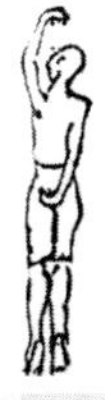
图4

猴要敏捷。

献果式。（猴类有彝。知伦常。老居上，少居下，得食先奉老。故名曰猿献桃之说。）

承前节收式。两手舒于胸前。左手仰在前，右手覆在后。如捧大个果状，左足进步（如蹚水状）

承前式。右足前进，以脚背撩踢，打左足跟上筋。（跟筋腱）前时身稍下缩。随即挺起。同时双手上举齐眉。左手心向上，如托盘。右手心向前，如扶助。左手在前，右手在后。见图二。

图八

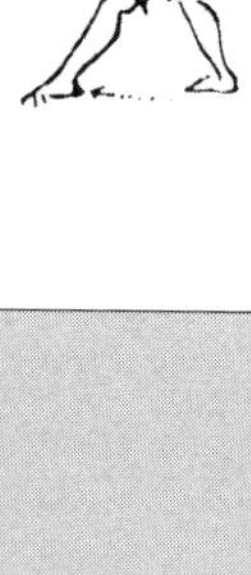

图乙

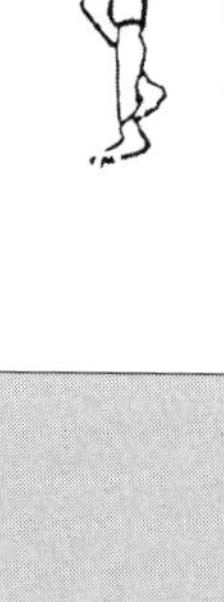

俱要敏捷。

献果式

（猴类有彝，知伦常，老居上，少居下，得食先奉老。故有白猿献桃之说）

承前节收式，两手舒于胸前，左手仰在前，右手覆在后，如捧大瓜果状，左足进步（如蹚水状）。

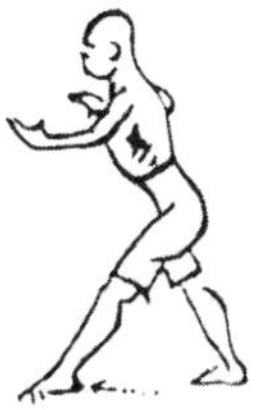

图 1　身下缩

承前式，右足前进以脚背撩踢，打左足跟上筋（跟筋腱），前时身稍下缩，随即挺起，同时双手上擎齐眉，左手心向上，如托盘，右手心向前，如扶助。左手在前右手在后（见图 2）。

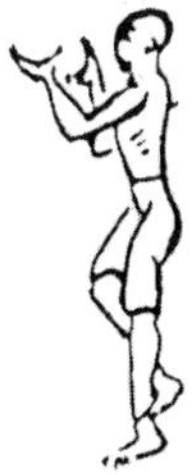

图 2　身上挺

踢打跟腱时，如此促使左足向前滑动，更佳。稍停。练下式。

承前式（图二）随即左足落地，右足进步，同时双手落胸前（身稍下沉），右手前仰，左手放后，两手心相向（见图三）。

随即左足前进，以左足足跗踢打左足跟腱（身稍下沉）。随即提起。双手上举齐眉。右手在前如托，左手在后如扶（见图四）。

如此左右递换。演练若干次，或十数次，作收式。（正立，平视，调息，凝神）

练法：进步举手当胸时吸气。扬手高托时，稍一闭气。随即呼出。落手进步。双手落至胸前，又行呼气。

夺索式。承正立起式，以左足向前进半步，两膝屈蹲。两手平劈（见图一、

图五、

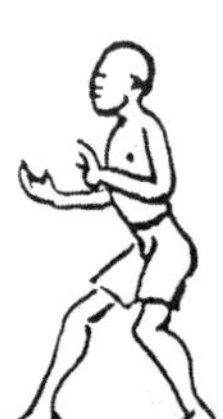

图六。

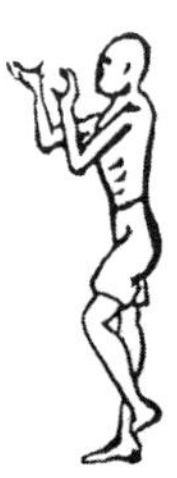

夺索

图八、

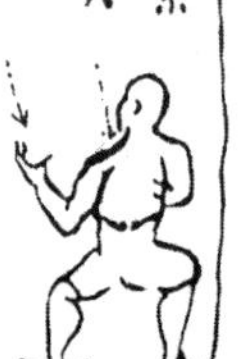

踢打跟腱时，如能促使左足向前滑动，更佳。稍停，练下式。

承前式（图 2），随即左足落地，右足进步，同时双手落胸前，身稍下缩，右手前仰，左手后覆，两手心相向（见图 3）。

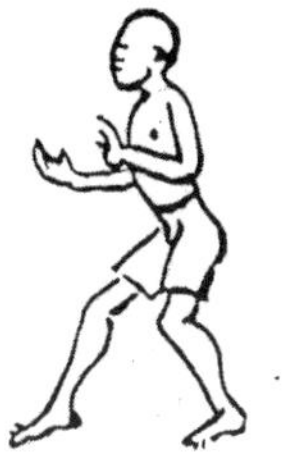
图 3

随即左足前进，以左足跗踢打右足跟腱。随即挺起，双手上擎齐眉，右手在前如托，左手在后如扶（见图 4）。如此左右递换，演练数次，或十数次。作收式（正立，平视，调息，凝神）。

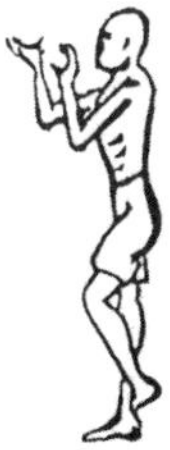
图 4

练法：进步擎手当胸时，吸气。扬手高托时，稍一闭气，随即呼出。落手进步，双手落至胸前，又行呼气。

夺索式

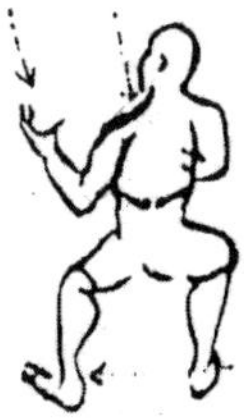
图 1 夺索

承正立起式之式，左足向前进半步，两膝屈蹲，两手平舒（见图 1）。

此时练者面向右侧稍偏，随之提身扬手向左转身，左足同时撤步，後移於右足之後。右足随即时踢出。双手向左侧後方一摆。（見图二）

又復提身扬手向右侧转身。同时右足撤步踏落。唯左足踢出（见图三）振振扬手转身撤手要同时，踢腿踢足摆手要同时。全身向後用力。

如此递换行三十余次。作收式。

练法：呼吸须要深長。定息时要注意脐下（丹田）。手摆、足踢、须要敛提。摆踢时、稍一闭气。左右换式时可微微呼气。切勿憋气。收式与起式同。

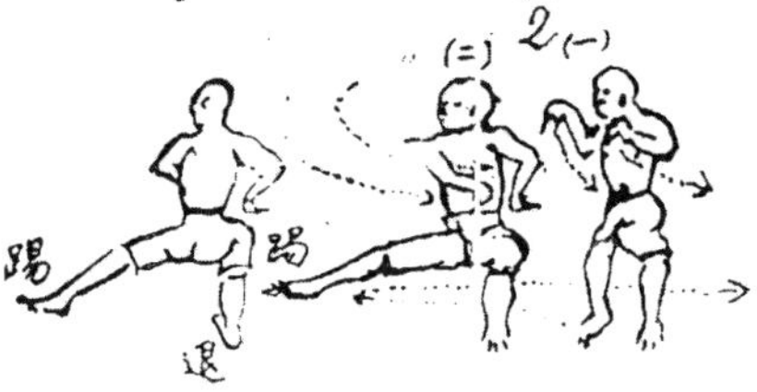

图3、 图2

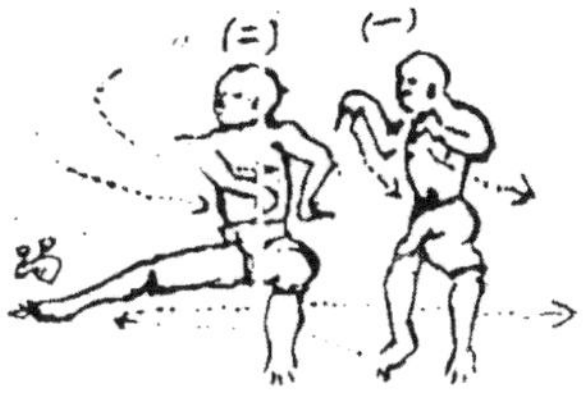

图 2

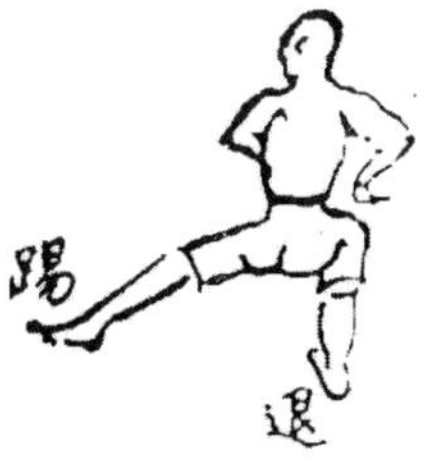

图 3

此时练者面向右侧稍偏，随即挺身扬手向左转身左足同时撤步，落于右足之后，右足随即时踢出，双手向左侧后方一捞（见图 2），又复挺身扬手向右侧转身，同时右足撤步蹲屈，左足踢出（见图 3）。总之扬手、转身、撤步要同时，蹲腿、踢足、捞手要同时，全身向后用力。如此递换行之三十余次，作收式。

练法：呼吸俱要深长，定息时要注意脐下（丹田）。手捞、足踢俱要敏捷。捞踢时，稍一闭气，左右换式时，可微微呼气，切勿憋气，收式与起式同。

逃蔽式

承前式，两腿踏行。先进右步，两臂前舒，左手前仰，右手俯合。两手心相向，如捧持大果状（见图一）。

图一

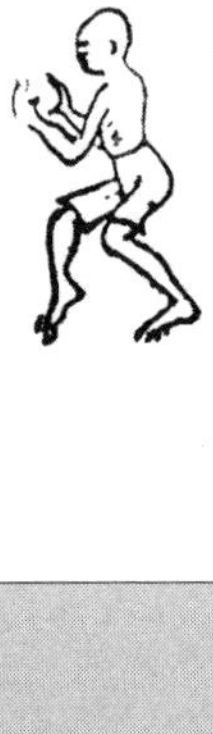

图二

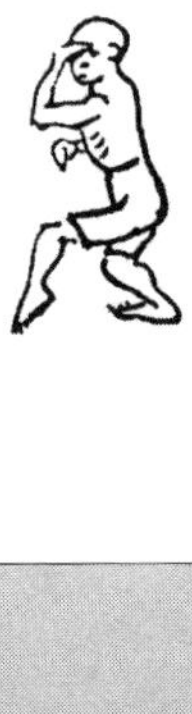

图三

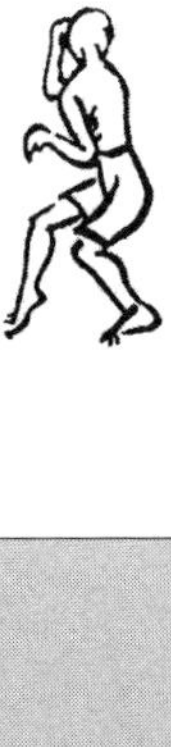

承前式（图二）左足进步，右腿踏底。左足尖微抬着地，同时头向左扭，左手向上甩遮于目上。指掌向后。面向左窥，作蹑足窃视、偷听之状（见图二）。

随即右足进步，左足下踏。面向右窥，同时右手向上甩撩，遮于目上，左手由左侧向下勾

逃藏式

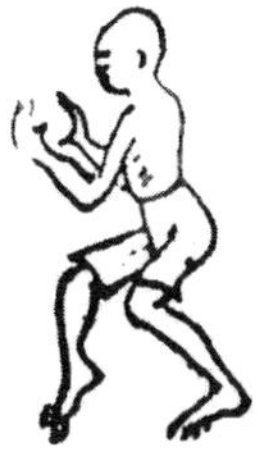

图 1

承前式，两腿蹲行，先进右步，两臂前舒左手前仰，右手后合，两手心相向，如捧持大瓜果状（见图 1）。

承前式（图 1）左足进步，右腿蹲屈，左足尖微许着地，同时头向左扭，左手向上甩，遮于目上，指端向后，面向左窥，作蹑足、窃视、偷听之状（见图 2）。

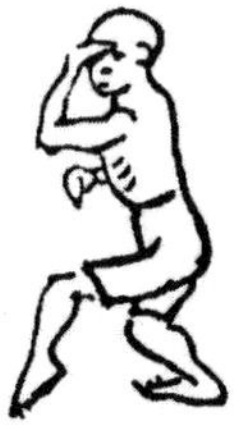

图 2

随即右足进步，左足下蹲，面向右窥，同时右手向上甩撩，遮于目上，左手由左侧向下勾按、停於胸左，意如有物进落，畏人知觉者，见图三。

左右遥换行之十余次。练毕，踞地或坐地。练时深长（呼吸深长）。

勿使出丹田，双手掌胸时微呼。遮手旁窥微吸。储

元气於脐下，存想脐下正刚至坚，去依呼渐吸时丹

田气，吸外呼降（由背升由前降），以意送之。不可与呼吸一顺。

附式四则如下（坐地或踞地练之）

附一、练视。

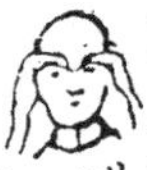

踞或坐地，两手挟眉遮目，练习视力。先由大物渐及小物，或由近及远，渐及远处。自择目的，持久行之，目力增强。练时须逐渐强光、小字，更须畏强光。

附二、练听。踞或坐，两手迎遮於耳际，由大音及於小音，渐至远音

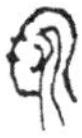

自选标的，持久行之，增助耳力。头热者忌。

拨，停于胸左，意如得物逃藏畏人知觉者（见图3）。左右递换行之十余次，练毕蹲地或坐地。

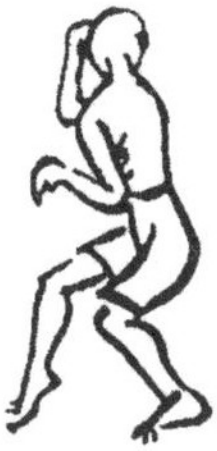

图 3

练时呼吸要深长，气贯丹田，双手擎胸时微呼，遮手旁窥微吸，储元气于脐下，存想脐下至刚至坚。在微呼微吸时，丹田气，吸升，呼降。由后升，由前降，以意送迎，不可与呼吸一顺。

附式四则

如下（坐地或蹲地练之）

附一：练视（见图）

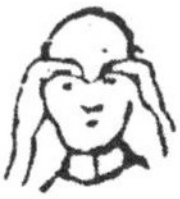

蹲身或坐地两手挨眉遮目，练习视力，先由大物渐及小物，或由近处渐及远处。自择目的，持久行之，目力增强。练时须避强光，小儿更须畏强光。

附二：练听

蹲或坐，两手迎遮于耳后，由大音及于小音，渐至远音，自选标的，持久行之，增助耳力。头热者忌。

附三。练感觉。此式原名练内所，跷或坐。闭目，运用灵感感觉察周身动静，内所经府脏病，及皮肉瘀痛。持久行之，则感觉敏锐。

附四、练嗅。即跷或坐地，闭目，演练嗅觉，所在处，是否有异味，持久行之，嗅觉加强。

练时，意念专注，呼吸深长，此乃运用自身那灵使为一也。

第五鸟之戏

练鸟之戏，为学势要飘洒，具起落随飘之意，不可一毛呆板。其练至多

起式

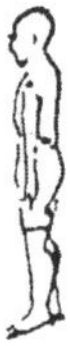

正立并足，垂手，平视，调息，凝神。

附三：练感觉

此式原名练内听，蹲或坐，闭目运用灵感，觉察周身动静，内听脏腑响声，及皮肉痒痛，持久行之，则感觉敏锐。

附四：练嗅

蹲身或坐地，闭目演练嗅觉，所在之处，是否有异常气味，持久行之，嗅觉加强。

练时：意念专注，呼吸深而长，此乃运用自身神灵使专一也。

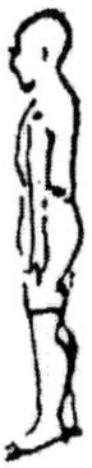

起式

第五鸟之戏

练鸟之戏，气势要飘洒，具起落逍遥之意，不可一毫呆板心，其练在气。

起式：正立，并足，垂手，平视，调息，凝神。

鹤行式。承前式，两手捏成勾形（如鹤头），右手直前，左手展，左膝上提，右腿下蹲。（如鹤之指足同时）右手上扬，少前伸，左肘后撤，如鹤之（探头）缩颈。上身稍指、左足前伸。（见图一）

随即身向前倾，左足由前伸继而落地。左手随前伸，如鹤之伸颈，左手随之向后勾撄，如鸡之刨食。凡起落伸缩的效鸡之行动。在武术名为[illegible]鸡步。（见图二）。随即右膝提起，身稍挺直，右膝稍屈（指），左手扬至乳上，左手缩与脐平。（见图三）。随即身向前倾，左足向前探伸落地，同时左手前伸。右

图1、

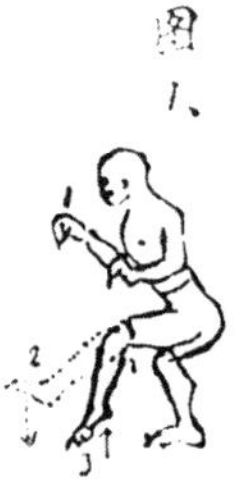

图2、

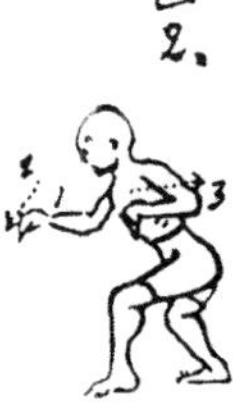

图3、

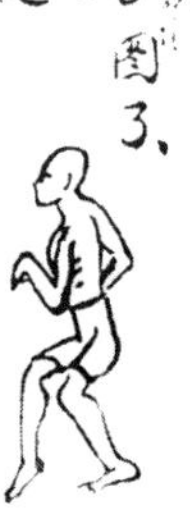

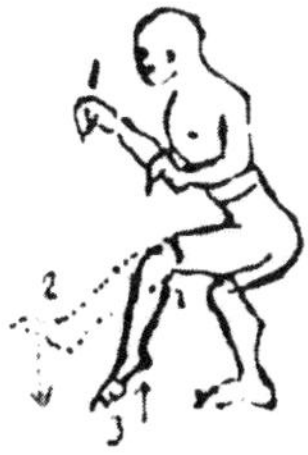

图 1

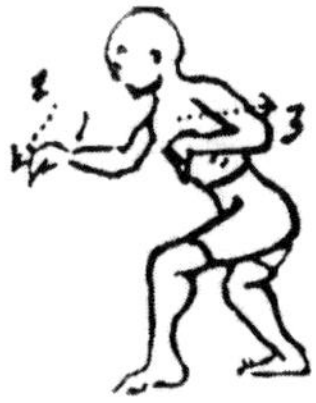

图 2

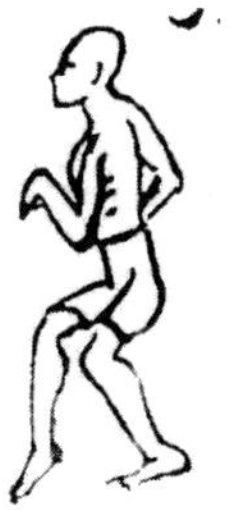

图 3

鸡行式

承前式，两手捏成勾形（如鸡头），右手在前，左手在后，左膝上提，右膝下蹲，如鸡之抬足，同时右手上扬，少前伸，左肘后撤，如鸡之探头缩颈，上身稍抬，左足前伸（见图 1）。

随即身向前倾，左足由前伸继而落地。右手随前伸，如鸡之伸颈，左手随之，向后勾掳，如鸡之刨食。凡起落伸缩，均效鸡之行动。在武术名为“寒鸡步”（见图 2）。随即右膝提起，身稍挺直，右膝抬稍屈，左手扬至乳上，右手缩与脐平（见图 3）。随即身向前倾，右足向前探伸落地，同时左手前伸，右

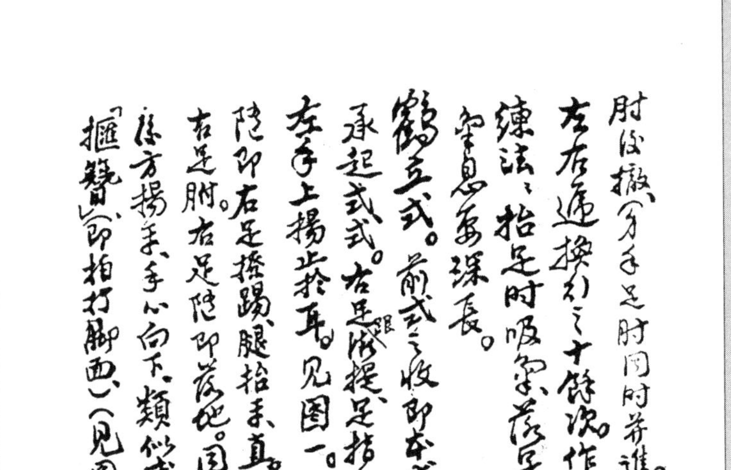

肘微撇，（即手足肘同时并進。見图四）
左右递换行之十餘次，作收式如前。
練法：抬足时吸氣，落足时呼氣。
氣息务深長。
鶴立式。前式之收即本式之起。（图從畧）
承起式式。右足跟微提，足指不離地。右手下垂，稍向後撩。
左手上揚止於耳。見图一。
隨即右足撩踢，腿抬手直。左手拍
右足附。右足隨即落地。同时右手向
後方揚手，手心向下，類似武術的
「擺蓮」（即拍打腳面）。（見图二）

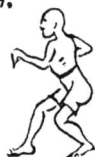

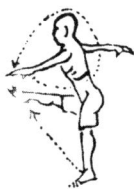

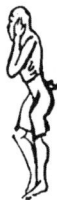

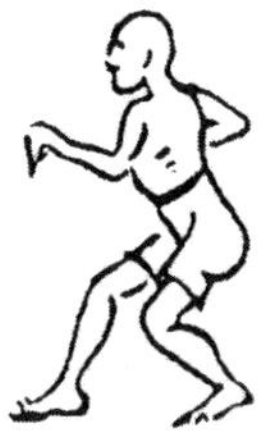

图 4

肘后撤，(身、手、足、肘同时并进)(见图 4)。左右递换行之十余次，作收式如前。

练法：抬足时吸气，落足时呼气，气息要深长。

鹤立式

前式之收式即本式之起(图从略)。承前起式式。右足跟微提，足指不离地，右手下垂，稍向后撩，左手上扬止于耳(见图 1)。随即右足撩踢，腿抬平直，左手拍右足跗，右足随即落地，同时右手向后方扬平，手心向下，类似武术的“扤簪”(即拍打脚面)(见图 2)。

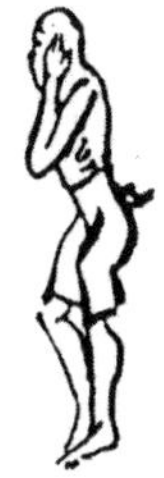

图 1

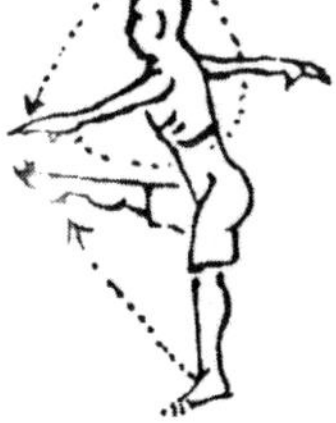

图 2

在右足落地时，左足随即擦起，腿指手直，左手由身后上绕至前方，拍左足跗（作响）。右足随即落地。在（右手）拍左足跗时，左臂由下向后方旋绕，与右臂成平直，手展（见图三）。

图三

若弱病残者，手不及足，拍膝即可。两臂不平直亦可。

练法：扬手时吸气，拍足时闭气。拍毕，足落时呼气。（老弱人）拍足不及，则拍膝。拍膝不及，则拍腿。

飞足式（拉翅式）系前式，两足分开正立，双手在胸前交叉。见图一

图1.

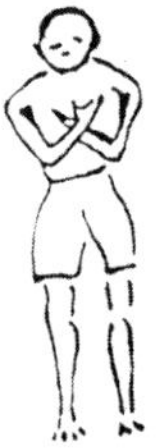

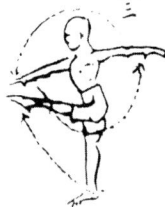

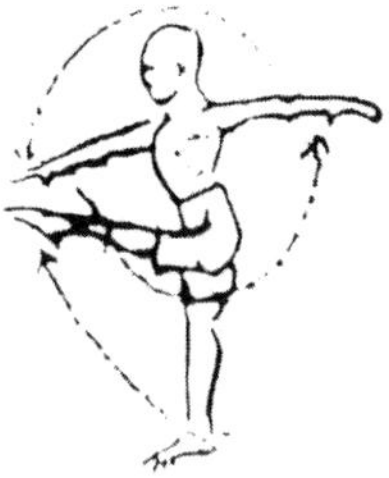

图 3

在右足落地时，左足随即撩起，腿抬平直，右手由身后上绕至前方，拍左足胕（作响），右足随即落地。在右手拍左足胕时，左臂由下向后方旋绕，与右臂平直手覆（见图 3）。老弱病残者，手不及足，拍膝即可，两臂不平直亦可。

练法：扬手时吸气，拍足时闭气，拍毕足落时呼气。老弱人拍足不及，则拍膝，拍膝不及则拍腿。

飞燕式（掠翅）

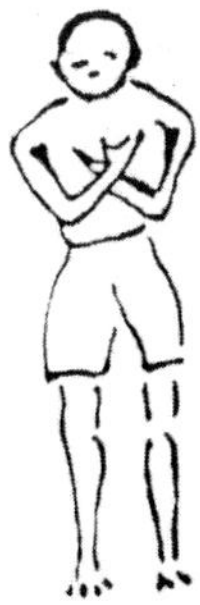

图 1

承前式。两足分平正立，双手在胸前交叉（见图 1）。

左足由右足前、向右横蓋进一步。两腿交叉、下蹲。右膝在左膝腘窝处、左腿（由左腿后方）向左侧斜伸。同时双手下按，由小腹左右分挑、手於两肩。手仰臂掌底。（见图二）

图乙、

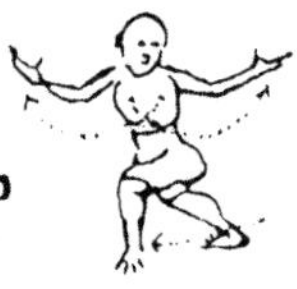

承前式、两足原地、身向右扭转、与原方向成背面。两足歧立、两手擎於胸前交叉。（见图三）

图3、

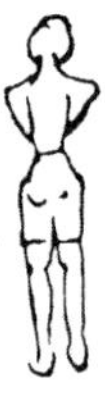

承前式。右足由左足前方向左侧横蓋进一步、左膝正当右膝腘窝下。左膝稍蹲、左足由右膝后（向右侧斜直伸）两手由小腹起、仰手左右分向上抄挑。手仰、两臂掌底（见图四）向左转身、玉手。

图四

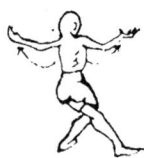

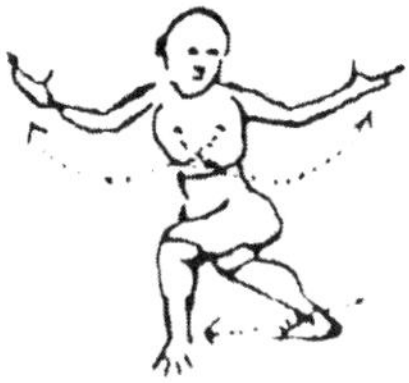

图 2

左足由右足前向右横迈一步，两腿交叉，下蹲，右膝在左膝腘窝后，右腿由左腿后方，向左侧斜伸。同时双手下落，由小腹左右分挑，平于两肩，手仰臂微屈（见图 2）。

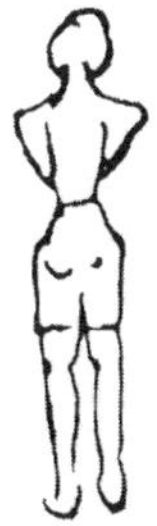

图 3

承前式。两足原地，身向右扭转，与原方向成背面。两足歧立，两手擎于胸前交叉（见图 3）。

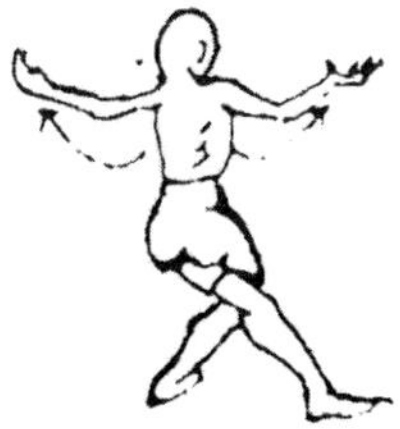

图 4

承前式。右足由左足前方左侧横迈一步，左膝正当右膝腘窝下，右膝稍蹲，左足由右膝后方向右侧斜直伸，两手由小腹起，仰手左右分向上抄挑，手仰，两臂微屈（见图 4），向左转身，垂手。

练法：双手交叉时，作深长吸气。进行换步及左右分手时，呼气。

换步落手时，吸气。左右换式呼吸同法。

（欲羽）承以前收式，作为足收立。两臂交叉，置于小腹。见图一。

承前式。左足由左腿后方，向左侧偷步伸过。左膝踏屈，同时两手向上擎绕至眉上，再分手覆，或手心向外。推伪向左转身，见图二。

承图二之式，向右转身，旋背面。两足原地。两臂置於小腹交叉。见图三。

承前式（图三）左足由右腿后方，向右侧伸过。右腿踏屈。同时双手由小腹上擎至眉，随之落，两手覆。或向外推。

图1 图2 图3

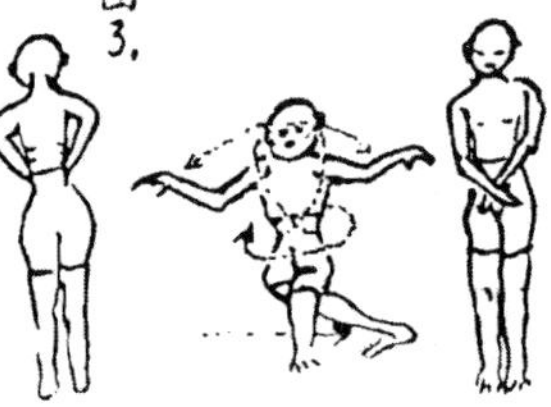

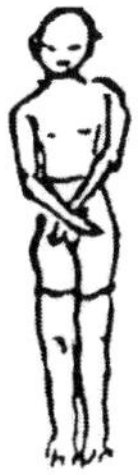

图 1

练法：双手交叉时，作深长吸气，进行横步及左右分手时呼气。转身落手时吸气。左右换式时呼吸同法。

（敛羽）承以前收式。作两足歧立，两臂交叉，垂手于小腹（见图 1）。

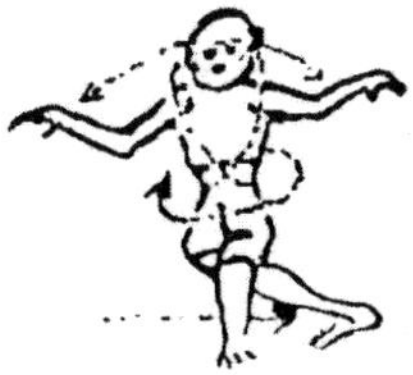

图 2

承前式。右足由左腿后方，向左侧偷步伸过，左膝蹲屈，同时两手向上擎绕至眉上平分手覆或手心向外（准备向右转身）（见图 2）。

承（图 2）之式，向右转身成背面，两足原地，两臂垂于小腹交叉（见图 3）。

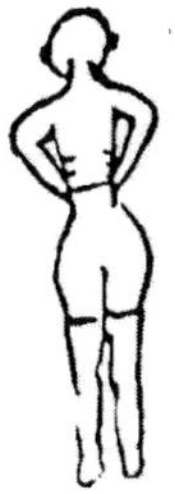

图 3

承前式（图 3），左足由右腿后方，向右侧伸过，右腿蹲屈，同时双手由小腹上擎至眉，平眉分落两手覆，或向外推見图四。

如是打三十餘次。收式如前。

图4.

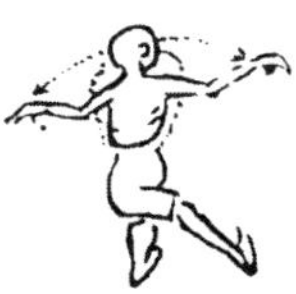

七鳥飛式

（振翮）承前收式，提起右足，膝屈足垂，兩臂横手起落如振翅状。揚臂时拇指在上，落手时手心向下。所提之腿，随手振顫起落。兩足替换行之。十次。見图一。

（振翮）图1

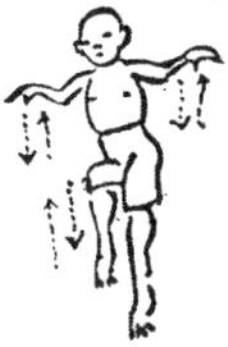

图2（翱翔）

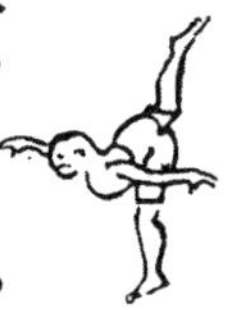

（翱翔）承前式。一腿稍屈，一腿向後捺伸，兩臂平伸，兩手心向下，上身向前俯伏，以所伸之足調平衡。兩腿替换行之。練十餘次，作鷹隼翱翔之势，以所立之足為中軸，從于

（见图 4）。如此行之十余次，收式如前。

鸢飞式

（振翮）承前收式，提起右足，膝屈，足垂，两臂横平起落如振翅状。扬臂时拇指在上，落手时手心向下，所提之腿，随手振颤起落，两足替换行之多次（见图 1）。

（翱翔）承前式，一腿稍屈，一腿向后撩伸，两臂平伸，两手心向下，上身向前俯伏，以所伸之足调平衡，两腿替换行之。练十余次，作鹰隼翔空之势，以所立之足为中轴，尽可

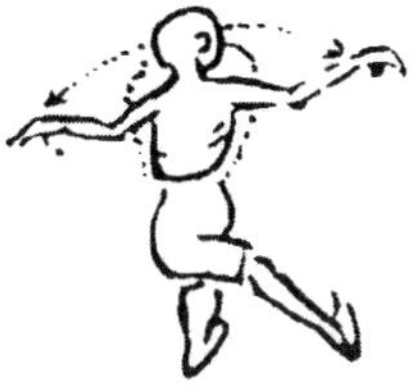

图 4

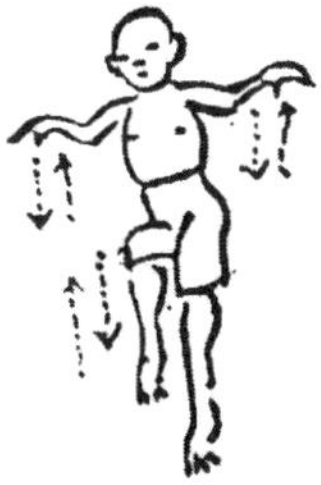

图 1　振翮

扭转方向。见图二。练第五收式。

鹰翻式。承前收式。右足跟翘起。两臂前舒，左在上、右在下，两手心上下相向，如把持大圆物状。见图一。

承前式右足进步。右手向前下方探伸。仰手上托，右肩亦向前抗进。左手由上下落。同时左肘后撤。两手心前后相向。如把持大圆物状。身向前倾，见图二。

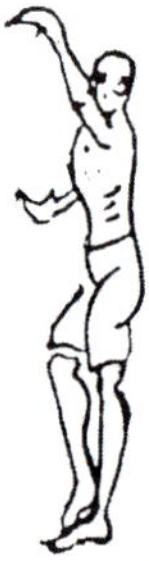
图1、

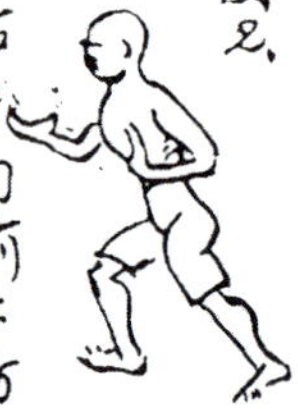
图2、

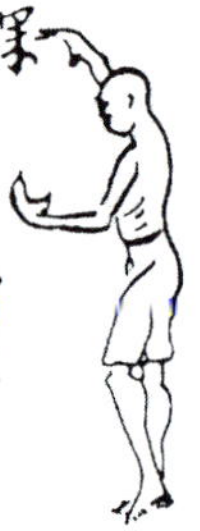
图3

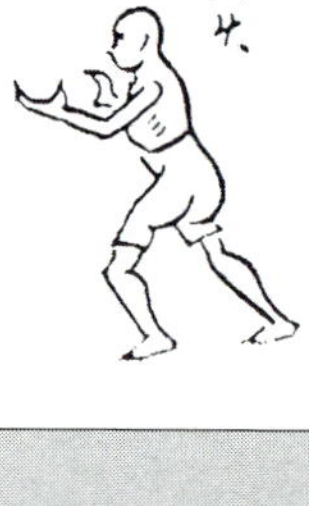
图4、

扭转方向（见图2），练毕收式。

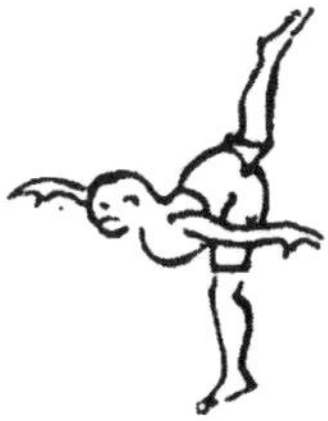

图2　翱翔

鹰翻式

承前收式，右足跟翘起，两臂前舒，左在上，右在下，两手心上下相向，如把持大圆物状。（见图1）

承前式，右足进步，右手向前下方探伸，仰手上托，右肩亦向前抗进。左手由上向下落，同时左肘后撤，两手心前后相向。如把持大圆物状，身向前倾（见图2）。

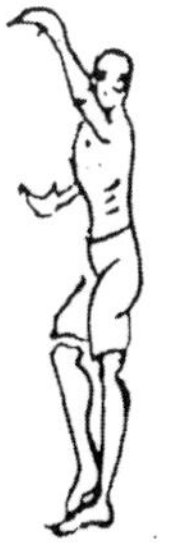

图1

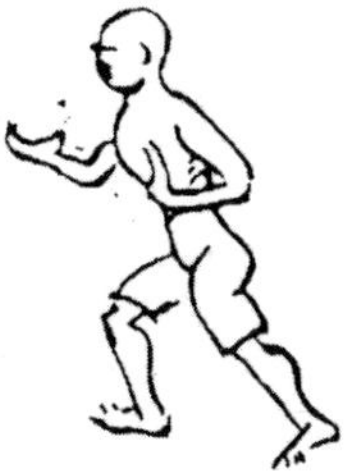

图2

承前式。左足進步。与右足相并。左足跟翘起。同时两臂前舒。左手在上，右手在下，两手心(左下)相向。如把持大圆物状。(见图三)

承前式。随即左足進步。右手向前探伸、仰手上托，因时左(肩)肩随之抗進。右手随之向後撤壓。两手心相向。(前图)如把持大圆物状。身稍向前倾。(见图四)

如此演練、逐换行之，十餘次，作收式如前。

練法：翘足扬手、及两手上下时，正在吸气。進步时及两手一前一後时，正在呼气。呼吸气，但務和缓深匀、细。右足随右手前進、左足随左手前進。(俗名跟步)

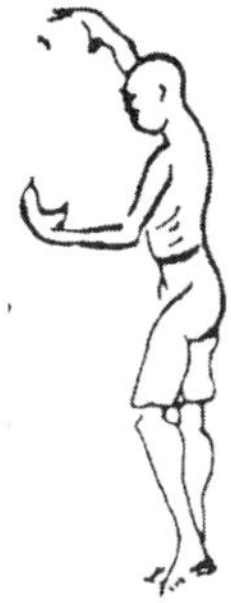

图 3

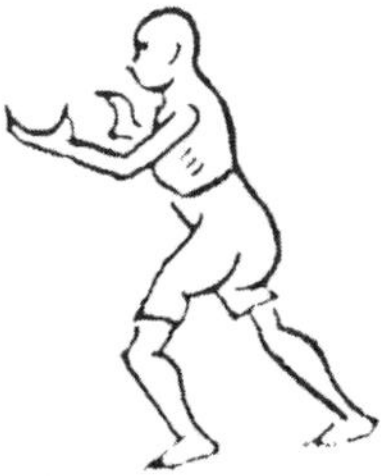

图 4

承前式，左足进步，与右足相并，左足跟翘起，同时两臂前舒，左手在上，右手在下，两手心上下相向，如把持大圆物状（见图 3）。

承前式，随即左足进步，左手向前探伸，仰手上托，同时左肩随之抗进。右手随之向后撤压，两手心前后相向，如把持大圆物状，身稍向前倾（见图 4）。如此演练，递换行之十余次，作收式如前。

练法：翘足扬手及两手一上一下时，正在吸气；进步时及两手一前一后时，正在呼气。呼吸气俱要和缓，深，匀，细。右足随左手前进，左足随左手前进（俗名“跟步”）。

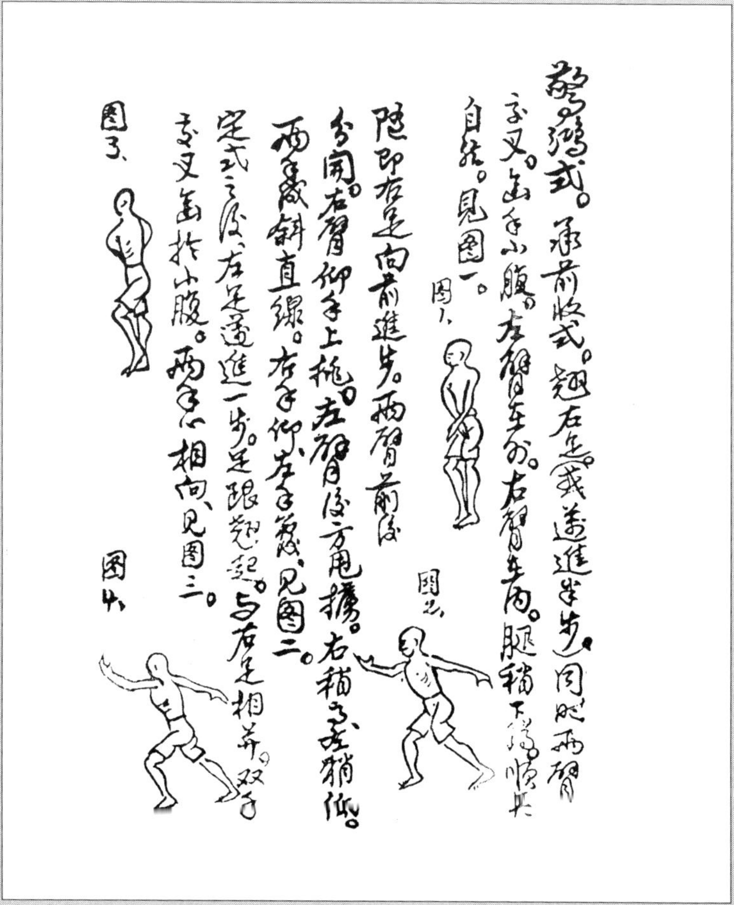

鹤鸣式。承前收式。翘右足(或遂进半步)，同时两臂交叉。当手小腹。左臂在外。右臂在内。腿稍下蹲。顺其自然。见图一。

图1、

随即右足向前进步。两臂前后分开。右臂仰手上挑。左臂向后方甩撩。右稍高、左稍低。两手成斜直线。右手仰、左手覆。见图二。

图2、

定式之后，左足遂进一步。足跟翘起。与右足相并。双手交叉当于小腹。两手心相向、见图三。

图3、

图4、

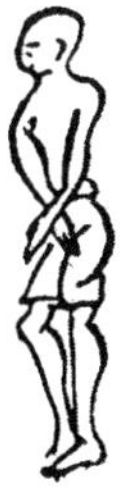
图 1

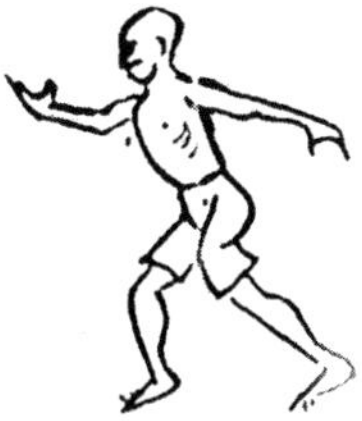
图 2

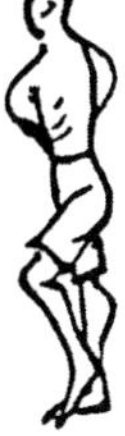
图 3

惊鸿式

承前收式，翘右足（或迈进半步），同时两臂交叉，垂手小腹，左臂在外，右臂在内，腿稍下蹲，顺其自然（见图 1）。随即右足向前进步，两臂前后分开，右臂仰手上挑，左臂后方甩捞，右稍高，左稍低，两手成斜直线，右手仰，左手覆（见图 2）。

定式之后，左足迈进一步，足跟翘起，与右足相并，双手交叉垂于小腹，两手心相向（见图 3）。

随即左足上步，两臂一前一后。左臂手仰上挑，右臂向后撤，手掌。与形意拳蛇形略似。见图四。

此法须练十余次，左右交换，连续行之。

手交时吸气，手分时呼气。本式为五禽戏之末。练毕收式，交手当胸，与其他各式收式不同。见末图收式。练诸禽形均以调气为主，意思如飘云之放荡无拘。至呼吸但要和缓，深长匀细。

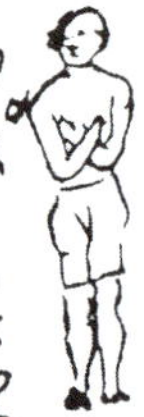

收式初

收式定式之后，徐徐将两手及臂左右平伸，双手俱仰，两足不动，以足尖为前，足跟为后。身面先向左侧扭转，则右手在前左手在后。

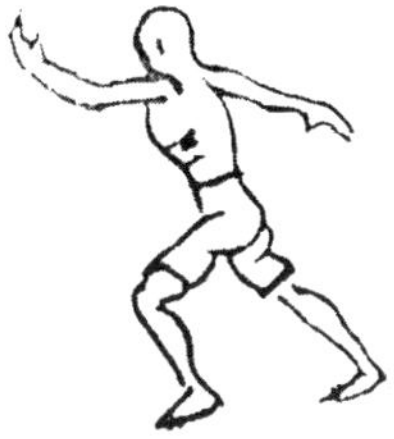

图 4

随即左足上步，两臂一前一后，左臂手仰上挑，右臂向后撤，手覆，与形意拳“蛇形”略似（见图 4）。如此演练十数次，左右交换，连续行之。手交时吸气，手分时呼气，本式为“五禽戏”之末。练毕收式，交手当胸，与其他各式收式不同（见末图收式）。练诸鸟形，均以调气为主，意思如飘虚空，放荡无拘，在呼吸俱要和缓，深长匀细。

收式初

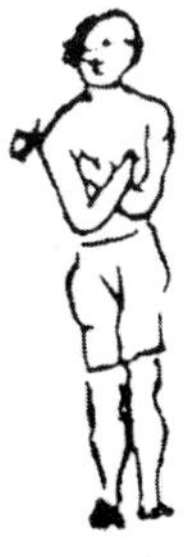

收式初

收式定式之后，徐徐将两手及臂左右平伸，双手俱仰，两足不动，以足尖为前，足跟为后，身面先向左侧扭转则右手在前左手在后，两手交叉乃复式。此时面向正左。由此再向右侧扭转，至面向前，双手又交叉向仰，继续向右再转，转至面向右侧，双手又左一前一后，手复交原。如此不停扭转，双手逐渐下垂，幅度逐渐缩短。然后渐渐扭动，两手直垂，非两腿渐渐摆动而已。以至于不动为止。

收式末

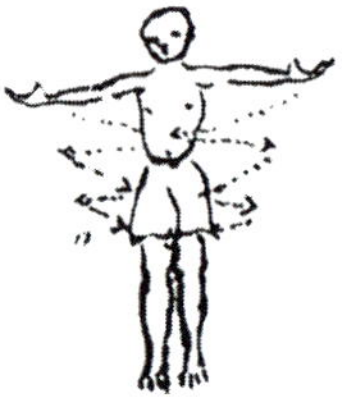

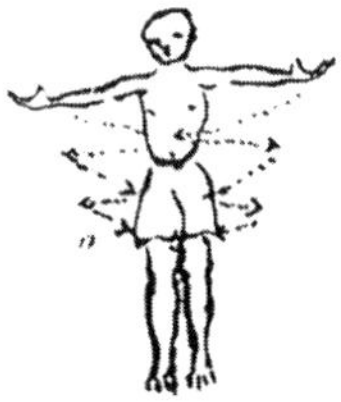

收式末

两手变为覆式。此时面向正左，由此再向右侧扭转，至面向前双手又变为仰，继续向右再转，转至面向右侧，双手又在一前一后，手又变覆。如此不停扭转，双手逐渐下垂，幅度逐渐减短，最后微微扭动，两手垂靠两腿微微晃动而已，以至于无动为止。

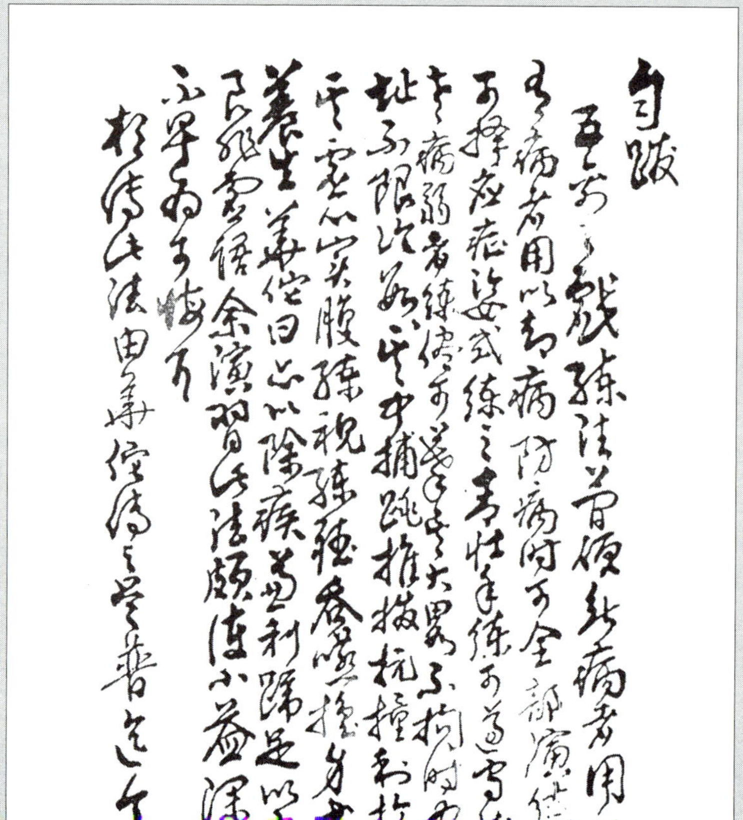

自跋

五禽之戏练法首须分病者用以防病未病者用以却病防病时可全部演练治病时可择症施以姿式练之青壮年练可当运动年衰者病弱者练得可养[illegible]大量不拘时不拘地址不限次数于中插捕跳推拔抗撞和于战斗于[illegible]要从实腹练视练种参[illegible]操身法式合于养生[illegible]从日出以除疾为利归是以[illegible]导引之[illegible]余演习兵法颇适以益深以习之[illegible]而[illegible]可[illegible]传兵法由[illegible]传之[illegible][illegible][illegible]之年六[illegible]

自 跋

《五禽之戏》，练法简便，无病者用以防病，有病者用以却病。防病时可全部演练，治病时可择应症姿式练之。青壮年练可遵守术式，衰老病弱者练尽可摹其大略，不拘时间，不拘地址，不限次数，其中扑，跳，推，拔，抗撞利于战斗，其虚心实腹练视练听，吞咽摇身术式合于养生。华佗曰“亦以除疾兼利蹄足以兼导引”，良非虚语。余演习此法颇获小益，深以习之不早为可悔耳。

相传此法由“华佗”传之吴普，迄今千六百

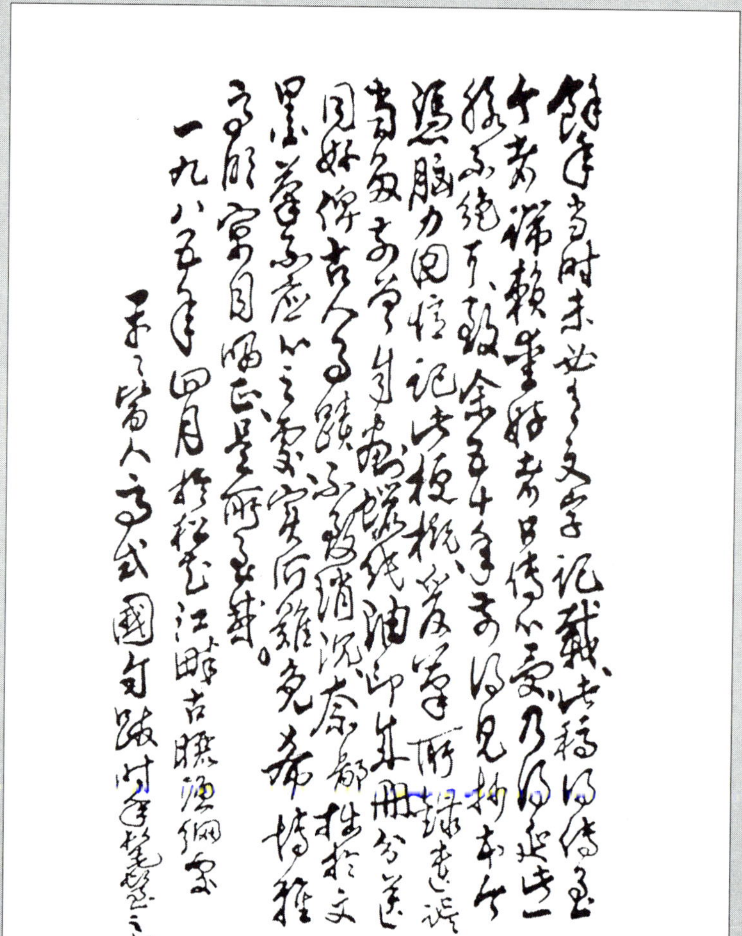

余年，当时未必有文字记载，此稿得传至今者，端赖爱好者口传心受，乃得延此一脉不绝耳。致余五十年前得见抄本，全凭脑力回忆记此梗概，爰笔所录遗误当多，前曾自画蜡纸油印成册，分送同好，俾古人事迹不致消沉，奈鄙拙于文墨，笔不应心之处，实所难免，希博雅高明寓目哂正，是所至感。

一九八五年四月于松花江畔古晒渔网处。

平平医人高式国自跋时年耄耋之间